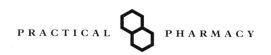

薬局で使える
実践薬学

山本雄一郎 著
日経ドラッグインフォメーション 編

日経BP社

はじめに

　はじめまして、"薬局薬学のエディター"こと山本雄一郎です。本書は、日経ドラッグインフォメーションOnlineの連載「薬局にソクラテスがやってきた」をベースに解説を加筆するとともに、未発表の書き下ろしを多数加えたものです。

　僕が本書を通して届けたいもの、それは薬剤師へのエールです。「薬学は面白い」と感じてもらうこと、それが僕なりのエールなのです。そして、薬学を響かせたい。

　僕らが薬理学や薬物動態学などを学ぶ理由、それは、これらの知識が僕らに想像力を与えてくれるからです。本質は、薬の主作用や副作用が「いつ・どのように起こるかを推測する」ことにあり、それが薬の適正使用や副作用予防、重篤化防止につながっていくのです。

　尊敬する故・近藤剛弘先生は「医師はマイナスをゼロに戻すが、薬剤師はゼロをマイナスにしないよう守るのだ」と教えてくれました。それを実践する上で必要な想像力を備えるためには、断片的な情報ではない体系的な知識と、それを基に考える力が不可欠なのです。

　僕はエディターで、既存の理論や情報をエディットし、僕の作品としてインターネット上で公表しています。研究者ではありません。ただ、だからといって僕の作品には価値がないというわけではないと思っています。パスカルは著書『パンセ』の中で、こう残しています。

　「私が何も新しいことは言わなかった、などと言わないでもらいたい。内容の配置が新しいのである」

　本書に書かれている断片的な情報はネットや専門書のどこかに転がっています。でも、僕が配置した"ソクラテスの世界"はここにしか存在しない。ただ、この世界は読み物になっていて、すぐに答えが欲しい方にとってはイライラしてしまうものなのかもしれません。

　僕らは往々にして、効率の良い学びを求めています。忙しい日常を縫って時間を捻出するのですから、それは当然かもしれません。でも、効率性と引き換えに失われてしまう楽しさがきっとあるし、学びを得るという受動的な態度では、考える力は付きにくいのです。

　すぐに役に立つことを求めるのではなく、楽しさを感じるくらいに探求する。そうやって得られたものは、いつか間接的に誰かの役に立つことでしょう。本書が薬学の探求を始めるきっかけになれば、エディターとしてこんなにうれしいことはありません。

　最後に、本書の執筆に当たり、日々薬学の探求を共にしたアップル薬局のRS会のメンバー諸君と、コラム連載に対し適切なアドバイスを下さった熊本大学薬学部の平田純生教授に感謝申し上げます。そして、コラム並びに本書編集担当の内海真希さん、あなたがいなければソクラテスの世界は存在しなかった。本当にありがとう。

2017年2月　山本 雄一郎

薬局で使える 実践薬学 CONTENTS

- はじめに ……………… 003
- 略語一覧 ……………… 008
- 登場人物 ……………… 009
- プロローグ …………… 010

4月 睡眠薬の分類と服薬指導のヒント

1. 半減期24時間のユーロジンは飲むと1日中眠くなる？ …………… 014
2. エバミールが高齢者に使いやすいのはなぜ？ …………………… 018
3. BZD系と非BZD系の違いはどこにある？ ……………………… 023
4. Z-Drugは本当にBZD系よりも転倒リスクが少ない？ …………… 030
5. 新規睡眠薬の特徴（その1）〜睡眠-覚醒リズムを改善するロゼレム〜 …… 035
6. 睡眠薬の代わりになる催眠・鎮静系抗うつ薬 …………………… 037
7. 新規睡眠薬の特徴（その2）〜定常状態でも起きられるベルソムラ〜 …… 042

[コラム] 高齢者の「早寝」はかえって不眠をもたらす！？ ……………… 048

5月 原則通りにいかない薬物動態学のワナ

1. ベシケアによる口渇、開始1週間で出現しなければ大丈夫？ …………… 052
2. リバロは"隔日投与"でも効く？ ………………………………… 057
3. アーチストに1日1回と1日2回の用法がある理由 ……………… 061
4. LABAがLABAたるゆえんを探る …………………………… 064
5. 「シムビコート＝SMART療法」とは限らない ………………… 068

[コラム] 腸肝循環によって薬効をもたらす薬 ……………………… 074

6月 "機序不明"の陰にトランスポーターあり

1. ネオーラルと併用できるスタチンはどれ？ 080
2. オイグルコンとリファンピシンの併用で低血糖が起きたのはなぜ？ 085
3. トランスポーターがとっつきにくい理由はここにあった！ 088
4. メトグルコの体内での動きをトレースしてみる 091
5. トランスポーターが関わる併用禁忌を押さえよ 096
6. ジゴキシンとの併用に注意すべきP-gp阻害薬の見分け方 101
7. リファンピシン併用によるジゴキシン血中濃度低下の機序 105
- [コラム] ジゴキシンの感受性に影響する相互作用 108
- [コラム] 1つの薬をADMEで追ってみる 112

7月 CYPが関与する相互作用を見抜くコツ

1. デプロメールと"頭痛薬"の危険な飲み合わせ 118
2. イトリゾールでふらつき、原因は意外な所に！ 122
3. シュアポストとプラビックス、"併用注意"のなぜ 125
4. アミオダロンはS体がお好き！？ 129
5. C型肝炎の薬に抗HIV薬が配合されているワケ 132
6. ノルバデックス＋ベタニス＝薬効増強？減弱？ 139
7. CYP阻害薬の"強さ"はどうやって決まる？ 143
8. シメチジンとテオフィリンの併用注意、疑義照会は必要？ 148
- [コラム] ワーファリンとフロリードゲル、併用禁忌の裏側 154

8月 腎機能チェックはこれで完璧！

1. 肝排泄型、肝代謝型、肝消失型の違いは？ 162
2. 第100回薬剤師国家試験に異議あり！ 168
3. どうする？自力歩行できない高齢者へのタミフル投与量 174
4. 減量だけで万全？腎障害時のリリカの副作用対策 179
5. CCrとeGFRをどう使い分ける？ 183
6. サインバルタが透析患者に禁忌なのはなぜ？ 187
7. 高度腎障害患者でクレストールの血中濃度が上昇する理由 192
- [コラム] 蛋白結合置換が関与する相互作用は起こらない？ 196

9月 抗不整脈薬の副作用から患者を守れ

1. QT延長に伴う心室頻拍に注意すべき抗不整脈薬 ……………………… 202
2. QT延長からのTdPを回避するためには？ ……………………………… 210
3. 抗不整脈薬の動態学的相互作用、「併用禁忌」のカラクリ …………… 215
4. 添付文書に書かれていないシベノールの初期投与量 ………………… 218
5. リスモダンとサンリズム、腎障害時の減量法は？ ……………………… 223

[コラム] 審査報告書を活用しよう ……………………………………………… 226

10月 DOACの登場がもたらしたインパクト

1. DOACの服用回数の不思議 …………………………………………………… 230
2. DOACの投与量から患者背景を推測する ………………………………… 239
3. 「納豆OK」だけじゃない！ DOACの本当の利点 ………………………… 244
4. 心房細動の治療は抗凝固薬だけでいい？ ………………………………… 250

[コラム] パラメータが意味するもの ………………………………………… 255

11月 新旧PPIの比較から見えてくること

1. "PPI抵抗性GERD"にはこう対処！ ………………………………………… 260
2. PPIの食前投与vs食後投与、どちらが有効？ …………………………… 265
3. タケキャブと既存PPIはどう違う？ ……………………………………… 268
4. ランソプラゾールで大腸炎の報告が多い理由 …………………………… 273

[コラム] SOAPは単なる薬歴記載方法にあらず ……………………………… 277

12月 NSAIDsの温故知新

1. アスピリンジレンマは存在しない！？ …………………………………… 284
2. 高齢女性へのセレコックスは要注意！ …………………………………… 290
3. NSAIDsの肝腎な「肝」の話 ………………………………………………… 292
4. NSAIDsの肝腎な「腎」の話 ………………………………………………… 296

[コラム] 「肝機能はASTやALTの値を見れば分かる」って本当？ ………… 301

1月 ARBの薬理にまつわるエトセトラ

1. ARBの変更で尿酸値が上昇したのはなぜ？ ……… 306
2. ARBと利尿薬をあえて単剤で処方する理由 ……… 310
3. 頭痛にも効果のあるブロプレス ……… 315
4. 夜間高血圧に向く降圧薬と服用時点 ……… 317
5. ミカルディスがNASHに効くメカニズム ……… 321
6. アルドステロン・ブレイクスルーを起こしにくいオルメテック ……… 325

[コラム] バイオアイソスターって何ですか？ ……… 332
[コラム] コンプライアンスという概念を使いこなせていますか ……… 335

2月 百花繚乱の血糖降下薬を究める

1. メトグルコへのありがちな誤解と真の実力 ……… 340
2. メトグルコの交付時に「用心」すべきこと ……… 346
3. SU薬の弱点・低血糖はなぜ起きる？ ……… 354
4. SU薬の違いは「心」にもある ……… 360
5. シグマートがただの硝酸薬じゃない理由 ……… 365
6. "グリニド薬は弱いSU薬"じゃない！ ……… 369
7. 三者三様のグリニド薬のADME ……… 373
8. DPP-4阻害薬の作用機序を理解する ……… 379
9. 9種類のDPP-4阻害薬を徹底比較！ ……… 383
10. SGLT2阻害薬による皮膚の痒み、「アレルギー性」とは限らない ……… 391
11. SGLT2阻害薬のわずかな違いに目を向けてみる ……… 398

[コラム] 熊本地震と薬剤師 ……… 404

3月 化学構造式だって意味がある

1. 似て非なるミルタザピンとミアンセリン ……… 408
2. 抗ヒスタミン薬の鎮静性を決定付ける部分構造 ……… 414
3. リレンザで発疹歴のある患者にイナビルは投与できる？ ……… 418
4. アロプリノールからフェブリクへの"世代交代"の理由 ……… 421
5. コリンエステラーゼ阻害薬同士の切り替えは有用？ ……… 425

● おわりに ……… 432 ● 索引 ……… 435

略語一覧

ACE	アンジオテンシン変換酵素
ALT	アラニンアミノトランスフェラーゼ、GPT
Ang II	アンジオテンシン II
ARB	アンジオテンシン II 受容体拮抗薬
AST	アスパラギン酸アミノトランスフェラーゼ、GOT
AUC	血中濃度時間曲線下面積
BA	バイオアベイラビリティ
BBB	血液脳関門
BCRP	乳癌耐性蛋白質
BZD	ベンゾジアゼピン
CCr	クレアチニンクリアランス（mL/分）
CKD	慢性腎臓病
CG式	Cockcroft-Gaultの式
CL	クリアランス
C_{max}	最高血中濃度
COX	シクロオキシゲナーゼ
CYP	薬物代謝酵素チトクロームP450
DPP-4	ジペプチジルペプチダーゼ-4
DOAC	直接作用型経口抗凝固薬
eGFR	推算糸球体濾過量
GABA	γアミノ酪酸
GIP	グルコース依存性インスリン分泌刺激ポリペプチド
GLP-1	グルカゴン様ペプチド-1
HCV	C型肝炎ウイルス
HIV	ヒト免疫不全ウイルス
HMG-CoA	ヒドロキシメチルグルタリルCoA
hr	時間
IC_{50}	50％阻害濃度
LDL	低比重リポ蛋白質
NSAIDs	非ステロイド抗炎症薬
OAT/OATP	有機アニオントランスポーター/ポリペプチド
OCT	有機カチオントランスポーター
PD	薬力学
P-gp	P糖蛋白質
PK	薬物動態学
PPARγ	ペルオキシソーム増殖因子活性化受容体γ
PPI	プロトンポンプ阻害薬
PT-INR	プロトロンビン時間国際標準比
RA	レニン・アンジオテンシン
SCr	血清クレアチニン値
SGLT2	ナトリウム依存性グルコース共役輸送体2
SJS	スティーブンス・ジョンソン症候群
SJW	セント・ジョーンズ・ワート
SNRI	セロトニン・ノルアドレナリン再取り込み阻害薬
SSRI	選択的セロトニン再取り込み阻害薬
SU	スルホニル尿素
TDM	薬物血中濃度モニタリング
T_{max}	最高血中濃度到達時間
$t_{1/2}$	血中濃度消失半減期
V_d	分布容積

登場人物

物語の舞台
ひのくにノ薬局

熊本県の保険薬局。内科一般を標榜する近隣病院からの処方箋を多く応需するが、大学病院や少し離れた診療所の患者も来局する。この電子薬歴時代にあえて紙薬歴を使用し、SOAP形式で記載している。

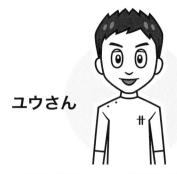

ユウさん

40歳男性薬剤師。熊本大学薬学部を卒業後、製薬会社MR（医薬品情報担当者）を経て、ひのくにノ薬局に入社。薬局勤務の傍ら、後輩育成に力を入れる。趣味はサッカーと読書。身長161cm。

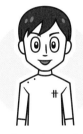

ケンシロウ

5年目薬剤師（28歳）。ユウさんの大学サッカー部の後輩。少しがさつな面もあるものの、愛とガッツに溢れ、季節を問わず暑苦しい。身長180cm。趣味はサッカーとギャグの研究。彼女募集中。

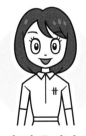

あゆみさん

新卒で入社した2年目薬剤師（25歳）。愛くるしい笑顔で、スタッフにも患者さんにもかわいがられている。勉強熱心で成績優秀だが、少しおっちょこちょい。お菓子の新製品のリサーチに余念がない。

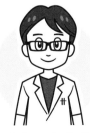

Qちゃん先生
（医師）

ユウさんと同級生の医師。消化器科、放射線科が専門で、X線写真の読影や胃カメラを得意とするが、内科外来も担当する。「久志」という名前の漢字から、小学生の頃から「キュウちゃん」と呼ばれているらしい。

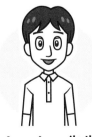

JunJun先生
（医師）

循環器科の潤先生。ひのくにノ薬局の近隣にある病院に勤務している。ユウさんの1学年下の後輩。根は真面目で薬の選択には人一倍厳しい目を持っているが、酒が入ると途端にダメ男になる。

プロローグ

　4月某日。晴れ、気温19℃。今年は調剤報酬改定もなく、新入社員もゼロという、近年まれに見るのどかな新年度だ。それでも、4月は世の中全体がどこか落ち着かなく、あっという間に1週間が過ぎていた。東北地方にもようやく桜前線が到達したというが、「ひのくにノ薬局」の窓から見える桜は、日当たりが良いせいか、既にほぼ散ってしまっていた。散る桜　残る桜も　散る桜──良寛。そんなことを考えるともなく考えながら、僕は休憩室で一人コーヒーをすすり、ケンシロウとあゆみさんが上がってくるのを待っていた。あゆみさんから要望のあった薬局独自の勉強会、ひとつこれを定期的に開催していこうと思い立ったからだった。

　「わあ、ありがとうございます！」手をたたいて喜ぶあゆみさんは、昨年、新卒で入局したフレッシュな薬剤師。勉強とお菓子の新製品のリサーチに余念がない。「早速、今日からやりましょう。お菓子はポテチでいいですね。患者さんにもらったプリンもありますよ」

　「いいッスね！　オレらも結構成長してますからね」。続いてやってきたケンシロウも、薬局中に聞こえるような大きな声で応答する。ケンシロウは僕のサッカー部の後輩で、今年で5年目。少しがさつな面もあるものの、ガッツに溢れ、暑苦しいくらいにはつらつとしている。女性患者さんのファンも少なくない。

　ケンシロウはいつものように手指関節をポキポキと鳴らしながら語を継ぐ。「月に1回、土曜日の午後ッスね。オレも今日からでOKッスよ。予定は何も入れてませんでしたから。どうせしばらく彼女もできませんし」

　月に一度、土曜日の午後、業務終了後の15時から1～2時間。まずは1年間続けてみよう。飛び入りの質問も大歓迎だ。

　僕が思うに、勉強というものはやりっ放しが一番良くない。現場で活かすのはもちろんだが、医療は日進月歩の世界だ。エビデンスやガイドラインしかり、薬効群の呼称だけをとって

もしかりだ。

　まずはこの勉強会の名前から決めたいと思う。「名前ッスか。ユウさん、そういうの好きッスね〜」。ケンシロウはそう茶化すが、どんな勉強会でも続けていくにはコツがある。時間や期間を決めることは当然大事。だが、それよりももっと大事なこと、それが会の名前だ。作家の森博嗣氏の言を借りれば、「名前のないものは残らない」。

　実は僕の心は決まっていた。その名は「ソクラテス会」だ。

　古代ギリシャの哲学者・ソクラテスが考案した問答法を知っているだろうか。問答法とは、教師が無知を装って生徒に質問を投げ掛け、生徒がそれに答えようと奮闘することを通じて真実を探求していく手法のことだ。

　薬局の日常には、患者さんや後輩薬剤師からの「なぜ」「なに」に溢れている。意表を突く質問に、返答に詰まることもしばしばだ。

　だが、質問を頭の中で反芻するうちに、薬学の根幹を成す薬理学、薬物動態学、製剤学の真実がひっそりと隠れていることにふと気づく。そんなとき僕は、「コイツは僕に問答法を挑んでいるソクラテス（の亡霊）に違いない」と勝手に思い、ならば受けて立とうと躍起になる。そんな臨床現場に転がる疑問符に対し、僕なりに答えを追究してまとめたいと思っていたのだ。

　「あ……ハイ。ソクラテス会ですね！　高尚な感じがして、良いと思います！」あゆみさんは、一瞬ぽかんとしたものの、すぐに同意した。「オレもソクラテス会で良いと思います！　何てったって、ソクラテスは"医学の父"ですもんね！」と、ケンシロウはドヤ顔で僕に迫ってきたが、残念ながら医学の父はヒポクラテスだ。

　気を取り直して、ソクラテス会を始めよう。第1回は、患者さんや医師からの相談が比較的多く、新しい作用機序の新薬も登場してきている睡眠薬を取り上げたいと思う。

ご注意
・本書の内容は、原則として2016年12月末時点での情報に基づいています。最新の情報は、各薬剤の添付文書やインタビューフォームなどで必ずご確認ください。
・本書に掲載した服薬指導例や疑義照会例などは、著者が経験した実例のうち典型例を示したものであり、ここに示した対応法が必ずしも最善というわけではありません。実際には、個別の症例ごとに対応を検討するとともに、疑義照会の際は関連する情報を医師に提供し、処方変更の要否の判断を仰ぐことになります。本書に基づく服薬指導や疑義照会および処方変更によって起きた事態に対して、著者並びに出版社はその責を負いかねます。

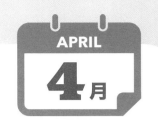

睡眠薬の分類と服薬指導のヒント

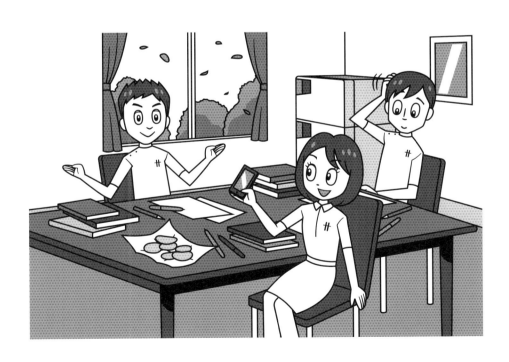

1 半減期24時間のユーロジンは飲むと1日中眠くなる？

「はい！」あゆみさんが元気よく挙手をする。

「実は学生の頃から気になっていたことがあるんです。
半減期24時間のユーロジンって、
飲むと1日中眠いんですか？」

あまりにも唐突だったので、質問の意味を理解するのに少し時間がかかる。

まずはユーロジン（一般名エスタゾラム）の簡単なプロフィールをおさらいすると、

- ベンゾジアゼピン（BZD）系の中時間作用型の睡眠薬
- 筋弛緩作用（＋）
- 半減期24時間
- 最高血中濃度到達時間（Tmax）5時間

——といったところだろうか（**図1**）。

僕らの体内動態学の知識からすれば、半減期が24時間もある薬ならば、半減期の4〜5倍が経過すると、その血中濃度は定常状態に達することになる。エスタゾラムなら4〜5日続けて服用すれば定常状態になるのだ（**図2**）。

ここまで僕の思考が追い付いたところで、狙ったようにあゆみさんはこう続ける。

「だって、定常状態に達してしまったら、
ずっと眠り続けることになってしまいますよね？
だから定常状態になんかなるはずが
ないと思うんです」

そう、あゆみさんが薬物動態学に不信感を抱いたのは、エ

図1
エスタゾラムの化学構造式

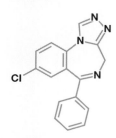

図2

投与間隔/半減期比と定常状態の関係

【Ritschel理論】
投与間隔/半減期≦3 → 半減期（時間）×4〜5で定常状態になる
投与間隔/半減期≧4 → 定常状態にならない

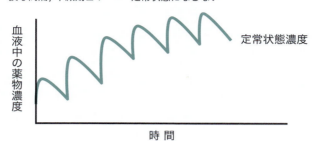

 スタゾラムを毎日飲み続けていても、ちゃんと起きることができるからだ。これがもし、アムロジピンベシル酸塩（商品名アムロジン、ノルバスク他）のような降圧薬なら、あゆみさんもきっとこんな疑問を抱くことはなかっただろうに。
 でも、半減期というパラメータはウソをつかない。
 結論から言うと、エスタゾラムを毎日飲み続けると定常状態に達する。定常状態に達すると、その血中濃度はわずかな日内変動しか示さなくなる。でもそれは、眠気が1日中続くことを意味するわけではない。
 秋田大学教授で保健管理センター所長の苗村育郎氏は、こう述べている[1]。

> 　半減期の長い睡眠薬では、半減期が12時間以上のものから、80時間などと記載されているものもあるが、これらを連用すると血中濃度はわずかな日内変動しか示さないようになる。しかし、このことは、血中濃度に準じた眠気が1日中続くことを意味しない。
> 　睡眠薬の影響下で十分眠った後には、血中濃度がさほど降下しなくとも目覚めることができる。それは、脳にある強力な覚醒機構が発動するからである。脳の覚醒機構はそれ自体の作動原理を持っており、薬物の影響下の睡眠に対しても、覚醒機構を活性化することで、自らの睡眠構造や日内リズムを保とうとする。

1) Physician's Therapy Manual［PTM］1999; 10:9［3］より引用

「脳にある強力な覚醒機構の発動」──これが答えだ。脳に強力な覚醒機構が備わっているおかげで、睡眠薬が定常状態に達しても、朝になるとちゃんと目覚めることができるし、眠気が1日中続くこともないわけだ（もちろん、過量ならば話は別で、持ち越しという副作用となって表れる）。

あゆみさんは僕の説明を聞き、一瞬面食らったようだけれど、すぐに昼寝から目覚めたようなスッキリとした表情で、にっこりと笑った。「あ、確かに、ユーロジンの添付文書の『薬効薬理』の欄にも、『なお、覚醒機構そのものには直接作用せず、麻酔状態には至らない』と書いてあります」と言う。僕はうなずく。半減期というパラメータはウソをつかない。

ただし、BZD系の睡眠薬が定常状態に達しているということは、筋弛緩作用による転倒やふらつきには十分に注意を払わなければならない。筋弛緩作用は鎮静睡眠作用よりも少ない用量で、その作用が表れるのだから（**図3**）。

ここで半減期と定常状態、そして薬の体内からの消失を復習しておこう（**図4**）。

Ritschel理論によれば、投与間隔／半減期≦3ならば、半減期×4～5倍の時間で薬の濃度は定常状態に達することになる（図4は半減期の4倍で作成）。定常状態とは、体内に入ってくる薬の量と体から出ていく薬の量がイコールになった状

図3
BZD系薬の用量と作用

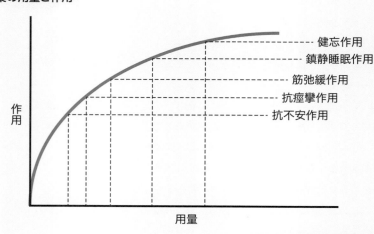

（臨床精神薬理2001;4(増刊):9-23.より引用）

図4

定常状態になる薬剤の動態

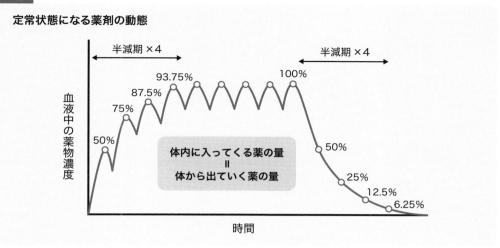

態のことをいう。また、定常状態になっても持続点滴をしているわけではない（薬のクリアランスが一定であっても、その投与速度は一定ではない）ので、血中濃度は変動し続けている。つまり、定常状態の中にもピークとトラフが存在する。

そして、その薬を中止すると、また半減期の4〜5倍の時間をかけて消失していくことになる。ただし、高齢者の場合、Ritschel教授は違う意見を提出しているので覚えておこう[2]。

2）小西廣己監修、菅野彊著『薬物動態を推理する55Question』（南江堂、2011）p.82

> 高齢者の体内から、腎排泄と肝代謝によって薬物が消失し、薬効がなくなるのには、消失半減期の10倍の時間が必要である。
>
> **高齢者の体内薬物の薬効消失時間**
>   **＝ 健常者の消失半減期 × 10**

エバミールが高齢者に使いやすいのはなぜ？

さて、話を睡眠薬に戻そう。今は新規処方でエスタゾラムという選択もあまり見なくなったが、従来は睡眠薬を半減期によって「超短時間型」「短時間型」「中時間型」「長時間型」と分類し、それに抗不安作用や筋弛緩作用を加味して、使い分けがなされていた（表1）。

しかし現在では、特にBZD系による身体依存や持ち越し効果による認知機能への影響、そして筋弛緩作用による転倒や骨折が問題となっている。そして、2013年に日本睡眠学会などが発表した『睡眠薬の適正な使用と休薬のための診療ガイ

表1

不眠症のタイプによる
睡眠薬・抗不安薬の選び方

入眠障害：寝付きが悪い
中途覚醒：夜中に何度も目が覚める
早期覚醒：普段より早く目が覚める

	入眠障害 （超短時間型、短時間型）	中途覚醒、早期覚醒 （中時間型、長時間型）
神経症的傾向が弱い場合 脱力・ふらつきが出やすい場合 （抗不安作用・筋弛緩作用が弱い薬剤）	ゾルピデム ゾピクロン エスゾピクロン ラメルテオン	クアゼパム
神経症的傾向が強い場合 肩凝りなどを伴う場合 （抗不安作用・筋弛緩作用を持つ薬剤）	トリアゾラム ブロチゾラム エチゾラム　など	フルニトラゼパム ニトラゼパム エスタゾラム　など
腎機能障害、肝機能障害がある場合 （代謝産物が活性を持たない薬剤）	ロルメタゼパム	ロラゼパム

（内山真編『睡眠障害の対応と治療ガイドライン』[じほう、2012] p.111より引用、一部改変）

図5

ゾルピデムの推定代謝経路

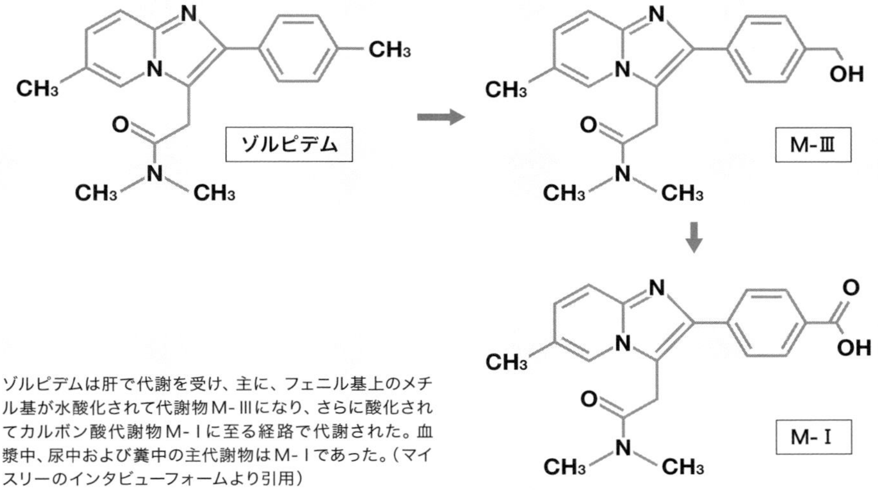

ゾルピデムは肝で代謝を受け、主に、フェニル基上のメチル基が水酸化されて代謝物M-Ⅲになり、さらに酸化されてカルボン酸代謝物M-Ⅰに至る経路で代謝された。血漿中、尿中および糞中の主代謝物はM-Ⅰであった。（マイスリーのインタビューフォームより引用）

ドライン』（以下、ガイドライン）において、原発性不眠症の高齢患者に対しては、BZD系ではなく、非BZD系睡眠薬が推奨されている。

「Z-Drugですね」[1]。ケンシロウは両手の親指の先端をくっ付けて"Z"を表現した。「ガイドラインでは、ベルソムラ（一般名スボレキサント）は発売前で触れられていないですしね」

それでもなお、エバミール（ロルメタゼパム）は捨て難い。腎機能障害や肝機能障害がある場合に推奨されているということは、高齢者に使いやすいといえるからだ。

「そういえば、エバミールって結構出てますね。そういうことだったのかぁ」。ケンシロウが表を指でなぞりながら悔しそうに続ける。

「カッコ書きの"代謝産物が活性を持たない薬剤"っていうのが、その理由ッスね」

ケンシロウは既に気づいたようだ。なぜロルメタゼパムは高齢者に使いやすいのか。ヒントは代謝の違いにある。マイスリー（ゾルピデム酒石酸塩）やハルシオン（トリアゾラム）と比較しながら見ていこう。

1）ゾルピデム、ゾピクロン、エスゾピクロンといった非BZD系薬は、その頭文字を取って"Z-Drug"とも呼ばれる。

2) 薬剤の代謝・排泄経路については164ページ図1参照。

3) ちなみにワイパックス（ロラゼパム）も水酸基を持ち、大部分がグルクロン酸抱合を受ける。ただし、同薬はせん妄の独立した危険因子との報告（Anesthesiology. 2006;104:21-6.）があり、その点には注意を要する。

まずはゾルピデムの代謝経路（**図5**）。ゾルピデムはチトクロームP450（CYP）3A4に加えて、CYP2C9やCYP1A2などの分子種も関与しつつM-IIIへと代謝（水酸化）され、その後M-Iへとさらに酸化される。代謝物には活性がない[2]。

次にトリアゾラム。トリアゾラムはCYP3A4で代謝される（**図6**）。主な代謝物のα-ヒドロキシトリアゾラムにはトリアゾラムと同等か1/2程度の活性があり、4-ヒドロキシトリアゾラムには活性がない。

最後はロルメタゼパムだ。代謝は単純で、第I相反応のCYPでの代謝を受けることなく、いきなりグルクロン酸抱合を受けることになる（**図7**）。これはロルメタゼパムの構造に由来する。同薬にはもともと水酸基（-OH）が存在している。ゾルピデムとトリアゾラムにはなかった。この差がCYPで代謝を受けるかどうかの違いにつながっている。通常、抱合体に活性はなく、ロルメタゼパムのグルクロン酸抱合体にも活性はない[3]。

図6

トリアゾラムの推定代謝経路

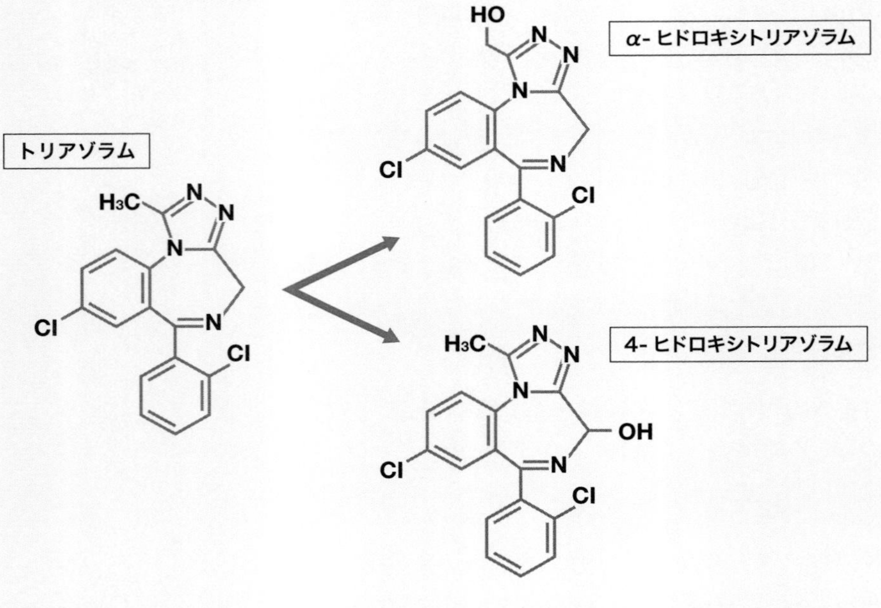

主な代謝物のα-ヒドロキシトリアゾラムにはトリアゾラムと同等か1/2程度の活性があり、4-ヒドロキシトリアゾラムには活性がない。
（ハルシオンのインタビューフォームを基に作成）

「あれ、今気がついたんですけど、
　マイスリーの代謝物にも活性はないような……」

　あゆみさんが良い所に目を付けた。つまり、代謝物に活性を持つか持たないかだけではなく、CYPで代謝を受けるかどうかもまたポイントの1つなのだ。
　一般的にCYPの活性は加齢に伴って低下するのに対し、抱合反応は加齢による影響をあまり受けない[4]。この代謝の違いも、高齢者に使いやすいかどうかのポイントといえる。
　特にゾルピデムは、高齢者と肝硬変の患者においてAUCが大きく上昇する薬剤として覚えておくといい。具体的には、高齢者で健常人の5.1倍、肝硬変で5.3倍にもなる。
　ちなみに、肝障害でもCYPの活性は低下する。日本循環器学会と日本TDM学会が合同で作成した『2015年版 循環器薬の薬物血中濃度モニタリングに関するガイドライン』には、次のような記載がある。「薬物の肝代謝に及ぼす肝障害の影

[4] CYP1A2、2C19、3A4は加齢依存的に活性が低下することが知られているが、2D6は加齢の影響を受けないといわれている。

図7

ロルメタゼパムの推定代謝経路

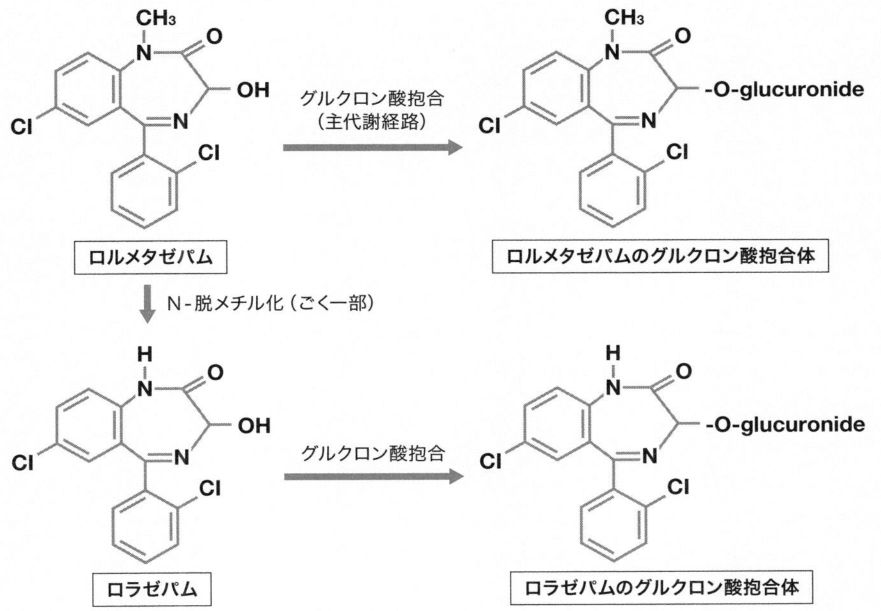

ロルメタゼパム —グルクロン酸抱合（主代謝経路）→ ロルメタゼパムのグルクロン酸抱合体

↓ N-脱メチル化（ごく一部）

ロラゼパム —グルクロン酸抱合→ ロラゼパムのグルクロン酸抱合体

健常男子5人にロルメタゼパム2mgを経口投与したときの主代謝産物は、ロルメタゼパムのグルクロン酸抱合体であり、ごく一部はN-脱メチル-グルクロン酸抱合体だった（外国データ）。　　　　　（エバミールのインタビューフォームより引用）

響は、薬物代謝酵素および肝障害の重症度によって異なる。一般的に、CYP2C19やCYP1A2による肝代謝は、肝硬変の比較的早期の段階（Child-Pugh分類クラスAおよびB）から低下する。一方で、多くの肝代謝型抗不整脈薬の主要代謝経路となるCYP2D6による肝代謝は、重度の肝硬変（Child-Pugh分類クラスC）から低下が見られる。CYP3A4による肝代謝は、Child-Pugh分類クラスBの肝硬変から低下する。

さらに言えば、CYPで代謝を受けないということは、当然ながら相互作用も少なくなる。ロルメタゼパムなら、トリアゾラムと併用禁忌のCYP3A4阻害薬（イトラコナゾールなど）も、トリアゾラムが全く効かなくなってしまうリファンピシンのようなCYP誘導薬も、関係ないわけだ。

「エバミールは高齢者に使いやすい。納得です」。あゆみさんはうなずきながら続ける。「抱合なんて今まで気にも掛けてなかったので新鮮でした」

さて次は、ガイドラインで原発性不眠症の高齢患者に対して推奨されている非BZD系睡眠薬を見ていこう。

Socrates's MEMO

塩素1つの違いで半減期が5分の1に！

トリアゾラムとアルプラゾラム（商品名コンスタン、ソラナックス他）の構造式を見比べると、アルプラゾラムに塩素（Cl）を1つ加えたのがトリアゾラムであることが分かる（ただし、トリアゾラムがアルプラゾラムから創製されたわけではない）。

塩素1つの違いで何が起きるのか。小さな水素がくっ付いていたところに、大きな塩素がぶら下がると、薬物代謝酵素に狙われやすくなり、素早く代謝を受けるようになるのだ。アルプラゾラムの半減期が14時間であるのに対し、トリアゾラムの半減期が2.9時間であるのはそのためだ。

ちなみに、フッ素（F）はその構造を安定させ、代謝を受けにくくする。例えば、フッ素をたくさん持つクアゼパム（ドラール他）の半減期は36時間と長い。

アルプラゾラムの構造式

4月 ── 睡眠薬の分類と服薬指導のヒント

BZD系と非BZD系の違いはどこにある？

「そういえば」。ケンシロウはポテトチップスに伸ばしかけた手を止めた。「午前中にJunJun先生から電話があって。アモバンはこれからルネスタで行くから、在庫しておいてって言われたんです」と、ケンシロウはふてくされる[1]。

「ルネスタの採用に一番反対していたの、JunJun先生だったのに……。『光学異性体なんてジェネリック対策にすぎない。ルネスタも苦いみたいだし』って。たぶん、エーザイの担当者が若い女性に変わったからっスよ。あ〜あ、うち、アモバンはほとんどジェネリックに変更してたから、これでジェネリック率も下がりますよ」。ケンシロウは思い出してうなだれる。

JunJun先生は循環器科の潤先生で、僕の1つ下の後輩。病院の薬事審査会（薬審）を担当しており、薬の選択には人一倍厳しい目を持つのだが、眉毛を手入れし過ぎてチャラく見えるためか、はたまた酔っ払うとダメ男になることがばれているせいか、当薬局の後輩たちには軽く見られている。

「まあ、落ち着いてください」。あゆみさんが取りなすように立ち上がって、冷蔵庫からプリンを出す。

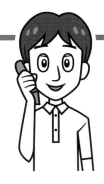

「ルネスタって、ゾピクロンのS体でしたよね。でも苦いんなら、何のために光学分割したんでしょうね。まあ、眠剤で全面切り替えは難しいから、きっと大丈夫ですよ」

鏡像関係にある対象的な立体構造を持つ化合物を、光学異性体という。通常は化学合成すると、R体とS体が等量ずつ混じったラセミ体が出来上がる。このR体とS体は、物理化学的な性質はほとんど同じであるのに対し、生理活性は異なることが多い。そこで、より有効な光学異性体のみを取り出して

[1] エチゾラムとゾピクロンは2016年10月、第3種向精神薬に指定され、同年11月より投与日数制限（30日）が掛かることになった。エスゾピクロンは比較的新しく、根拠となるデータがないために指定が見送られている。そのため、ゾピクロンからエスゾピクロンに切り替えるケースは、今後増えてくると予想される。

使うというわけだ。こういった光学分割はキラルスイッチとも呼ばれる。代表的なものを**表2**に示す。

この資料によると、アモバン（一般名ゾピクロン）からルネスタ（エスゾピクロン）にすることで、効果の増強と半減期の延長が確認できる。ただ残念ながら苦みは残っているという。

エスゾピクロンは超短時間型に分類されているが、入眠障害に加え中途覚醒への効果も確認されている。そもそもエスゾピクロンの半減期5～6時間というのは、超短時間型と短時間型の中間くらいの位置付けなのかもしれない（**表3**）。

ともあれ、ケンシロウとあゆみさんのやり取りから、エスゾピクロンに対する彼らのイメージは大体把握できた。ここはJunJun先生のイメージ回復のために、ひと肌脱ぐ必要がありそうだ。ゾピクロンではなくエスゾピクロンというのは決して悪い選択ではない。

「非BZD系って、筋弛緩作用が少ないのが
　特徴なんですよね。だから高齢者には向いている。
　その中で違いがあるんですか？」

表2

光学分割された薬剤の例

分類	一般名	主な商品名	光学異性体	特徴
ニューキノロン系抗菌薬	オフロキサシン	タリビッド	S+R（ラセミ体）	―
	レボフロキサシン	クラビット	S	抗菌力の増強、副作用の軽減
H₁受容体拮抗薬	セチリジン	ジルテック	S+R（ラセミ体）	―
	レボセチリジン	ザイザル	R	効果の増強
プロトンポンプ阻害薬	オメプラゾール	オメプラゾン、オメプラール	S+R（ラセミ体）	―
	エソメプラゾール	ネキシウム	S	効果の増強、薬物代謝酵素の影響減少
睡眠薬	ゾピクロン	アモバン	S+R（ラセミ体）	―
	エスゾピクロン	ルネスタ	S	効果の増強、半減期の延長

（鹿児島市医報 2012;51. [通巻606号] より引用、一部改変）

『睡眠薬の適正な使用と休薬のための診療ガイドライン』において、高齢者の原発性不眠症に対しては、非BZD系睡眠薬が推奨されている。その理由は以下に示す通りだ。

> **【BZD系睡眠薬】**
> 非服用時に比較して転倒・骨折のリスクを上げる。プラセボと比較して総睡眠時間は延長させるが、不眠重症度に関する利益は少ない。患者が望んだとしても医療者は高用量の処方をすべきではない。

表3

不眠治療に用いられる主な睡眠薬

分類		一般名	主な商品名	作用時間	半減期（hour）	用量（mg）
オレキシン受容体拮抗薬		スボレキサント	ベルソムラ		9〜10	15〜20
メラトニン受容体作動薬		ラメルテオン	ロゼレム		1	8
GABA_A受容体作動薬	非ベンゾジアゼピン系薬（Z-Drug）	ゾルピデム	マイスリー	超短時間作用型	2	5〜10
		ゾピクロン	アモバン		4	7.5〜10
		エスゾピクロン	ルネスタ		5〜6	1〜3
	ベンゾジアゼピン系薬（BZD系薬）	トリアゾラム	ハルシオン		2〜4	0.125〜0.5
		エチゾラム	デパス	短時間作用型	6	1〜3
		ブロチゾラム	レンドルミン		7	0.25〜0.5
		リルマザホン	リスミー		10	1〜2
		ロルメタゼパム	エバミール、ロラメット		10	1〜2
		ニメタゼパム	エリミン	中間作用型	21	3〜5
		フルニトラゼパム	サイレース、ロヒプノール		24	0.5〜2
		エスタゾラム	ユーロジン		24	1〜4
		ニトラゼパム	ベンザリン、ネルボン		28	5〜10
		クアゼパム	ドラール	長時間作用型	36	15〜30
		フルラゼパム	ダルメート		65	10〜30
		ハロキサゾラム	ソメリン		85	5〜10

（睡眠医療2014;8(Suppl):458-66.より引用、一部改変）

（推奨）原発性不眠症の高齢患者に対して、BZD系睡眠薬を推奨しない。

【非BZD系睡眠薬】

非服用時に比較して転倒のリスクを上げるが、骨折に関する強いエビデンスはない。プラセボと比較して総睡眠時間の延長、睡眠潜時の短縮、日中眠気の減少、不眠重症度の改善などの小程度の利益がある。服用の是非は転倒リスク（骨折リスクは不明）とのトレードオフになるだろう。患者がこれらの情報を理解した上で好んだとするならば、高齢者はその患者の年齢・併存身体疾患の状態を加味した上で医療者は検討すべきだろう。
（推奨）原発性不眠症の高齢患者に対して、非BZD系睡眠薬を推奨する。

【メラトニン受容体作動薬】

現時点では転倒・骨折に関するエビデンスは存在しない。プラセボと比較して脱落・副作用では有意差がなく、睡眠潜時の短縮に関してごく小程度の利益がある。
（推奨）原発性不眠症の高齢患者に対して、メラトニン受容体アゴニスト投与は推奨しない。

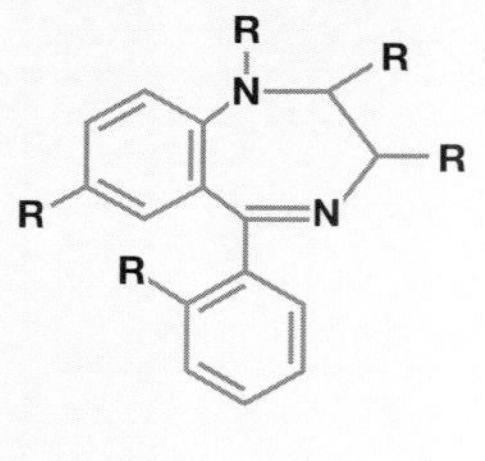

そもそもBZD系と非BZD系の違いはどこにあるのか。まずは言うまでもなく、BZD骨格（**図8**）を有するかどうかにある。

作用機序はというと、BZD系薬は、GABA$_A$受容体（中枢神経系に存在する5量体のイオンチャネル）のαサブユニットとγサブユニットの境界領域に結合する（**図9**）。その結果、内在性抑制性神経伝達物質であるγアミノ酪酸（GABA）のGABA$_A$受容体への結合が増加する。そして、Cl$^-$が細胞外から細胞内へ流入することで過分極が起こり、神経活動が抑制される（つまりBZD系はGABA$_A$受容体にアロステリックに働いていることになる）。一方、非BZD系薬も、GABA$_A$受容体に、しかもBZD系薬と似たような部位に結合する。そのため、これらをまとめてGABA$_A$受容体作動薬とも呼ぶ。

となると、BZD系と非BZD系には違いがないようにも思えてしまう。実は、その違いを説明するためには、GABA$_A$受容体を構成するサブユニット、特にαサブユニット（α$_1$、α$_2$、α$_3$、α$_5$）の薬理学的な違いを理解する必要があるのだ[2]。それぞれの特徴は**表4**の通り。

図8 ベンゾジアゼピン骨格

2）以前は、GABA$_A$受容体は、ω1・ω2受容体と呼ばれていた。しかしそれは、GABA$_A$受容体の分子構造がまだ十分に解析されていなかったときに考案された分類法であり、今ではもう使われることはない。

ちなみに、$α_1$サブユニットはGABA_A受容体の中でも最も多く、大脳皮質を中心に、脳のほとんどの領域に広く分布している。$α_2$サブユニットは主に海馬や扁桃体、基底核、そして大脳皮質の外側に存在しているといわれている。特にこの$α_2$サブユニットを含むGABA_A受容体が、睡眠/覚醒スイッチ機構において重要とされる。$α_3$サブユニットは視床網様核や大脳皮質の内層に発現。$α_5$サブユニットは海馬や大脳皮質の内層に存在が認められている。

では、ゾルピデム、ゾピクロン、エスゾピクロンといった非BZD系睡眠薬Z-Drugの薬理学的特徴を見ていこう。

Z-DrugのGABA_A受容体サブユニットへの効力（activity）の違いは**表5**のようになる[3]。

まず、ゾルピデム。これは$α_1$サブユニットへの効力が強い。表4の$α_1$の段を横に見ていくと、筋弛緩作用はほとんどない。筋弛緩作用による転倒・骨折のリスクはZ-Drugの中でも一番少なさそうだ。しかし、睡眠作用よりも鎮静作用が強く、前向性健忘や依存といった気になる項目も並んでいる。

次のゾピクロンは、血中に移行した一部（総投与量の約4％）が唾液中に分泌されるため、苦みの訴えが多いことで有名な薬だ。また、発売当時より、「$ω_1$受容体に対する親和性が

3）BZD系睡眠薬は選択性がないだけでなく、Z-Drugと比べて、受容体に対する効力も強い。中でも、$α_1$サブユニットを介する作用が最も強いと考えられている。

図9

GABA_A受容体の構造と機能

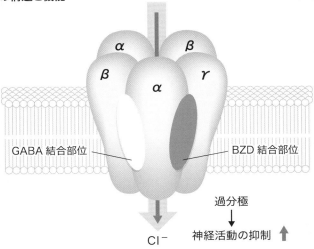

（日薬理誌 2008;131:388-90. より引用、一部改変）

高いわけではないのに筋弛緩作用は少ない」といった紹介がなされていた。ゾピクロンは $α_1$ サブユニットに加え、$α_5$ サブユニットへの効力が強い。同じように表4の $α_1$ と $α_5$ の段を横に見ていくと、先のゾルピデムの特徴に、筋弛緩作用や学習・記憶への影響、耐性といった、できれば回避したい薬理作用が加わることになる。

　最後にエスゾピクロン。これはゾピクロン（ラセミ体）に含まれるS体で、その目的は苦みの回避にあったようだが、いざ蓋を開けてみると、幾分弱まっているものの、依然として苦いとの声はなくなってはいない。しかし、注目すべきはその薬理学的プロファイル。エスゾピクロンは $α_2$ サブユニットと $α_3$ サブユニットへの効力が強い。すなわち薬理作用は、ゾピクロンのそれとは大きく異なっている。Z-Drugとはいえ、筋弛緩作用による転倒・骨折のリスクには注意が必要かもしれないが、その他の薬理作用については、睡眠、抗不安、抗うつ、と好ましい作用が並ぶ。また、問題とされている学習・記憶、前向性健忘、依存、耐性といった項目への関与は少ないのが分かる。

　「キラルスイッチしただけで、なんだか全然違う薬みたいですね」。ケンシロウが率直な感想を述べた。

　僕もそう思う。エスゾピクロンとゾピクロンが、なぜ"全く違う薬"になってしまったのか。ラセミ体ではR-ゾピクロンの存在が $α_1$・$α_5$ サブユニットへの結合を強めたということなのだ

表4

GABA_A 受容体サブユニットの薬理学的役割

GABA_A 受容体サブユニット	薬理作用									
	鎮静	睡眠	抗不安	抗うつ	筋弛緩	抗痙攣	学習・記憶	前向性健忘	依存	耐性
$α_1$	○	△				○	○	○		
$α_2$		○	○		○					
$α_3$			○	○	○					
$α_5$					○		○			○

各サブユニットが作用を有するものを○で示す。$α_4$、$α_6$ はBZD系薬、Z-Drugに対する感受性なし。

（ルネスタの製品情報概要より引用、原著はNat Rev Drug Discov.2012;10:685-97.
およびTrends Neurosci.2011;34:188-97.）

表5

Z-DrugのGABA_A受容体サブユニットに対する最大効力の比較

ゾルピデム	$\alpha_1 \gg \alpha_2、\alpha_3、\alpha_5$
ゾピクロン	$\alpha_1、\alpha_5 > \alpha_2、\alpha_3$
エスゾピクロン	$\alpha_2、\alpha_3 > \alpha_1、\alpha_5$

（ルネスタの製品情報概要より引用、原著はJ Psychopharmacol.2010;24:1601-12.）

ろうが、本当のところは分からない。ただ言えるのは、結果として、エスゾピクロンはゾピクロンのジェネリック対策にとどまらないということだ[4]。

　特筆すべきは依存形成に関して。これはα_1サブユニットを介した薬理作用による。前述した通り、BZD系で強く、Z-DrugはBZD系よりも弱く、中でもエスゾピクロンが最も影響が少ない。「依存形成が生じる可能性はα_1サブユニットを介して薬理作用を発現する他のGABA_A受容体作動薬の睡眠薬に比して格段に低いと考えられ、事実多くの臨床試験の結果もこの推測を裏付けている」との記載もある[5]。

　また、エスゾピクロンは選択的セロトニン再取り込み阻害薬（SSRI）との併用において、うつ病による二次性不眠にも効果がある[6]。また、同試験において、追加の抗うつ効果をもたらすことも報告されている。この追加の抗うつ効果をZ-Drugの中ではエスゾピクロンだけが持ち得たのも、先のGABA_A受容体α_3サブユニットの薬理作用で説明できるわけだ。

　「なるほどですね〜」。あゆみさんはスプーンを握った手でポンっと手のひらをたたいた。プリンの方は、いつの間にか空っぽ。「ということは、転倒防止に主眼を置くならマイスリーで、依存などのリスクを最小限にしたい、もしくはうつ傾向ならルネスタが合いそうというわけですね」

　あくまで薬理学的にいえば、そうなる。ただし、この領域の薬剤は作用に個人差も大きく、必ずしも薬理学的プロファイル通りに行くかどうかは分からない。事実、エスゾピクロンで転倒が多いという話は聞こえてこない。つまり、先に示した各薬理作用が臨床用量で発現しているとは限らないわけだ。しかし、医師の処方変更を読み解く1つの指標にはなるだろう。

4) そもそも、アモバンとルネスタでは販売会社が異なっており、ジェネリック対策というのは正しい表現ではないかもしれない。

5) 薬局2015; 66:2961-6.

6) エーザイのウェブサイト「ルネスタ製品情報」に臨床成績が掲載されている。

4 Z-Drugは本当にBZD系よりも転倒リスクが少ない？

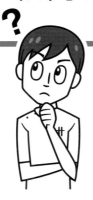

「でもやっぱり、『転倒防止に主眼を置くなら
マイスリー』っていうのは、言い過ぎじゃないですか」

　ケンシロウは納得がいかないようだ。「マイスリーの服用で転んだとか、夜中にラーメンを食べていたのを覚えていなかったとか、現に結構聞きますよ」

　睡眠薬による転倒の多くは、筋弛緩作用によるものといわれている。ゾルピデムには筋弛緩作用がほとんどなく、トリアゾラムなどの筋弛緩作用を有する薬剤と比べると転倒リスクが少ないとされている。筋弛緩作用を有し、かつ半減期が長くなればなるほど、そのリスクは高くなるわけだ。ということは、理論的には、Z-DrugはBZD系に比べて転倒リスクが低くなるはず。果たして、Z-DrugはBZD系に比べて本当に転倒リスクは少なくなるのだろうか。

　興味深い研究報告がある[1]。病床数900ほどの大学関連病院で、25カ月間に集められたインシデントレポート3585件を解析したところ、転倒・転落は544件で、そのうち34.2％に当たる186件に何らかの薬剤が関係していた。関係薬剤234件のうち、睡眠薬と抗不安薬について、薬剤別に転倒・転落の発生件数を分析したものが図10だ。

　この報告では、「従来、薬剤の血中濃度の持続時間が長い薬剤（半減期の長い薬剤）は、転倒・転落のリスクが高いとされてきた。しかし、本研究では、特にベンゾジアゼピン類の睡眠薬と抗不安薬について、血中濃度が急激に上昇する薬剤（Tmaxの短い薬剤）ほど転倒・転落のリスクが高いことが分かった」と結論している。"筋弛緩作用や半減期だけでなく、Tmaxにも注目しなさい"という示唆だ。

1）病院管理 2004;
　41:177-83.

4月 — 睡眠薬の分類と服薬指導のヒント

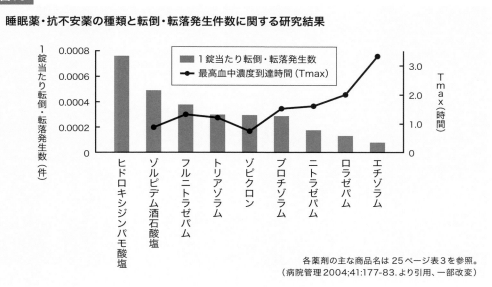

図10 睡眠薬・抗不安薬の種類と転倒・転落発生件数に関する研究結果

各薬剤の主な商品名は25ページ表3を参照。
(病院管理 2004;41:177-83.より引用、一部改変)

　この結果を一見すると、筋弛緩作用の強いBZD系のエチゾラムの方が、Z-Drugであるゾルピデムやゾピクロンよりも転倒しにくいように思える。つまり急激に効くものの方が、転倒リスクが高い、と。

　しかし、そう断定するのは早計だ。この問題に関しては、薬剤によってふらつきや転倒を引き起こす時間帯が異なると捉えるべきなのだろう。また、図10のデータは規格にかかわらず1錠当たりの転倒・転落件数なので、単純には比較できないことも付け加えておく。

　BZD系かZ-Drugかという前に、パラメータに着目すれば、必要な服薬指導がはっきりする。すなわち、血中濃度が急激に立ち上がるZ-Drugのような薬剤の場合、就寝直前の服用方法を徹底することで、転倒リスクが高い時間帯に歩き回ることを回避する。また、Tmaxが短い薬剤で、特に高用量の場合、前向性健忘や睡眠関連摂食障害[2]を引き起こすこともある。一方、夜間に尿意で目が覚めた時や朝の起床時における転倒リスクは、半減期の長いBZD系の筋弛緩作用が主たる原因とみていいだろう。

「なるほど。用量が適正かつ用法を守らなければ、
　Z-Drugの恩恵を十分受けられないわけか……」

2) SRED：Sleep related eating disorder、部分的な意識喪失・健忘を伴う夜間睡眠中の飲食

ケンシロウはうなずきながら続ける。「それでもマイスリーは、オレの経験的には転倒が多い気がするんです」

実はケンシロウの言い分は的外れではない。**図11**のデータを見てほしい。大学附属病院で21カ月間に報告された転倒・転落のインシデントレポート607件について、服用中の睡眠薬ごとに、転倒率（転倒者数／各睡眠薬を処方された入院患者数）を算出。そのうち、処方頻度の高い睡眠薬について年齢との関係を示したものだ。いずれも64歳以下に比べ65歳以上で転倒率が高く、中でもフルニトラゼパムでは3.7倍の差があった。ブロチゾラム、フルニトラゼパムにおいて65歳以上の転倒率が高い原因として、半減期の長さ、つまり持ち越し効果が関与していると示唆されている。一方、トリアゾラムで年齢による差がなかった理由として、非高齢者での転倒率が高く、足腰の筋力が低下していない患者でも転倒する可能性があるということが考えられている。

さらに、ゾルピデム処方患者に関して年齢・投与量による転倒率の違いを調べた結果、10mg服用群では有意に転倒リスクが高くなっていた（**図12**）。64歳以下10mg服用群の転倒率が3.0％であるのに比べ、65歳以上の10mg服用群では転倒率が6.8％と、2.3倍も上昇している。

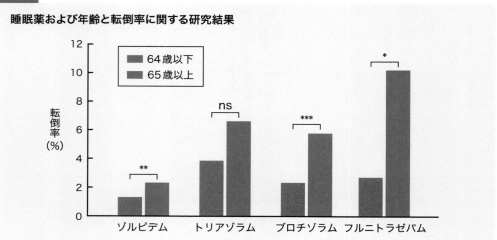

図11

睡眠薬および年齢と転倒率に関する研究結果

転倒率はゾルピデム1.7％(118/6901)、トリアゾラム5.4％(21/392)、ブロチゾラム4.1％(105/2572)、フルニトラゼパム5.5％(41/752)。いずれも64歳以下に比べ65歳以上で高かった。
＊：$p<0.05$　＊＊：$p<0.01$　＊＊＊：$p<0.001$　ns：有意差なし

（医薬ジャーナル2016;52:705-9.より引用、図12とも）

睡眠薬の多くはCYP3A4によって代謝されるため、加齢によりCYPの活性が低下した高齢者が服用した場合、半減期の延長や血中濃度の上昇により、転倒リスクが高くなる。特にゾルピデムの場合、半減期が2.2倍、Cmaxが2.1倍、AUCに至っては5.1倍とその影響が顕著だ[3]。筋弛緩作用が少ない薬剤とはいえ、10mg服用群では転倒リスクが高くなっていると思われる。

　また、女性は男性に比べ、ゾルピデムの代謝が緩徐のために持ち越し効果の可能性が高まるとして、米国では年齢に関係なく、女性の推奨用量を5mgとしている[4]。

　「なんだかマイスリーのイメージが変わりました」。あゆみさんは目を丸くして、本当にびっくりしているようだ。「高齢女性は特に注意ですね」

　ちなみに、ゾピクロンとエスゾピクロンにおいては、このようなAUCの上昇は見られない。ただしゾピクロンでは、高齢者における著しい半減期の延長が報告されている[5]。

　さて、最後のデータはエスゾピクロンを含んだものだ（**図13**）。入院患者を対象とした12カ月間の転倒歴情報（就寝時〜起床時までの転倒の有無）を分析している。これを見る限り、Z-Drugの方がやはり全体的には転倒リスクは低いといっていいだろう。この調査ではエスゾピクロンが最も転倒率が低く、「転倒予防の面からはエスゾピクロンの使用が好ま

[3] ゾルピデムは高齢者と肝硬変の患者において、AUCが大きく上昇する薬剤と覚えておこう（高齢者で健常人の5.1倍、肝硬変で5.3倍にもなる）。

[4] 2013年1月10日
米国食品医薬品局（FDA）
NEWS RELEASE

[5] Sleep.1987;
10 Suppl 1:7-21.

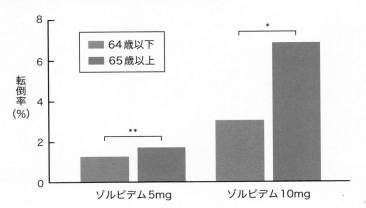

図12

ゾルピデムの投与量および年齢と転倒率に関する研究結果

ゾルピデム10mg投与群では5mg投与群に比べ転倒率は高かった。　＊：$p<0.05$　＊＊：$p<0.01$

しい」としている。

「あれっ、ルネスタって筋弛緩作用があったような？」

あゆみさんが指摘するように、エスゾピクロンは薬理学的プロファイル上は筋弛緩作用を有する。しかし、その作用は臨床用量では表れていないのかもしれない。

「そして、依存形成の点ではBZD系よりZ-Drugの方が、中でもルネスタが期待できるわけか」。ケンシロウは背伸びをする。「でも苦いからな～……」

転倒・骨折リスクと依存形成の低さ。この2点がBZD系よりもZ-Drugが多く使われる理由ではあるが、出口を見据えていない漫然投与や多剤併用などになってしまっては意味を成さない。

「ロゼレムやベルソムラを使うっていう手もありますよね」

それでは、あゆみさんご提案のロゼレム（ラメルテオン）やベルソムラ（スボレキサント）といった新しい睡眠薬も含めて見ていこう。

図13

睡眠薬の種類と転倒率に関する研究結果

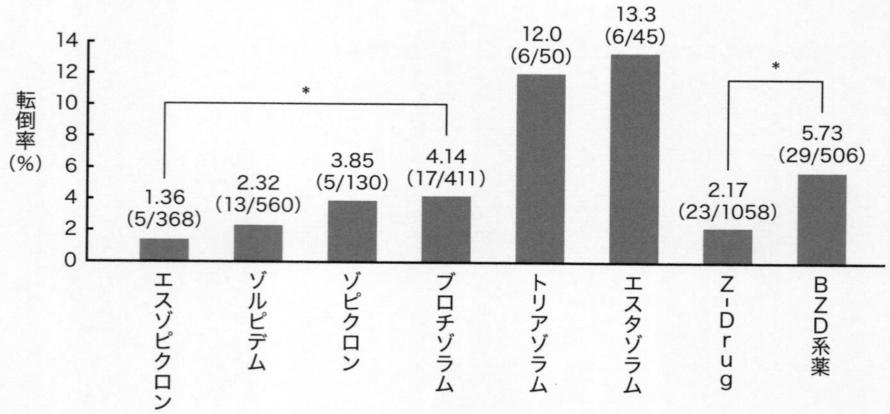

薬剤	転倒率(%)	(人数)
エスゾピクロン	1.36	(5/368)
ゾルピデム	2.32	(13/560)
ゾピクロン	3.85	(5/130)
ブロチゾラム	4.14	(17/411)
トリアゾラム	12.0	(6/50)
エスタゾラム	13.3	(6/45)
Z-Drug	2.17	(23/1058)
BZD系薬	5.73	(29/506)

エスゾピクロンの転倒率が最も低く、ブロチゾラムと比べ有意に低かった。
また、Z-DrugはBZD系薬に比べ転倒率が有意に低かった。かっこ内は人数。*：$p < 0.05$

（新薬と臨牀 2015;64:1468-73. より引用）

4月 — 睡眠薬の分類と服薬指導のヒント

5

新規睡眠薬の特徴（その1）
～睡眠-覚醒リズムを改善するロゼレム～

　既に見てきた通り、BZD系やZ-DrugはGABA_A受容体作動薬。それに対して、ラメルテオンはメラトニン受容体を介して体内時計機構に働き掛ける薬剤で、メラトニン受容体作動薬（MRA：melatonin receptor agonist）と呼ばれる。一方、オレキシン受容体拮抗薬のスボレキサントは、過剰に働いている覚醒システムを抑制することで、脳を生理的に覚醒状態から睡眠状態へ移行させると考えられている。この3薬効群を、シーソーの関係で理解すると分かりやすい（**図14**）。

　ラメルテオンは、メラトニン受容体を介して睡眠－覚醒リズムを改善することで、昼夜のメリハリを付け、夜間の睡眠のみならず、朝や日中の症状も改善するといわれている（**図15**）。

図14

睡眠薬の薬理作用のイメージ

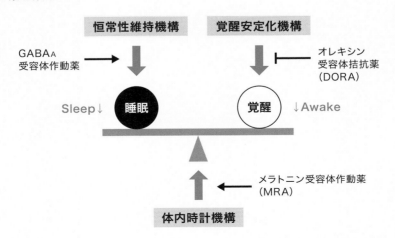

（Mebio2012;29:97-103.を参考に筆者作成）

1) 不眠症の定義：睡眠の開始と持続、一定した睡眠時間帯、あるいは眠りの質に繰り返し障害が認められ、眠る時間や機会が適当であるにもかかわらずこうした障害が繰り返し発生して、その結果何らかの昼間の弊害がもたらされる状態（『睡眠障害国際分類 第2版』[医学書院、2010] p.1-2）

そう、不眠症とは本来、単に眠れないだけでなく、その結果として「何らかの昼間の弊害がもたらされる状態」なのだ[1]。

ラメルテオンの服薬指導においては、同薬に対して睡眠導入薬というより、リズム異常を改善する睡眠改善薬、というイメージを抱いてもらうのが効果的だ。「眠るための薬というよりは、スッキリとした自然な目覚めを取り戻すための薬ですよ」と。というのも、同薬は効果発現に日数を要するからだ。その代わり、依存性が少なく、離脱も容易。ちなみに、アルコールの影響も少ない（ただし、アルコール自体が睡眠の質を悪化させることは忘れてはならない）。

また、$GABA_A$受容体作動薬を多剤服用している患者に対しては、ラメルテオンを併用することで、減薬も図れるかもしれない。

「そうなると、保険上でロゼレムを睡眠薬にカウントするのは勘弁してほしいッスよね」。ケンシロウは悔しそうに続ける。「$GABA_A$受容体作動薬の多剤併用を減らしたいからといって、ロゼレムを乗せれば3剤になって減点されるし……」

図15

ラメルテオンの薬理作用のイメージ

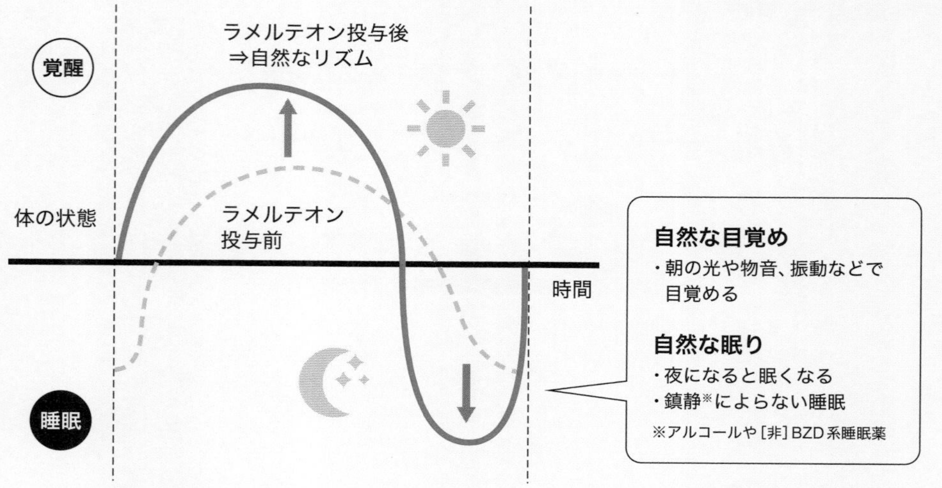

- 覚醒
- ラメルテオン投与後 ⇒自然なリズム
- 体の状態
- ラメルテオン投与前
- 時間
- 睡眠

自然な目覚め
・朝の光や物音、振動などで目覚める

自然な眠り
・夜になると眠くなる
・鎮静※によらない睡眠
※アルコールや[非]BZD系睡眠薬

（Geriat Med 2013;51:1211-4.より引用）

4月 ― 睡眠薬の分類と服薬指導のヒント

睡眠薬の代わりになる催眠・鎮静系抗うつ薬

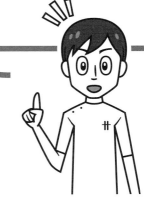

　ケンシロウが悔しがる気持ちも分からなくもない。ともあれ、まずはGABA_A受容体作動薬の多剤併用状況に陥らないようにしていきたい。ここでは、その手段の1つを紹介しよう。

「実際に睡眠薬が多剤処方されている
　ケースが来たら、どうしたらいいっすか？
　一昨日も、70代の患者さんに一般内科から
　3剤も出ているケースがあったんですよ」

　聞けば、その処方はマイスリー（一般名ゾルピデム酒石酸塩）、レンドルミン（ブロチゾラム）、ユーロジン（エスタゾラム）の3剤併用らしい。しかも高齢者に、だ。
　ゾルピデムのような超短時間作用型（半減期2〜5時間）は、睡眠維持障害には効果が乏しく、時に早朝不眠の原因になることもあるため、中間作用型（半減期20〜30時間）のエスタゾラムを併用……と、このくらいならよく見掛ける内容ではある。
　だが、今回は短時間作用型（半減期6〜10時間）のブロチゾラムまで。どのような経緯でこういう処方になったのかは分からないが、GABA_A受容体作動薬ばかりが3剤も。
　2014年度の診療報酬改定では、副作用リスク、特に依存形成リスクへの対策として、向精神薬を多種類処方した場合の処方せん料や薬剤料の減算規定が盛り込まれた。16年度改定では、「3種類以上の抗不安薬または睡眠薬、3種類以上の抗うつ薬または抗精神病薬を処方した場合」と、減算対象がより厳しくなった。

「短時間作用型のレンドルミンをデパスにする。でもこれじゃ、本当の意味での解決にはならないですよね」

ケンシロウの言う通り。ブロチゾラムをエチゾラムに変えれば、確かに睡眠薬×2と抗不安薬×1となり、診療報酬算定上のルールはクリアできる。だが、BZD系からBZD系の変更では、薬効上のリスク回避にはつながらない。高齢者ではBZD系薬は蓄積しやすく、薬物への感受性も亢進している。依存形成はもちろんのこと、日中の眠気やふらつきによる転倒や骨折、さらには認知機能障害や健忘の要因にもなってしまう。やはりBZD系薬の安易な併用は避けるべき、というのが答えだろう。

今まで当たり前のように行われてきた「半減期の異なる睡眠薬の併用」。一見理にかなっているように思えるが、そもそもこれが不眠改善において"ブースター効果"を発揮するかどうかは、明らかになってはいないのだ。GABA$_A$受容体作動薬の効果がアロステリックな働きによることを考えると、やはり期待はできないように思う。むしろ副作用防止のためには、GABA$_A$受容体作動薬を重ねるのではなく、作用機序の異なるものを併用した方がいいだろう[1]。

さて、どうしたものか。あゆみさんは腕組みをして考え込んでいる。ヒントを出そうかと僕が口を開きかけた途端、ケンシロウが大声を出した。

「そういえばユウさん、『テトラミドは、高齢者に睡眠薬として使われることが多い』って、いつか言ってましたよね？」

あゆみさんが驚いてがばっと立ち上がる。少しうたた寝していたようだ。土曜の午後に机に向かって睡眠薬の話を聞いていれば、眠くなるのも仕方がない。

催眠・鎮静系抗うつ薬について、『睡眠薬の適正な使用と休薬のための診療ガイドライン』では、「原発性不眠症に対して抗うつ薬を使用することは適応外処方であり薦められない」としつつも、「ただし、睡眠薬が奏功せず、抑うつ症状のある患者に対しては催眠・鎮静系抗うつ薬を用いる価値がある」と、選択肢の1つとして紹介している。催眠・鎮静系抗うつ薬としては、ミアンセリン塩酸塩（テトラミド）、トラゾドン塩酸塩（デジレル、レスリン他）、ミルタザピン（リフレックス、レメロン）などが挙げられている。

また、次の記載も参考になる（同ガイドラインQ27「医師向け解説」より引用）。

---

1) ラメルテオンは添付文書上、「BZD系薬等、他の不眠症治療薬による前治療歴がある患者における有効性、並びに精神疾患の既往または合併のある患者における有効性および安全性は確立していないので、これらの患者に投与する際には治療上の有益性と危険性を考慮し、必要性を十分に勘案した上で慎重に行うこと」とされている。
スボレキサントは、「他の不眠症治療薬と併用したときの有効性および安全性は確立されていない」。

> 催眠鎮静作用のある抗うつ薬の多くは消失半減期が長い。トラゾドンの消失半減期は6〜7時間で短時間作用型の睡眠薬のそれに近いが、他の抗うつ薬のそれは中間作用型〜長時間作用型に相当する。作用機序から考えると、かぜ薬で眠気が出たことがあれば抗ヒスタミン作用の強いミアンセリンやミルタザピンを、過去にSSRIによって不眠気味となった既往があれば抗セロトニン作用が強いトラゾドンを選択するなどの方法もある。

ここで登場した3剤、トラゾドン、ミアンセリン、ミルタザピンについて見ておこう。

トラゾドン（**図16**）は、弱いセロトニン再取り込み阻害作用と強い5-HT$_2$受容体遮断作用を併せ持ち、SARI（serotonin antagonist/reuptake inhibitor：セロトニン拮抗・再取り込み阻害薬）と呼ばれることもある抗うつ薬。ただ、SSRI（選択的セロトニン再取り込み阻害薬）の発売以降は抗うつ薬として使われることが少なくなり、精神科ではむしろ睡眠薬として汎用されている。全体の睡眠時間を増加させ、何度も持続する悪夢による覚醒やレム睡眠量を減らすといわれており[2]、米国では第一選択薬の1つになっている。抗うつ薬として使用する場合は、添付文書上、初期用量で1日75〜100mgを1〜数回に分割経口投与するが、睡眠障害に使用する場合は、25〜50mgを就寝前に用いる（100mgまでとしている報告もある）。過鎮静や起立性低血圧、ふらつきによる転倒に注意を要する。

ミアンセリン（**図17**）は四環系抗うつ薬で、主にノルアドレナリン系神経に作用して抗うつ効果を示すが、その効果は弱

図16

トラゾドンの化学構造式

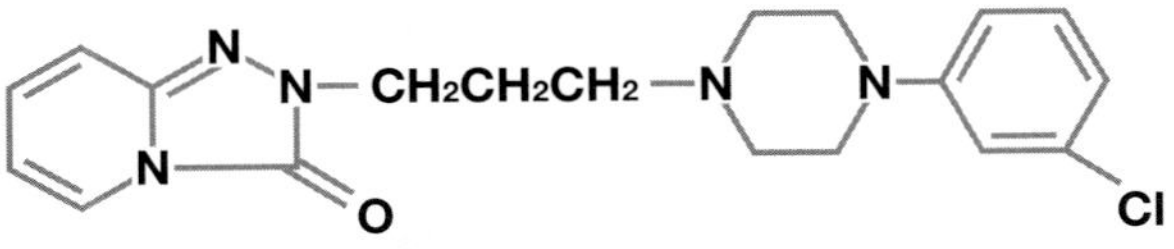

2) 薬局2009;60:2795-9.

3) 3月①似て非なるミルタザピンとミアンセリン（408ページ）参照

い。一方で、比較的強い鎮静作用を持ち、睡眠薬代わりに使われることが多い。5-HT$_{2a}$受容体遮断作用により睡眠の質を、H$_1$受容体遮断作用により睡眠の量を改善すると考えられている。特に高齢者の不眠で、BZD系薬を使用するとせん妄や軽度意識障害が誘発されるような場合に適している[2]。睡眠障害に対する用量は、抗うつ薬としての用量（初期用量1日30mg）に比べて少なめの10〜30mgを就寝前に用いるようだ。ただし、持ち越し効果に加え、起立性低血圧による転倒にも注意を要する。

そして、ミルタザピン（**図18**）はNaSSA（ノルアドレナリン作動性・特異的セロトニン作動性抗うつ薬）と呼ばれる通り、SSRIやSNRI（セロトニン・ノルアドレナリン再取り込み阻害薬）などとは異なり、受容体を遮断し、シナプス間隙の遊離アドレナリンやセロトニンを増加させることで抗うつ効果を示す。ミルタザピンも、トラゾドンと同様、米国では不眠に対して多く処方されている。ミアンセリンに類似した化学構造[3]であることからも、その鎮静・睡眠作用が容易に想像できる。ただし、ミルタザピンの半減期は31.7時間と、ミアンセリンの半減期（18時間）よりも長いことに注意が必要だろう。また、ミルタザピンの最低規格は15mg錠だが、睡眠薬として用いるなら、もっと少ない量（0.25〜0.5錠など）からスタートした方がいいだろう。

当然のことながら、これらの薬剤を睡眠薬として用いることについては、有効性を裏付ける明確なエビデンスはなく、適応外使用でもある。「うつ病」という保険病名を付けて抗うつ薬を処方することに抵抗を感じる一般内科医は少なくない。また、催眠・鎮静性抗うつ薬を使用する場合、持ち越し効果に加

図17
ミアンセリンの化学構造式

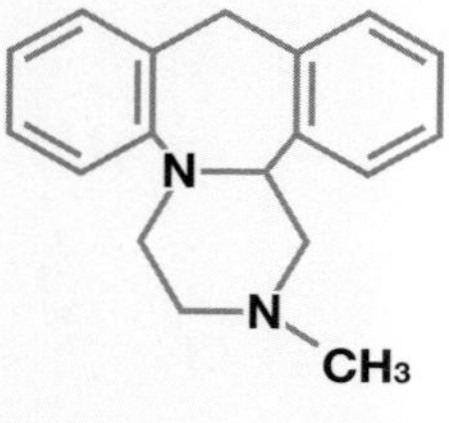

図18
ミルタザピンの化学構造式

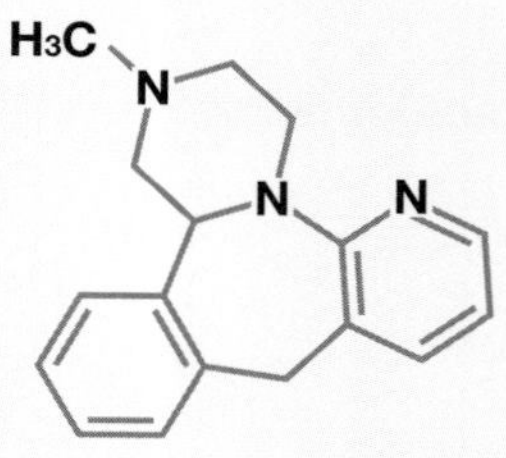

え、認知機能や運動機能の低下といった副作用のモニタリングが欠かせない。そして、薬局においては、「なぜ抗うつ薬が使われているのか」という患者の不安に対するフォローも求められるだろう。

　最後に、もう1つ紹介しておきたい睡眠薬がある。トリプタノール（アミトリプチリン塩酸塩）だ。ちょっと古いデータだが、2002年に不眠のために米国で使われた薬剤の相対処方頻度の調査で、トラゾドン、ゾルピデムに続いて第3位にランクインしている（ちなみに4位はミルタザピンで6位はクエチアピン）。

　アミトリプチリンには、うつ病・うつ状態以外に夜尿症、末梢性神経障害性疼痛といった効能・効果がある。さらに、片頭痛[4]や筋緊張性頭痛に対して用いた場合も、添付文書には記載はないが、保険適応を認めるとする通知が出ている。これなら敷居は低そうだ。例えば、片頭痛予防薬＋睡眠薬としてトリプタノール錠10mgを0.5〜1錠なんていうのは、なかなか通だし、経済的でもある。

　ただし、せん妄のハイリスク患者の場合、$GABA_A$受容体作動薬とともに三環系抗うつ薬のアミトリプチリンも避けておきたい薬剤の1つだ[5]。脳内のアセチルコリン低下はせん妄発症のリスクとなる。その点、トラゾドンやミアンセリン、ミルタザピンは$GABA_A$受容体作動薬の代替薬となり得る。また、ラメルテオンにはせん妄予防効果が期待できるとする報告[6]があり、せん妄リスクの高い不眠患者には薦められる[7]。

4) 1月③頭痛にも効果のあるブロプレス（316ページ表4）参照

5) $GABA_A$受容体作動薬のせん妄リスクは、ロラゼパム2mg換算以上でハザード比2.04（95％信頼区間1.05-3.97）と報告されている（J Clin Oncol.2005;23:6712-8）。アミトリプチリンについては115ページ表S4参照。

6) JAMA Psychiatry. 2014;71:397-403.

7) 2011年9月、「器質的疾患に伴うせん妄、精神運動興奮状態、易怒性」に対する、ハロペリドール、クエチアピン、リスペリドン、ペロスピロンの処方が審査上認められることとなった。せん妄の治療には、半減期の短いクエチアピンやペロスピロンから薦めていくとよいだろう。

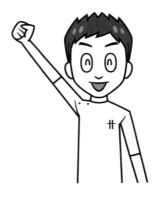

7

新規睡眠薬の特徴（その2）
~定常状態でも起きられるベルソムラ~

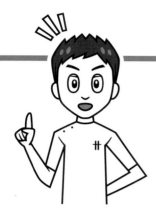

「あとはベルソムラですね」。窓の外を見やると、空がオレンジ色に染まりつつあった。ベルソムラ（一般名スボレキサント）まで勉強したら、まとめに入るとしよう。初回からなかなか重たい勉強会となってしまったが、へこたれることなく着いてくる2人は頼もしい。

僕は手元のノートに、オレキシンの僕なりのイメージ図を描いてみる（図19）。

「なんすか、この手」。ケンシロウは不思議そうに絵を眺める。「覚醒システムを助けている、強めているって感じ？」

その通り。覚醒システムを助太刀する手のようなものがオレキシンだ。オレキシンは覚醒を維持し、ヒトの行動をサポートするために機能していると考えられている。特に栄養不足やストレス下において増加するらしい。飢餓状態や敵に襲われかねない状況で、スヤスヤと眠っていては命が危ないというわけだ。なるほど、睡眠は本来、リスキーなものなのだろう。

オレキシンは視床下部のニューロンから産生される神経

図19

オレキシンの役割のイメージ

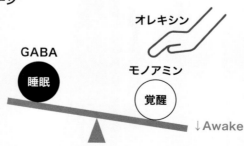

ペプチドで、覚醒の調節に重要な働きをしている。デュアルオレキシン受容体拮抗薬（DORA：dual orexin receptor antagonist）であるスボレキサントは、オレキシンの受容体への結合をブロックし、過剰に働いている覚醒システムを抑制する。そして、生理的に脳を覚醒状態から睡眠状態へと導くという特徴がある。

生理的な睡眠に近いということは、例えば睡眠中の地震といった外界の刺激によっても、速やかに覚醒し得るということでもある。

> 真夜中に目覚める能力はほとんど瞬間的なもので、覚醒に先立つオレキシン系の緩徐なシグナル伝達は必要としない。脳内の聴覚識別システムはオレキシンシグナル伝達の下流に位置するものの、機能するにはそれに依存しないため、外部刺激による覚醒能力がDORAによって障害される確率は、他の作用機序によるものより低い[1]。

「それ、重要ッスね」。ケンシロウは腕組みをしてうなずく。「2016年の熊本地震の後、逃げ遅れるのが怖くて睡眠薬を我慢して、不眠症で苦しんでいる人って、いると思うんです」

また、スボレキサントは入眠困難、睡眠維持障害のいずれにも効果があり、$GABA_A$受容体作動薬のように半減期による使い分けも不要だ。

「そこ、そこなんです！」あゆみさんは手を突き出して待ったをかける。「ベルソムラは服用3日目には定常状態になるって添付文書に書いてあるんです。ユーロジンのとき[2]は強力な覚醒機構のおかげで起きられましたけど、今度こそ、起きられないと思うんですよ。理論的には……」

ベルソムラの添付文書には次のように記載されている。

> 【反復投与（外国人データ）】
> 外国人健康成人（30例）に、本剤10〜100mgを1日1回14日間反復投与したとき、3日目までに定常状態に到達し、スボレキサント40mgの平均$t_{1/2}$（約12時間、95％信頼区間：12.0〜13.1時間）から予想される値と一致した。AUC_{0-24hr}の累積係数は1.21〜1.60で、いずれの用量でも類似していた。

1) 臨床精神薬理 2015;18:1041-53.

2) 4月①半減期24時間のユーロジンは飲むと1日中眠くなる?（14ページ）参照

3日目までには定常状態に到達する。それでも起きられるということは、つまり、スボレキサントの効果は血中濃度だけでは説明が付かない、ということ。そんなことはままある。薬のキャラクターを捉える際に薬物動態学は重要ではあるが、それだけしか考えないというのは良くない。

　もっとも、あゆみさんがそう考えてしまうのも理解できる。僕らは半減期を基にしたGABA$_A$受容体作動薬の作用時間分類（25ページ表3）に慣れてしまっているからだ。

　例えば、ラメルテオンの半減期は何時間であるか把握しているだろうか。そう、たったの1時間だ。しかし、催眠作用はそれよりも長い。まれではあるが持ち越しを訴える患者もいる。この理由は分からない。ただ、効果の持続時間は半減期だけによらないことは、ここからも分かる。

　スボレキサントの場合、理由ははっきりしている。それは「受容体結合動態」だ。

　一般にGABA$_A$受容体作動薬が催眠作用を発揮する脳内受容体占有率は26～29％といわれている。占有率が閾値を超えている時間が就寝時間よりも長ければ持ち越しとなって表れるし、逆に短ければ早朝覚醒となる（**図20**）。

　一方、スボレキサントは脳内受容体占有率65～80％以上で催眠作用をもたらしている。GABA$_A$受容体作動薬に比べ、スボレキサントが薬効を示すためには比較的高い受容体占有率を要することが分かる。また、覚醒時刻付近では髄液中のオレキシン濃度が上昇するために、スボレキサントによる受容体占有率は競合的に減少する。同薬の効果を血中濃度だけでは論じることができないのは、このためだ（もちろん、用量依存的に睡眠潜時の短縮や総睡眠時間の延長はある）。

　「なるほど〜」。あゆみさんは内因性オレキシンの日内変動の点線を指でなぞる。「ベルソムラの場合は催眠作用の閾値が高い上に、覚醒時刻には内因性のオレキシンの台頭が起こっている、と。これは起きられそうですね」

　納得してもらえて良かった。では最後に注意点を3つ。

　まずはスボレキサントの服用のタイミング。添付文書では「就寝直前」になっているが、就寝30分くらい前の服用がオススメだ。現にそう指導する医師も多いので、患者が戸惑うことのないようにしたい。また、同薬は食事の影響を受ける。「入眠効果の発現が遅れる恐れがあるため、本剤の食事と同時ま

図20

睡眠薬の脳内受容体占有率と作用時間の関係

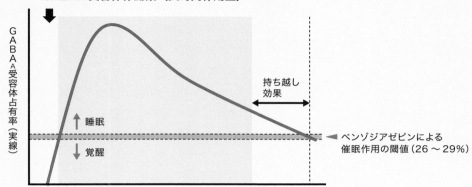

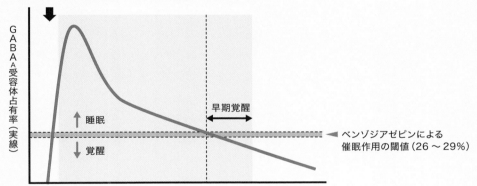

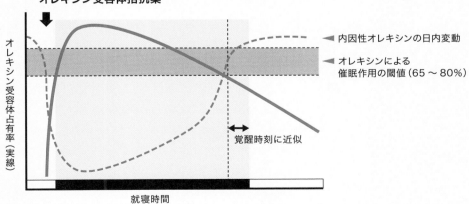

グレー地は非活動期(睡眠期)、↓は各薬剤の投与時点を示している。
(睡眠医療 2014;8 (Suppl):458-66.、BMC Neurosci.2013;14:90.より引用、一部改変)

たは食直後の服用は避けること」とされている。

> **【食事の影響】**
> ＜日本人データ＞本剤40mgを低脂肪食摂取後に単回経口投与した場合、空腹時と比較してスボレキサントのCmaxは23％増加したが、AUCは変化しなかった。Tmaxは1時間延長した。
> ＜外国人データ＞本剤40mgを高脂肪食摂取後に単回経口投与した場合、空腹時と比較してスボレキサントのCmaxは9％増加したが、AUCは変化しなかった。Tmaxは1.5時間延長した。

現代人は多忙だ。遅くに帰宅して食事を済ませ、すぐに就寝するケースもあるだろう。すると効果発現が後ろにずれ込んでしまうかもしれない。また高齢者では、夕食後すぐに寝てしまうケースも少なくない。もっとも後者の場合、"早過ぎる就床時刻"という問題こそ何とかしなければならないのだろうが[3]。

3) 48ページコラム参照

もう1つの注意点は用量だ。「通常、成人にはスボレキサントとして1日1回20mgを、高齢者には1日1回15mgを就寝直前に投与する」と、2パターンしかない。つまりスボレキサントの用量調節に薬剤師が関わる余地がなく、それは年齢というただ1つの因子で決まってしまう。そもそもこの量が本当に必要なのか。米国では5mg、10mg製剤が存在するという。

なお、日本でも2016年12月、ベルソムラ錠10mgが減量用の規格として発売された。また添付文書が改訂され、「用法及び用量に関連する使用上の注意」に、「CYP3Aを阻害する薬剤（ジルチアゼム、ベラパミル、フルコナゾール等）との併用により、スボレキサントの血漿中濃度が上昇し、傾眠、疲労、入眠時麻痺、睡眠時随伴症、夢遊症等の副作用が増強される恐れがあるため、これらの薬剤を併用する場合は1日1回10mgへの減量を考慮するとともに、患者の状態を慎重に観察すること」と追記されている（ちなみに強力なCYP3A阻害薬との併用は禁忌）。

最後の1つは、日本先行発売の新薬であるということ。最も心配なナルコレプシーの発現増加は見られていないようだが、それはスボレキサントが睡眠薬であることが幸いしているからかもしれない。また、未知の副作用が表れる可能性はある。

僕らは、この新薬を注意深く見守っていく必要があるだろう。

＊　　＊　　＊

「う〜ん、おなかいっぱい！」あゆみさんは座ったまま伸びをする。休憩室の机の上は、ポテチの空の袋とプリンの容器に交じって、各々がメモを取った裏紙が散らばっている。2人が机を片付けている間に、僕は自分の頭を整理するために、ホワイトボードの前に立った。頭の中を可視化してみる。これは僕にとって勉強を継続するコツでもあり、楽しみでもある。

一口に睡眠薬といっても奥が深い。色々な見方を学んでもらえただろう。BZD系とZ-DrugをまとめてGABA_A受容体作動薬と表現することで、GABA_A受容体作動薬同士を併用する機会が減っていくとうれしい。そして、これに新しい作用機序のロゼレム（MRA）とベルソムラ（DORA）が加わった。従来はGABA_A受容体作動薬の半減期に応じて選択・併用していたわけだが、これからは、作用機序に応じた使い分けを行う時代になっていくだろう（**図21**）。

カシャッ！　僕の頭上でタブレット端末のシャッター音が鳴り響く。さすが現代っ子、板書はデジタルデータとして残すようだ。「あれ、私のスマホがない〜。ケンシロウさん、後でLINEで送ってください〜」。ポテチの袋をかき分けてスマホを探すあゆみさん。とっぷり日が暮れ、薬局の窓の外には、わずかな桜の花びらが灯りに照らされてちらちらと舞っていた。しっかり勉強した今夜は、3人ともよく眠れそうだ。

図21

筆者が考える睡眠薬の分類の変遷

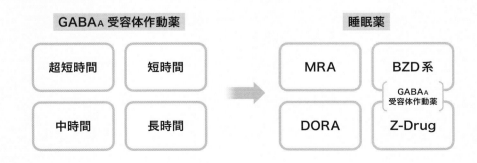

Column

高齢者の「早寝」は
かえって不眠をもたらす⁉

　入院中に睡眠薬の数が増え、多剤併用となって帰ってくるというケースによく遭遇する。この原因は病棟の消灯時刻にある。多くの病院で21時には消灯する。ある病院では20時に睡眠薬を渡している。もちろん、「眠れなかったら飲んでくださいね」と声掛けはしているという。

　だが、多くの患者は21時に服用する（中には、渡されてすぐに服用し、眠い目をこすりながらテレビを見ているという患者もいるとか）。すると、睡眠導入薬であれば真夜中に効果が消失してしまうだろう。そして、半減期の異なるGABA$_A$受容体作動薬が"ブースター効果を期待して"併用されてしまうわけだ。

　また、この時間帯（正確には19～22時）は「入眠禁止ゾーン」ともいわれている（**図S1**）。入眠禁止ゾーンを過ぎてから数時間以内に急速に眠気が強まるが、この時間帯にはメラトニンの分泌増大、深部体温の低下、糖質コルチコイドの分泌抑制など、睡眠を促す種々の生理機能の変動が適切な位相関係を保ちつつ出現する。

　入院中でなくとも、高齢者は生理的に就寝時刻が早くなり、起床時刻も早くなる。加齢とともにメラトニンが分泌される時刻が前倒しとなって、睡眠相が前進してしまうからだ。実は、この時間帯の服薬は、睡眠薬の効きもイマイチだし、眠れたとしても睡眠の質も良くない。そして、睡眠欲求も低下していくのだ。

昔から、良い子は「早寝早起き」だが、高齢者の場合は「遅寝早起き」を実践してもらわなければならない。避けるべき早寝の習慣を助長するものが、ほかならぬ入院なのだ。高齢者が退院したら、この点をよく確認しておく必要がある。

図S1　睡眠調整の基本メカニズム

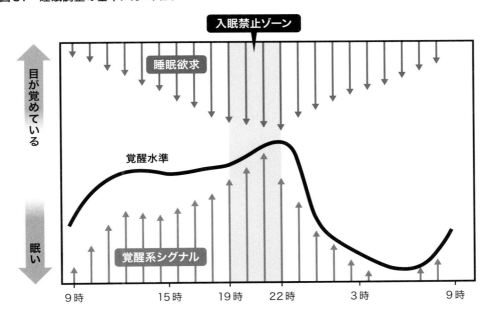

(『睡眠薬の適正使用・休薬ガイドライン』(じほう、2014) p.8より引用、一部改変)

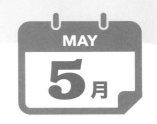

原則通りにいかない
薬物動態学のワナ

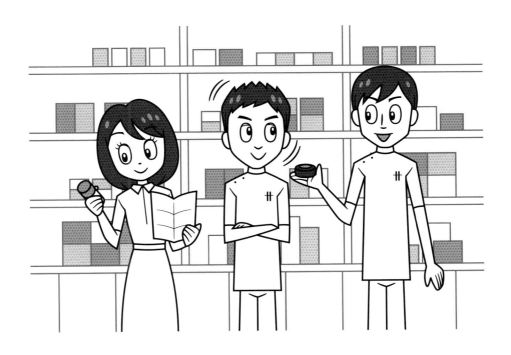

ベシケアによる口渇、開始1週間で出現しなければ大丈夫？

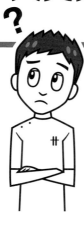

5月某日。晴れ、28℃。日中はもう既に夏日だ。窓越しに空へ視線を送ると、この暑いさなかに滑空する鳥が視界に入る。僕は、クーラーをフル稼働させた休憩室にて、第2回ソクラテス会の流れを組み立てる。今日も準備は万端だ。ケンシロウとあゆみさんを待ちながら、僕は『かもめのジョナサン』の一節を思い出す。

> ほとんどのカモメは、飛ぶという行為をしごく簡単に考えていて、それ以上のことをあえて学ぼうなどとは思わないものである。つまり、どうやって岸から食物のあるところまでたどりつき、さらにまた岸へもどってくるか、それさえ判れば充分なのだ。すべてのカモメにとって、重要なのは飛ぶことではなく、食べることだった。だが、この風変わりなカモメ、ジョナサン・リヴィングストンにとって重要なのは、食べることよりも飛ぶことそれ自体だったのだ。
> ──リチャード・バック著、五木寛之訳『かもめのジョナサン』(新潮文庫、1977) p.9

重要なのは食べることではなく飛ぶこと。いかに速く高く飛べるか──。飛ぶことは自由なのだ。「では、水平飛行から始めるとしよう」。僕がそうつぶやいたところで、2人が休憩室に入ってきた。今日もやる気満々の2人。テーブルの上にはノートパソコンにタブレット端末、そして各自のスマホ（ケンシロウだけはガラケーだ）。扱う端末はそれぞれだが、それらがなければこういう勉強会ははかどらないのは確かだ。

さて、今日のテーマはずばり"薬物動態学"だ。4月のソクラテス会で睡眠薬を取り上げたときにも、$GABA_A$受容体作動

薬の考え方に、動態学的な考え方に引っ張られて、スボレキサントのことを誤解していた。そういう事例は幾つもある。その点をメーンに持ってこようと思う。

ポテトチップスの袋を開けるあゆみさんに、僕は気になっていたHさんの経過を聞いた。

「ステーブラの口渇で困っていたHさんですね。
その後、ベシケアに変更になって
心配していたんですけど、大丈夫でした。やっぱり、
合う・合わないってあるんだなぁ、と」

Hさんは80歳の女性。頻尿のため、過活動膀胱（OAB）治療薬のステーブラ錠0.1mg（一般名イミダフェナシン）を1回1錠、1日2回で開始したが、すぐに口渇を訴えて電話を掛けてきた。その後、ステーブラは中止となり、ベシケア錠5mg（コハク酸ソリフェナシン）を1回1錠、1日1回朝食後に変更。まずは1週間、様子を見ようということになっていたはずだ。

「そうです。そのおばあちゃん。1週間ちゃんと飲んで、口渇は大したことないみたいだし、トイレの回数も少し減ったみたいです。これで一安心ですね」

それは良かった。ただし、「これで一安心」は早計かもしれない。薬剤が、薬の動態が、前と今では違うからだ。

詳しく見ていこう。

まずはイミダフェナシン。添付文書には、「健康成人男性5例にイミダフェナシン0.25mgを食後に1日2回5日間（5日目は1回のみ）反復投与した時、初回投与後と最終回投与後の血漿中濃度推移はほぼ同様であった。また、薬物動態パラメータにも変動は認められず、反復投与による蓄積性は認められなかった」と記載されており、定常状態に達する薬剤ではないことが分かる[1]。Ritschel理論[2]からも、投与間隔（12時間）/消失半減期（2.9時間）＝4.13となり、4以上なのでやはり定常状態にはなり得ない。ということは、この薬は、定常状態に達してから薬効が安定するわけではなく、初回投与時からその効果を発揮するというわけだ。

だから、薬理作用に起因する副作用である口渇が、初回投与時から表れても何ら不思議ではない。

対して、ソリフェナシンのドラッグキャラクターはどうなっているのか？　1日1回タイプのこの薬の半減期は約40時間と

1）ちなみに「反復投与による蓄積性は認められなかった」という記載には何の意味もない。反復投与で蓄積していくような薬はないからだ。薬剤師たる者、こんな記述で何となく安心感を抱くようなことがあってはならない。

2）4月①半減期24時間のユーロジンは、飲むと1日中眠くなる？（14ページ）参照

長い。投与後1〜2週間で定常状態に達し、安定した効果を発揮するようになる。効果と副作用のモニタリングを行うのは、このタイミングだろう。

Hさんは1週間の服用で、口渇は大したことはなく、頻尿も改善傾向だという。確かに現時点では経過良好であるが、「これで一安心」とはまだ言えない。なぜなら、Hさんは80歳と高齢だからだ。

高齢者におけるソリフェナシンの反復投与のデータを見てみる（**表1**）。するとAUCの増大と半減期の延長が目に付くはずだ。AUCの増大は薬の効き過ぎを考慮に入れなくてはいけない。そして、半減期が延長するということは、定常状態に達するまでの期間が延長することを意味する。実際、「高齢者では投与後2〜3週間で定常状態に達した」との記載もある。

つまり、ソリフェナシンを服用してまだ1週間しかたっていない80歳のHさんは、まだまだ効果と副作用のモニタリング期間の最中なのだ。あと2週間くらいは見ておいた方がいい。場合によっては、2.5mg錠への減量を考慮することもあり得るわけだ。

「なるほどですね。分かりました。ベシケアが1カ月分出ていたので、電話でHさんにフォローしておきます。薬歴でも申

表1

ソリフェナシンの反復投与時の薬物動態

反復投与：健康高齢・非高齢男女にベシケア錠10mgを1日1回28日間反復経口投与したときの血漿中濃度は、非高齢者では投与後1〜2週間で、高齢者では投与後2〜3週間で定常状態に達した。また、反復投与により血漿中濃度は単回投与時に比べ2〜4倍に上昇した。

反復投与時のパラメータ

対象	例数	Cmax (ng/mL)	Tmax (h)	AUC$_{24h}$ (ng·h/mL)	$t_{1/2}$ (h)	CL/F (L/h)
非高齢男性	15	34.47 ±11.12	3.9 ±1.1	624.71 ±226.48	44.0 ±10.1	13.76 ±5.20
非高齢女性	14	37.57 ±18.31	5.2 ±1.4	732.84 ±375.83	39.2 ±9.1	12.83 ±5.71
高齢男性	16	52.89 ±23.47	4.6 ±1.6	1091.27 ±493.88	71.1 ±28.3	8.60 ±4.68
高齢女性	16	53.82 ±10.27	5.6 ±1.8	1095.61 ±213.19	61.3 ±13.1	7.18 ±1.69

平均値±標準偏差
（ベシケアの添付文書より引用）

し送りしておきますね」

「良いこと思い付きましたよ」。ケンシロウが不敵な笑みを浮かべながら、拳をポキポキと鳴らす。「日中の症状はなくて、夜間頻尿だけなら、ステーブラを夜一発ってのも、ありじゃないですか？ これなら日中の口渇も回避できるし、夏なら熱中症のリスクも減りますよ」

なるほど。確かに症状が夜間頻尿だけならば、薬が1日中効いている必要はないわけだ。実は既に、その作戦の効果がGood-Night studyという研究で確認されている（**図1**）。

このスタディーの対象は、「α₁遮断薬を1カ月以上使用しても持続性の夜間頻尿（一晩に2回以上）およびOAB症状を含む下部尿路症状を示す男性患者152例」ではあるが、この結果を見る限り、夜間頻尿に焦点を当て、日中の抗コリン作用による副作用を回避する、というケンシロウの作戦はうまくいくかもしれない（ただし、イミダフェナシンの1日1回投与は保険適応外）。

ある副作用が出現したときに、どの薬の副作用であるかは大体分かる。だが、どうしてそれが起きたのか？ それを推測

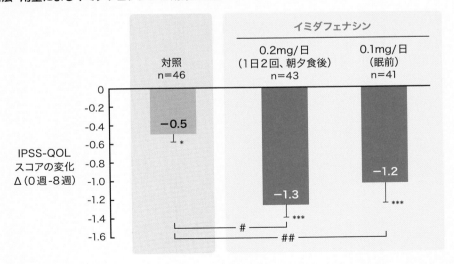

図1

用法・用量によるイミダフェナシンの効果の違い

前立腺肥大症の症状の客観的スコアとして、国際前立腺症状スコア（IPSS）とQOLスコアがある。自覚症状を評価し、治療指針の決定や治療効果の評価に用いられる。

平均±標準偏差　＊：p＝0.013、＊＊＊：p<0.0001（群内比較）　＃：p＝0.0040、＃＃：p＝0.0377（群間比較）

（World J Urol.2015;33:659-67.を基に作成）

するのが薬物相互作用学だったり、動態学だったりするわけだが、それら薬学の根幹は、副作用の原因を追究するだけでなく、副作用がいつごろ起こりそうなのか、予測を立てる手段でもある。そして、その予測を薬歴に記載することで、薬歴もその力をより一層、発揮するものになるだろう。

「予測を立てる手段！」あゆみさんは何かを思い出したように語を継いだ。「そういえば、『薬は出してからが勝負』って狭間研至先生もおっしゃっていました」

その通りだ。薬の効果や副作用のモニタリングをするならば、そのタイミングはいつがいいだろうか。投薬後すぐはもちろんだ。しかし定常状態になる薬ならば、そのタイミングでもモニタリングすべきだろう。そして、高齢者では半減期が延長することが多く、定常状態になるタイミングも遅くなる。また、AUCも増大していることが多い。

添付文書上において、高齢者というのは肝障害患者や腎障害患者などと同じ特殊集団なのだ。そして、僕らが実際に投薬している相手の多くは高齢者であって、"健康成人"なんていうのは少ない。だから、高齢者での動態・パラメータを意識しておこう。これは動態学というより添付文書のワナだったかもしれない。

さて、次からは本題である、原則が当てはまらない"薬物動態学のワナ"に入っていこう。実は昨日、ケンシロウからもらった質問がピッタリなのだ。

「どんな内容なんですか？」あゆみさんが食いついてきた。

2 リバロは"隔日投与"でも効く？

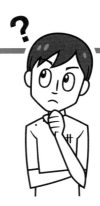

「今日からコレステロールの薬は2日に1回でいいんですって」

　そう笑顔で話しながら処方箋を差し出すSさん（74歳、女性）。うれしそうだ。Sさんは至って健康。ただ、両親とも脳梗塞で倒れており、本人も若い頃からコレステロールだけは高く、ストロングスタチンのリバロ錠2mg（一般名ピタバスタチンカルシウム）の服用を続けている。ちなみに、ピタバスタチンの隔日投与は適応外処方である。

　「2日に1回でいいって、Sさん、うれしそうでしたね」。ケンシロウは、足取り軽く薬局を後にするSさんに優しい視線を送っている。患者がうれしそうな時は笑顔になり、悲しそうな時はオロオロする。見ていてひやひやする時もあるけれど、患者の気持ちに寄り添えるのは、ケンシロウの良いところだ。

　だが、ケンシロウは着席するや否や、薬局のタブレット端末で何やら検索し始めた。どうやらリバロの添付文書を確認しているようだ。そして、神妙な面持ちで僕にこう尋ねてきた。

　「リバロの半減期って、11時間くらいですよね。2日に1回なら、48÷11=4.36……って、これじゃあ定常状態にならないですよ。1mg錠を毎日飲んだ方がいいんじゃないですか？」

　さすがはケンシロウ。薬物血中濃度が定常状態に達するかどうか、それは投与間隔と消失半減期の比で決まる[1]。

　2日（48時間）÷11時間＝4.36なので、確かに定常状態には達しそうにない。一見するとケンシロウの言い分は正しいように思えるが、実はこれ、"薬物動態学のワナ"なのだ。

　ここで、あらかじめ断っておきたいことがある。僕が調べた範囲では、スタチンの隔日投与の有用性について、少数の報告はあるようだが、エビデンスと呼べるような研究は見当たら

1) Ritschel理論（再掲）
　投与間隔／消失半減期≦3
　……定常状態になる
　投与間隔／消失半減期≧4
　……定常状態にならない
　（半減期の4〜5倍の時間にわたって連続投与をした場合）

なかった。場合によっては、医療費削減や副作用リスク低減につながる可能性もあるので、製薬会社にはぜひ研究してもらいたいテーマである。

さて、ピタバスタチン2mgの隔日投与では定常状態に達しないとすれば、1mgの連日投与ならばいいのだろうか。だが、各スタチンの半減期を眺めてみると、それがおかしいことにすぐ気がつくはずだ（**表2**）。

そう、レギュラースタチンはいずれも、半減期はわずか数時間。でも、用法は「1日1回」だ。例えばプラバスタチン（商品名メバロチン他）では24÷2.7＝8.89となり、やはり定常状態には達しない。つまり、レギュラースタチンしかなかった時代から、そもそも血中濃度は維持などされていなかったのだ。

ではなぜ、レギュラースタチンは定常状態にならないのに、1日1回の服用でいいのか。

その答えはスタチンの作用機序にある。スタチンは、肝臓において、**図2**のカスケード反応の律速段階であるHMG-CoA還元酵素を阻害することで、コレステロール合成を抑制する。

でも実は、この後の過程、つまり血中のコレステロール値が低下するまでの方がもっと大事なのだ（**図3**）。すなわち、①スタチンがHMG-CoA還元酵素を阻害してコレステロールの合成を抑制すると、肝細胞内のコレステロール・プールが減少する。それを補うために、②LDLレセプターが増加して、③血中のLDL-コレステロール（LDL-C）をどんどん取り込む。その

表2

各スタチンの半減期

レギュラースタチン	半減期（時間）
プラバスタチン（メバロチン）	2.7
シンバスタチン（リポバス）	3.2
フルバスタチン（ローコール）	1.3
ストロングスタチン	半減期（時間）
ピタバスタチン（リバロ）	11
アトルバスタチン（リピトール）	10
ロスバスタチン（クレストール）	20

（添付文書などを基に筆者まとめ、かっこ内は主な商品名）

結果、④血中のLDL-Cが減少し検査値が改善するわけだ。

スタチンによりいったんHMG-CoA還元酵素が阻害されると、それによるLDLレセプターの増加はしばらくの間、続くことが分かっている。このLDLレセプターの活性時間こそが、レギュラースタチンが1日1回の服用でいい理由なのだ。レギュラースタチンが、半減期が数時間であるにもかかわらず1日1回の服用でいいとすれば、半減期が11時間もあるピタバスタチンなら、隔日服用でもきっと効いている。

ただし、繰り返しになるが、はっきりとしたエビデンスはない。ピタバスタチン2mgの隔日投与と1mgの連日投与のどちらが良いのか？ その答えは分からない。だが、メカニズムをひもといてみると、Sさんのようにコレステロールを管理することだけが目的なら、その差は無視できると考えられる。

もっとも、血管内皮機能の改善やプラークの安定化、中性脂肪もしっかり下げたいといった効果を期待する場合には、血中濃度を維持した方がいいと思われる。そのような場合は、

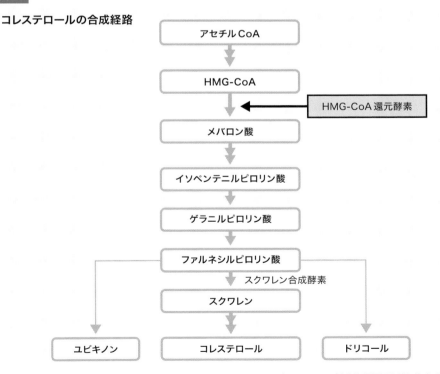

図2

コレステロールの合成経路

（メバロチンの製品情報概要を基に作成、図3とも）

図3

スタチンが血中LDL-Cを低下させるメカニズム

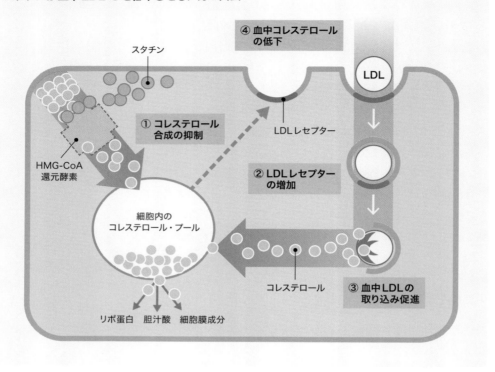

ピタバスタチン1mgを連日投与した方が得策といえるだろう。

　　　　＊　　　＊　　　＊

「正直、レギュラースタチンの半減期なんて見たことなかったから、コレステロールの薬なんてドクターが適当に処方しているのかと勘繰っちゃいましたよ」。ケンシロウは頭をかきながら続ける。「実はSNSでも同じような質問のスレッドがあって、みんな意味あるのかな〜なんて言ってましたから、意外とオレと同じように思っている人って多いんじゃないかな」

「私もそう思ってました」。あゆみさんが同調する。「たぶんそれって、スタチンの作用機序をカスケードでしか考えてなくて、その後のイメージができてなかったからだと思うんです」

カスケードはvitroの結果をつなぎ合わせたもの。カスケードの作用機序だけからでは、見えてこないものもある。だから僕らは"カスケードから出る"必要がある。さもなくば、生体内でどう効いているのか、そのイメージができないからだ。

5月 ── 原則通りにいかない薬物動態学のワナ

3

アーチストに1日1回と1日2回の用法がある理由

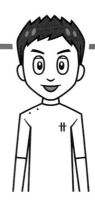

　今度は、物性が関与する薬物動態学のワナを見ていこう。まずはクイズ。アーチスト（一般名カルベジロール）を血圧に使う場合の用法は1日1回。では、心不全で使う場合はどうして1日2回なのだろうか？

　2人は、アーチストの添付文書を呼び出して固まっている。あゆみさんは僕の視線を感じたらしく、慌てて話し始めた。

「アーチストの半減期を見てみたら、
　5〜10mgくらいだと4時間もないんですよ。
　これじゃあ、1日1回でも2回でも
　安定しないですよね？」

　薬物動態学は、目に見えない体内での薬の挙動を血中濃度で推論しようとする学問ではあるが、もちろん全ての薬で、血中濃度で薬の挙動が把握できるわけではない。薬のキャラクターを無視して、薬物動態を論じることはできないのだ。

　あゆみさんは、次々と他のβ遮断薬の添付文書を呼び出しては言葉を継いだ。「ほらやっぱり。メインテートの半減期は8.6時間だし、テノーミンも10.8時間ですよ。あの理論でも、この2剤は十分定常状態になりますよ」

　「あの理論」とは、Ritschel理論のことだろう。試しに上記3剤について計算してみると、アテノロール（商品名テノーミン他）50mgは 24/10.8 ＝ 2.2、ビソプロロールフマル酸塩（メインテート他）5mgは 24/8.6 ＝ 2.8、カルベジロール10mgは 24/3.6 ＝ 6.7と、確かにカルベジロールだけは定常状態には至りそうにない。

　「アーチストを1日2回ならどうかしら。えーっと、20mgの半減期なら 12/7.7 ＝ 1.6 ≦ 3 で問題ないですけど、1日用量は

40mgにもなるから多過ぎますよね。10mgのパラメータの場合は、12/3.6＝3.3……微妙ですね。5mgとなると、12/1.95＝6.15……って、全然ダメ。どうやら定常状態にするために1日2回にしたわけじゃなさそうですね」とあゆみさん。

その通り。思考の出発点が間違っているのだから、答えが出るはずもない。考えるべきは薬のキャラクター。この場合は、水溶性、脂溶性という物性に注目したい。先の3剤なら、カルベジロールは脂溶性が高く、アテノロールは水溶性、そしてビソプロロールはその中間といったところだ。このカルベジロールの脂溶性の高さこそが今回の疑問を解くカギを握る。

カルベジロールは脂溶性が高いために、血中濃度として確認できなくなっても受容体にはとどまっており、β遮断作用は持続する。その証拠に、カルベジロールのT/P比[1]は収縮期血圧で77％、拡張期血圧で83％と、効果は確かに持続しているのだ。実はこれ、ベニジピン塩酸塩（コニール他）やアゼルニジピン（カルブロック）などの説明でよく耳にする、「メンブランアプローチ[2]」という結合様式と同じ考え方なのだ。

「あ、メンブランアプローチ、知ってます。そうか、それと同じと考えれば不思議でも何でもないですね。あとは、心不全でアーチストを1日2回にする理由ですね。ほんとはそこが問題だったんですよね」

心不全患者にβ遮断薬を安全に導入するために、つまり、心不全の増悪を防止するために少量から導入するのは常識だ。日本でのカルベジロールやビソプロロールの初期投与量は、目標用量の1/8量から開始する海外のエビデンスを参考に設定されている。

では、どうしてカルベジロールは1日2回の用法になったのか？　それはできるだけ目標投与量まで増量できるようにとの考えがあるからだ。カルベジロールはもともとTmaxが0.8時間と、立ち上がりが早い（cf.ビソプロロールのTmaxは3時間くらい）。だが、早く高く立ち上がるが故に、一過性のめまいなどでそれ以上増量できないということになったら、カルベジロールの効果は十分に発揮されなくなってしまう。

1日2回投与は1日1回に比べ、急激な血中濃度の上昇を避けることができる。この用法は、副作用を軽減し、段階的な増量を視野に入れたものだと考えれば納得がいく。

心不全の場合、できるだけβ遮断薬の用量を増やしてき

1）T/P比（trough/peak ratio）とは、FDAが提唱した、降圧薬の臨床的評価を行うための指標。降圧薬服用後の降圧度の最大値（peak）と次回服用直前の降圧度の最小値（trough）との比率のこと。

2）メンブランアプローチとは、高い血管親和性を持つCa拮抗薬の結合様式。末梢血管の細胞膜にいったん分布した後、ゆっくりとCaチャネルに移動して結合する。

たい。日本人でのカルベジロールの目標投与量（維持量）は20mg/日（海外では50mg/日）。できれば維持量10mg/日以上を目指したいところだ。ただし、カルベジロールはバイオアベイラビリティ（BA）が低いせいなのか、あるいはCYP2D6の遺伝子多型のせいなのか、個人差が大きい。日本人の至適維持投与量は5〜20mgの低用量で十分とする報告もある。

「だったら、そもそも高血圧に対しても1日2回の用法で良さそうですよね」

あゆみさんの質問が鋭さを増してきた。実はカルベジロール、米国では高血圧でも心不全でも1日2回の用法なのだ。日本では1日1回の効果を確認して導入されたわけだが、心不全では海外に倣っている。

アーチストの添付文書をよく見ると、「患者での体内動態」の欄に面白いデータが載っている（ビソプロロールではこのようなデータはない）。

> **3）慢性心不全患者**
> 軽症〜中等症の慢性心不全患者にカルベジロールを1回2.5、5、10mg、1日2回連続食後経口投与し、約1週間後のCmaxはそれぞれ10.1±1.7、25.0±5.0、52.8±10.4ng/mLであり、投与量にほぼ比例して上昇した。また、1回10mg、1日2回連続食後経口投与し、約1週間後の薬物動態パラメータは以下（略）の通りであり、健康成人に比して慢性心不全ではCmaxが約2倍、AUCが約4倍に上昇する傾向が認められた。

心不全患者ではCmaxが約2倍、AUCも約4倍にもなっている。その理由として、心不全ではカルベジロールの代謝に関わる酵素の活性が低下している可能性が推察されているが、本当のところは分からない。いずれにせよ、慎重な導入が求められる。この動態の面からも、心不全にカルベジロールを投与する場合、1日2回での適正使用がお勧めされるのだ。

「いやぁ、メンブランアプローチってコニールの専用用語じゃなかったんですね。意外と脂溶性薬剤ではメジャーな動態なのかもですね」。ケンシロウもなかなか鋭い意見を出してくる。では、その点がよく分かる例をもう1例挙げてみよう。次は吸入薬だ。続きは調剤室に移動して行うことにしよう。

LABAがLABAたる ゆえんを探る

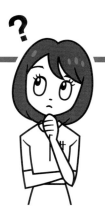

「そういえば、喘息の吸入薬って増えましたよね～」。あゆみさんは吸入薬を見渡して話す。「こうやって改めて眺めてみると、GSK（グラクソ・スミスクライン）の商品が結構ありますね」。そうつぶやくと、セレベント（一般名サルメテロールキシナホ酸塩）のカートンを開封し、添付文書を広げて、何やら熱心に読み始めた。

「いや、LABAはなんでLABAなんだろうな～と、ふと思いまして」

あゆみさんは、なぜかちょっぴり不満げにまくしたてた。「薬価収載は2002年6月かぁ。その頃はまだ小学生ですよ、私。ユウさんはその頃、薬剤師ですよね。うらやましいというかズルいというか。だって、新しい薬が出てきた時に一つひとつ勉強した方が、順番に理解していけるじゃないですか。私なんて、一気に勉強しないといけないですからね。シムビコートに入っているホルモテロールは、LABAなのにSABAみたいに速効性があるし……分からないことばっかり」

なるほど、そういう考えもあるのか。僕にとっては若さはうらやましいし、何より薬学部も6年制教育になり、大学でたっぷり学んでいるだろうから、そっちの方が良いと思うのだが。

それはさておき、あゆみさんの質問はまさに今回のテーマ。まず、LABAはなぜLABAなのか？　これを考える出発点として、GSKの吸入薬に含まれるSABA（短時間作用性β_2受容体刺激薬）とLABA（長時間作用性β_2受容体刺激薬）の構造式を並べてみよう（**図4**）。

一番上は、SABAのサルブタモール（商品名アイロミール［大日本住友製薬］、サルタノール、ベネトリン）だ。複数のOH

図4

GSKの吸入薬に含まれるSABAとLABAの化学構造式の比較

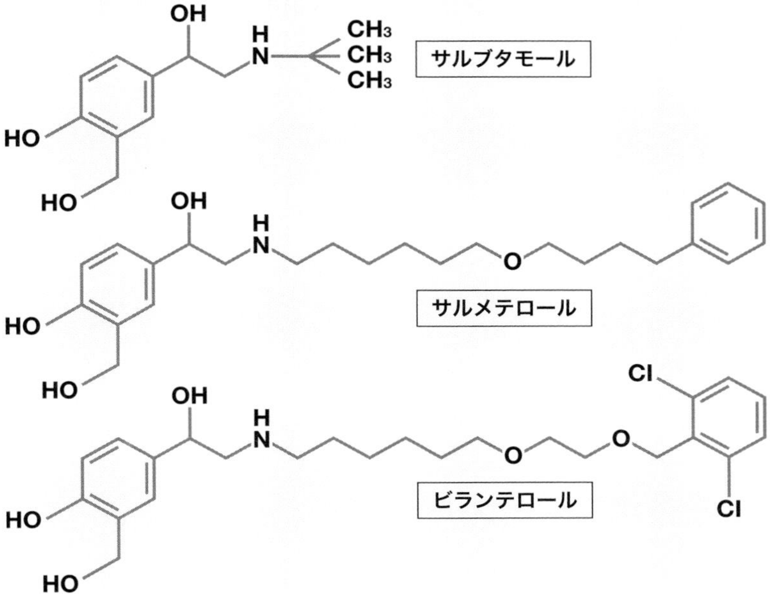

（サルブタモール／サルメテロール／ビランテロール の構造式）

基に加え、NH基もあり、物性としては親水性を示す。そして、真ん中の構造式は、サルブタモールに長い側鎖をくっ付けたLABAのサルメテロールだ（セレベント、アドエアに配合）。長い側鎖で炭素の数が増えていくほど、その脂溶性も高まっていく。よって、サルメテロールの物性は脂溶性になる。

「親水性と脂溶性……」とつぶやくあゆみさん。

そう、厳密にはちょっと違うが、ここでもメンブランアプローチ[1]を思い出してみよう。

親水性であるSABAのサルブタモールは直接、β_2受容体を刺激するが、すぐに流れていってしまう。対して、脂溶性であるLABAのサルメテロールは、その脂溶性の高さ故、直接β_2受容体を刺激することなく、まずは細胞膜に取り込まれる。そして、細胞膜内を拡散して移動、β_2受容体の活性部位に到着することになる。ここまでは、イメージ的にはメンブランアプローチと何ら変わりがない。

その後、サルメテロールの脂溶性側鎖はβ_2受容体の底部にある非活性部位と強く結合し、親水性側鎖は活性部位に結

---

[1] 5月③アーチストに1日1回と1日2回の用法がある理由（61ページ）参照

合する。脂溶性側鎖は長時間結合し続け、親水性側鎖がくっ付いたり離れたりしながら、長時間にわたって効果を発揮する。それにより、1日2回の吸入で24時間の効果持続を実現しているわけだ。

図4の一番下はLABAのビランテロール（レルベアに配合）。基本骨格はサルメテロールと同じだ。サルメテロールに比して効果が長く持続する分子的理由はまだ明らかではないが、自由度を高めるO原子と脂溶性を高めるCl原子を2つ導入したことにより、β_2受容体に長く結合し続けることが可能となり、1日1回を実現しているようだ[2]。

さらに、サルメテロールやビランテロールの脂溶性側鎖は、β_2受容体選択性を高めることにも寄与しているのだ[3]。

「なるほど、LABAのLABAたるゆえんは、脂溶性を高めた

2）呼吸 2014;33:270-7.

3）一般に、構造が大きければ大きいほどその選択性は高くなる。同様の例は422ページ参照。

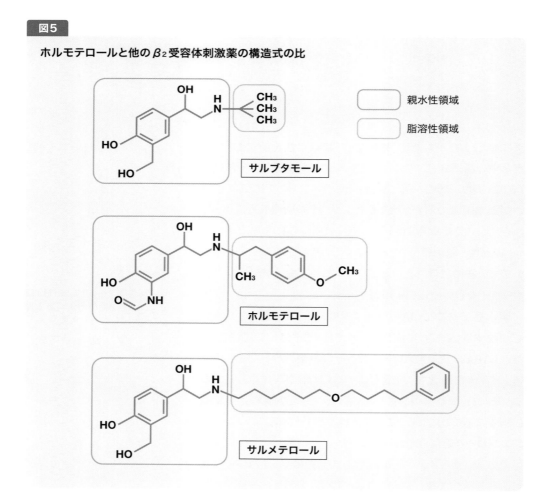

図5

ホルモテロールと他のβ_2受容体刺激薬の構造式の比

長い側鎖にあるんですね。同時にβ_2受容体の選択性にもつながる、と。そうなると、がぜんホルモテロールが気になりますね」

シムビコート（アストラゼネカ）やフルティフォーム（杏林製薬）などに含まれるホルモテロールは、LABAであるのにSABAと同等の速効性を示す。ということは、サルメテロールやビランテロールとはβ_2受容体へのアプローチが異なっているはず。これもまずは構造式を比べてみよう（図5）。

ホルモテロールは親水性と脂溶性のバランスが絶妙で、速効性と長時間持続という、一見、相反するような特徴を有している。カギとなるのは、ホルモテロールのβ_2受容体へのアプローチの様式だ（図6）。

ホルモテロールは、β_2受容体の活性部位にSABAのように直接作用するルートと、いったん細胞膜に取り込まれて貯蔵庫（depot）を形成し、そこから徐々に放出されて活性部位に到達するルートが存在する。この2つのルートの存在こそが、速効性と長時間持続を併せ持つことを可能にしているのだ。

「イメージできたから、もう大丈夫です」。あゆみさんはピースサインをしながらにっこり笑った。

図6

ホルモテロールとサルメテロールの受容体までの到達経路

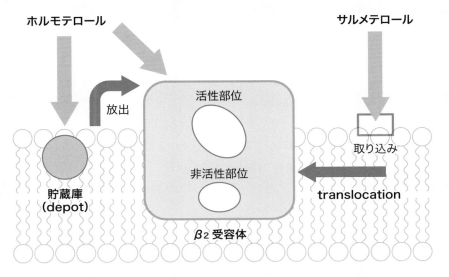

（アレルギー・免疫 2008;15:384-94. より引用）

5 「シムビコート＝SMART療法」とは限らない

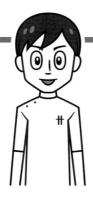

「せっかくだから、手狭になった吸入薬の棚位置、変更しましょうか」。吸入薬の棚を整理しながら、ケンシロウが独り言をつぶやく。「ステロイドとLABAの配合薬が、最近、一気に増えましたから」

当薬局では、アドエア（一般名フルチカゾンプロピオン酸エステル・サルメテロールキシナホ酸塩）、シムビコート（ブデソニド・ホルモテロールフマル酸塩水和物）に加え、2014年11月に長期処方が解禁されたフルティフォーム（フルチカゾンプロピオン酸エステル・ホルモテロールフマル酸塩水和物）、レルベア（ビランテロールトリフェニル酢酸塩・フルチカゾンフランカルボン酸エステル）が採用となり、ICS（吸入ステロイド）/LABA（長時間作用性 β_2 刺激薬）配合薬だけで一気に4製剤がそろうことになった。

「それで、ユウさん的には、どの配合薬がお薦めですか？」と質問を投げつつ、ケンシロウはひょいひょいと棚位置を変更していく。おっと、そこは高過ぎる。身長180センチのケンシロウはいいかもしれないが、他の薬剤師は背伸びしないと手が届かないだろうに。

「あ、すんません。オレ的にはやっぱり、さっき話題になったSMART療法ができるシムビコートがイチ推しですね」。ケンシロウは、シムビコートが入ったボックスを下段にずらした。

「さっきのメカニズムも面白いし。誰かに教えてあげたいですよね〜」

僕は一抹の不安を感じたので、この話題をそのまま続けることにした。

ケンシロウが着目した「SMART療法」。ICS/LABA配合薬の中で唯一、シムビコートだけに認められている（**表3**）。

> **気管支喘息に対するシムビコートの用法・用量**
>
> 通常、成人には、維持療法として1回1吸入（ブデソニドとして160μg、ホルモテロールフマル酸塩水和物として4.5μg）を1日2回吸入投与する。なお、症状に応じて増減するが、維持療法としての1日の最高量は1回4吸入1日2回（合計8吸入：ブデソニドとして1280μg、ホルモテロールフマル酸塩水和物として36μg）までとする。
> ・維持療法として1回1吸入あるいは2吸入を1日2回投与している患者は、発作発現時に本剤の頓用吸入を追加で行うことができる。本剤を維持療法に加えて頓用吸入する場合は、発作発現時に1吸入する。数分経過しても発作が持続する場合には、さらに追加で1吸入する。必要に応じてこれを繰り返すが、1回の発作発現につき、最大6吸入までとする。
> ・維持療法と頓用吸入を合計した本剤の1日の最高量は、通常8吸入までとするが、一時的に1日合計12吸入（ブデソニドとして1920μg、ホルモテロールフマル酸塩水和物として54μg）まで増量可能である。

この「維持療法に加えて頓用吸入する」というのが、SMART療法だ。従来はSymbicort maintenance and reliever therapyの略とされていたが、現在は、single

表3

シムビコートの用法・用量（気管支喘息）

維持療法として用いる場合	維持療法に加えて頓用吸入としても使用する場合（維持療法として1回1吸入あるいは2吸入を1日2回投与している患者で可能）		
用法・用量	発作発現時の頓用吸入としての用法・用量	1回の発作発現における吸入可能回数	1日最高量
通常1回1吸入1日2回、症状に応じ1回4吸入1日2回まで	1吸入行い、数分経過しても発作が持続する場合、さらに1吸入する。必要に応じてこれを繰り返す	6吸入まで※1	通常合計8吸入まで、一時的に合計12吸入まで※2

※1　用法・用量に関連する使用上の注意を参照
※2　維持療法および頓用吸入としての使用の合計

（シムビコートの添付文書より引用）

inhaler maintenance and reliever therapyの略とされている。簡単にいえば、1つの吸入薬を、喘息の長期管理薬（コントローラー）だけでなく、喘息の発作治療薬（リリーバー）としても用いる治療法のことだ。

なぜシムビコートはSMART療法が可能なのか。そのカギを握っているのは、同薬に配合されているLABA、ホルモテロールだ。ホルモテロールはSABA（短時間作用性β_2刺激薬）と同等の急速かつ強力な気管支拡張効果を有していることに加え、用量反応性もある。簡単にいえば、速くよく効くし、吸った分だけさらによく効く。だからリリーバーとしても使えるわけだ。

他のICS/LABA配合薬も含めて、ざっくりまとめると**表4**のようになる。

フルティフォームをSMART療法に用いることができない理由は、単に承認の問題（添付文書上の用法・用量の違い）と考えていいだろう。一方、アドエアやレルベアに関しては、承認の問題はもちろんあるが、含有するLABAの効果発現時間や用量反応性の面からもリリーバーのような効果は期待できない。

「やっぱりシムビコートは1本で2役果たすし、便利ですよね」とケンシロウが得意げに言う。

加えて言うならば、コントローラーとしても1本で、喘息のコントロール状態に合わせてきめ細かく用量を調節することが可能だ（**表5**）。

表4

主なICS/LABA配合薬の効果発現時間と用量反応性

商品名	含有LABA	効果発現時間	用量反応性
アドエア	サルメテロール	遅い	なし
レルベア	ビランテロール	サルメテロールよりは早い	なし
シムビコート	ホルモテロール	早い	あり
フルティフォーム	ホルモテロール	早い	あり

（呼吸 2014;33:270-7. およびアレルギー・免疫 2008;15:384-94. を基に筆者まとめ）

表5

気管支喘息に対するシムビコートとフルティフォームの用法・用量の比較

シムビコート	低用量	中用量	高用量	
	タービュヘイラー			
用法	1回1吸入 1日2回	1回2吸入 1日2回	1回3吸入 1日2回	1回4吸入 1日2回
1回量（μg）	BUD160/FM4.5	BUD320/FM9	BUD480/FM13.5	BUD640/FM18
1日量（μg）	BUD320/FM9	BUD640/FM18	BUD960/FM27	BUD1280/FM36

フルティフォーム	低用量	中用量	高用量	
	50エアゾール	125エアゾール		
用法	1回2吸入 1日2回	1回2吸入 1日2回	1回3吸入 1日2回	1回4吸入 1日2回
1回量（μg）	FP100/FM10	FP250/FM10	FP375/FM15	FP500/FM20
1日量（μg）	FP200/FM20	FP500/FM20	FP750/FM30	FP1000/FM40

BUD：ブデソニド　　FM：ホルモテロールフマル酸塩水和物　　FP：フルチカゾンプロピオン酸エステル

　確かにシムビコートは1本で何役も果たす。しかし、薬剤師としては、それに伴う懸念点があることも念頭に置いておかなければならない。

　前述したように、SMART療法や投与量の調節を可能にする要因の1つは、ホルモテロールの用量反応性だ。だが、用量反応性があるということは、吸えば吸うほど、動悸や不整脈といった循環器系の副作用リスクが高くなってしまうことも意味する。

　ただし、シムビコートの場合、合計8吸入までは臨床試験で安全性プロファイルの変化は特に認められなかった。そのため、「通常8吸入までとするが、一時的に1日合計12吸入まで増量可能」といった用量設定になっているのだ。

　なお、シムビコートのインタビューフォームには、「高用量（1日12吸入）で投与すると、脈拍数および収縮期血圧の上昇、拡張期血圧の低下、QT間隔およびQTcの延長、血清カリウム値の低下、血糖値および乳酸値の上昇が認められた」と記載がある（脈拍は10〜15拍ほど上昇するといわれている）。そのため、シムビコートの1日12吸入は「一時的に」とされており、用法・用量に関する使用上の注意には「1日使用量が合計

表6

気管支喘息に対するアドエアとレルベアの用法・用量の比較

	低用量	中用量	高用量
アドエア	100ディスカス	250ディスカス	500ディスカス
用法	1回1吸入　1日2回	1回1吸入　1日2回	1回1吸入　1日2回
アドエア	50エアゾール	125エアゾール	250エアゾール
用法	1回2吸入　1日2回	1回2吸入　1日2回	1回2吸入　1日2回
1回量	FP100/SM50	FP250/SM50	FP500/SM50
1日量	FP200/SM100	FP500/SM100	FP1000/SM100

	低用量	中用量	高用量
レルベア	100エリプタ	200エリプタ	
用法	1回1吸入　1日1回	1回1吸入　1日1回	
1回量	FF100/VI 25μg	FF200/VI 25	
1日量	FF100/VI 25μg	FF200/VI 25	

FP：フルチカゾンプロピオン酸エステル　　SM：サルメテロールキシナホ酸塩
FF：フルチカゾンフランカルボン酸エステル　　VI：ビランテロールトリフェニル酢酸塩

8吸入を超える場合には、医療機関を受診するように患者に注意を与えること」と記載されている。

一方、サルメテロールやビランテロールには用量反応性がない。いわば、従来ある吸入方法（＝固定の用法用量を遵守して定期的に吸入する治療法）に特化した薬というわけだ。規格も、各用量に応じて用意されている（**表6**）。

また、サルメテロールやビランテロールはβ_2受容体への選択性の高さにも注目したい（**表7**）。薬理学的にも循環器系の副作用は少なそうだと考えられる。

最後に、日本アレルギー学会の『喘息予防・管理ガイドライン2015』から、SMART療法に関する注目すべき記述を紹介しておきたい。

「ただし、このような治療を行う場合、患者主導の治療となる傾向があるため、アドヒアランスの低下や薬剤の過剰使用に注意しなければならない。SMART療法が有効な患者の選択と患者教育が重要である」

そう。SMART療法を実施する上で、患者選択や患者教育は重要だ。一歩間違えると、言葉は悪いが、"患者任せ"の薬

表7

各種LABAのβ_2受容体選択性

β_2-AR Agonist	β_2 pEC$_{50}$	β_1 pEC$_{50}$	Selectivity Ratio β_2 over β_1	β_3 pEC$_{50}$	Selectivity Ratio β_2 over β_3
ビランテロール	10.37±0.05	6.98±0.03	2400	7.36±0.03	1000
サルメテロール	9.80±0.10*	6.32±0.12	3000	6.48±0.13	2100
ホルモテロール	10.14±0.08	7.96±0.03	150***	8.36±0.03	59***
インダカテロール	9.48±0.08*	8.28±0.04	16***	8.16±0.03	20***
サルブタモール	7.31±0.03*	5.87±0.03	27***	6.33±0.06	9.5***
イソプレナリン	8.43±0.02*	9.04±0.02	0.24***	8.56±0.02	0.74***

＊：$P<0.05$ vsビランテロール、＊＊＊：$P<0.0001$ vsビランテロール
（J Pharmacol Exp Ther.2013;344:218-30.より引用、一部改変）

物治療になってしまう。その結果、治療の過大評価からの病態の悪化や薬剤の過剰使用といった状態を引き起こす可能性もはらんでいるわけだ。言うまでもなく、SMART療法を指示されていない患者に対して、リリーバー的な使用方法の情報提供をしてはならない。

「患者教育！ あ〜、そういう意味での服薬指導は全然意識してなかった…。それに、つい言っちゃいたくなりますよ。リリーバーとしても使えますよって……」

深くうなだれたケンシロウ。うんちくを傾けたかいがあった。彼の服薬指導がこれからどう変わっていくか、それが楽しみだ。

> 与えらえた言葉は、情報は、処理するものではない。日々育てていくものだ。
> ——堀江敏幸著『象が踏んでも 回送電車Ⅳ』（中公文庫、2014）p.31

Column

腸肝循環によって薬効をもたらす薬

　薬物動態学は薬剤師の強力な武器ではあるが、薬のキャラクターを考慮せずには使えない。しかし、動態学を深く知らないと、とかく何でも血中濃度が気になってしまうようだ。

　先日、大学の同級生と久しぶりに会った。僕と同い年の彼は、薬局チェーンの2代目経営者だ。居酒屋のカウンターでよもやま話をしている中で、自分たちの健康管理の話になった。彼は既に高血圧と脂質異常症の薬を服用しているのだが、ずっと安定していたLDLコレステロール（LDL-C）と中性脂肪（TG）の値が最近良くないのだという。彼はポテトサラダをつつきながらこうつぶやいた。「ちゃんとゼチーアの血中濃度上がってんのかなぁ。2錠くらい飲まないとダメかな」

　彼はまだ40歳だし肝臓が悪いわけでもないから、血中濃度なんて上がっているはずがない。ちなみにゼチーア（一般名エゼチミブ）を倍量飲んでも効果がないことは第Ⅱ相用量設定試験で確認されているし、そもそも同薬は全身循環している血中濃度と薬効との間に直接的な関係はない。

　「えっ、血中濃度上がらないの？　っていうか関係ないんだ！」と、薬剤師らしからぬ反応を見せる彼に、スマホでゼチーアの添付文書を呼び出し、薬物動態を確認させた。

> エゼチミブは、主に小腸における初回通過効果によって主要活性代謝物であるエゼチミブ抱合体（フェノール性水酸基におけるグルクロン酸抱合体）に代謝される。エゼチミブ抱合体は胆汁中に排泄されたのち、腸内細菌叢による脱抱合をうけ、一部はエゼチミブ（非抱合体）として再吸収される（腸肝循環）。

エゼチミブおよび活性代謝物である抱合体が胆汁中に排泄されたもの、それらが小腸側から、小腸壁細胞に存在するコレステロールトランスポーターNPC1L1に結合し、NPC1L1の機能（コレステロール輸送）を阻害することで効果を発揮する。つまり、エゼチミブの作用点は小腸であり、腸肝循環によって薬効をもたらす同薬にとって、血中濃度は関係ないわけだ。ちなみにエゼチミブ本体よりも抱合体の方が活性は強い。

　そして、エゼチミブが1日1回でよい理由もここにある。同薬の抱合体の腸肝循環により、小腸壁への持続的な曝露が生じるからだ。こういう動態を示すと消失相の半減期を求めることは難しい。ゼチーアの審査報告書p.35には、次のように記載されている。

> 第I相単回投与試験では、血漿中薬物濃度の推移に腸肝循環に由来すると考えられる多峯性が認められ、血漿中本薬濃度および総エゼチミブ濃度のいずれについても消失相の$t_{1/2}$を想定することは困難であった。そこで、反復投与における投与間隔を24時間と設定し、単回投与時に実測されたAUC_{0-24hr}に対する最終測定時点までのAUC（AUC_{0-72hr}）の比から予測した累積係数に基づいて理論上の$t_{1/2}$を算出すると、それぞれ19〜31時間（本薬）および16〜24時間（総エゼチミブ）であったことから、本薬の用法として1日1回投与で十分と判断し、その後の臨床試験を全て1日1回投与で実施した。

　そして、作用点こそ違えど、こういう動態を示す薬を僕らはよく知っている。それはウルソ（ウルソデオキシコール酸）だ。ウルソはなかなか奥が深い。僕は隣でおいしそうに焼き鳥を頬張っている同級生に質問をしてみることにした。

　「ウルソの薬理作用？　胆汁の流れを良くして肝臓を守るんじゃないの」と言いつつ、彼は焼き鳥の串を左手に持ち替え、スマホでウルソの添付文書を確認した。居酒屋で添付文書を見られるなんて、便利な世の中だ。

> **5．作用機序**
> 　　ウルソデオキシコール酸は胆汁分泌を促進する作用（利胆作用）により胆汁うっ滞を改善する。また、投与されたウルソデオキシコール酸は肝臓において、細胞障害性の強い疎水性胆汁酸と置き換わり、その相対比率を上昇させ、疎水性胆汁酸の肝細胞障害作用を軽減する（置換効果）。さらに、ウルソデオキシコール酸はサイトカイン・ケモカイン産生抑制作用や肝臓への炎症細胞浸潤抑制作用により肝機能を改善する。そのほか、上記の胆石溶解作用，消化吸収改善作用が知られている。（ウルソの添付文書より）

　「なんかいっぱいあるなぁ。利胆作用は何となく分かるけど、置換効果とか疎水性胆汁酸とか、オレらこんなの大学で習ったっけ？」

　胆汁酸とは、ステロイド骨格を有し、側鎖に水酸基とカルボキシル基が付いた物質で、肝臓でコレステロールを原料に生合成される胆汁中の主要固形成分のことをいう。

　そしてヒトの胆汁酸には、水酸基とカルボキシル基の位置が異なる、5種類が存在している（**図S1**）。UDCAがウルソだ。

　そしてウルソの中心的な薬理作用は2つ。利胆作用と置換効果だ。

　まずは利胆作用。ウイルスや薬物、そしてアルコールなどにより肝機能が低下し、胆汁の排泄が低下すると、肝内外に胆汁酸が蓄積する。すると、胆汁酸が細胞障害性を発現し、さらなる肝機能の悪化を招いてしまう。ここでウルソを投与すると、胆汁酸を毛細胆管に輸送するトランスポーターの発現を促し、胆汁量を増加させることで胆汁のうっ滞を改善する。その結果、肝内にあった細胞障害性の胆汁酸を排泄させるわけだ。

　次に置換効果。胆汁酸による細胞の障害性は、胆汁酸の親水性・疎水性の強度に起因しており、疎水性が高い胆汁酸ほど細胞障害性が高い。胆汁酸は、疎水性の高い順にLCA（1.00〜1.05）、DCA（0.59〜0.72）、CDCA（0.46〜0.59）、CA（0.07〜0.13）で、最も親水性が高いUDCA（−0.31〜−

図S1　ヒトの胆汁酸の種類と分布

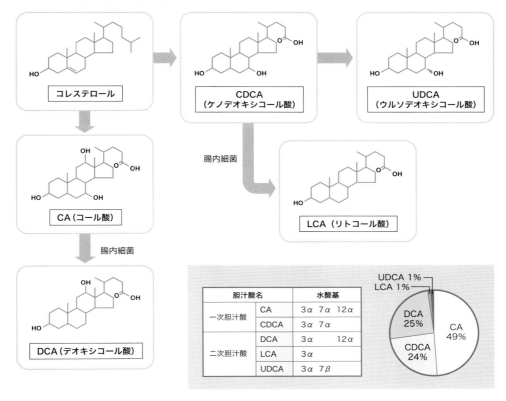

（日薬理誌2010;136:265-9.、Am J Gastroenterol.1993;88:691-700.より引用）

0.47）には細胞障害性がほとんどない（かっこ内はタウロコール酸の値を0としたときの非抱合体、グリシン抱合体、タウリン抱合体の疎水係数［hydrophobicity index］）[1]。

つまり、ウルソを投与することで、細胞障害性の高い胆汁酸が細胞障害性のないウルソに置き換わり（UDCAの比率が上昇し）、肝障害が軽減する。これが置換効果だ。ウルソが最も多く使われる慢性肝炎においては、この置換効果がメーンとなると考えられている。

以上の2つが主な薬理作用で、ウルソをしっかり継続することでこれらの効果を維持することができるわけだ。

そしてウルソの効果に関しては、恐らくその投与回数には相

1) J Lipid Res.1989; 30:719-30.

2）肝臓 2007;48:559-61.

関がなく、1日投与量が問題になると考えられている[2]（ただし、消化器系の副作用に関しては、1回投与量が多いほど多くなる可能性がある）。つまり、ウルソが腸肝循環を繰り返した結果、胆汁酸プール中のUDCAの比率が高く保たれている状態においては、1日の総投与量自体が問題なのであって、投与回数は本質的な問題ではないのだろう。となれば、飲み忘れ時の対応もおのずと分かってくる。

「へぇぇ。お前、すごいな。オレはウルソどころか胆汁酸も全く分かってなかったぞ。でも、ウルソをしっかり続けるのがいかに大切かっていうのも、ちゃんと伝えられる気がする」。同級生は食べ終わった焼き鳥の串をタクトのように振り、真面目な顔で語った。

そう、大切なのは理解すること。薬剤師がその薬の重要性を理解して初めて、患者のアドヒアランス向上の糸口をつかむことができるのだ。「専門職のコミュニケーション不足の本当の原因は、その専門的な知識の絶対的な不足にある」。僕は密かにそう思っている。

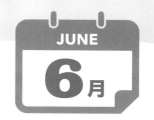

"機序不明"の陰にトランスポーターあり

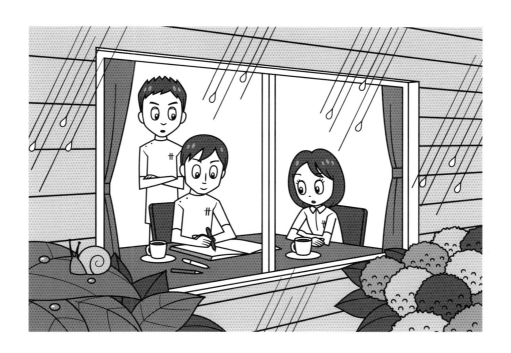

① ネオーラルと併用できる スタチンはどれ？

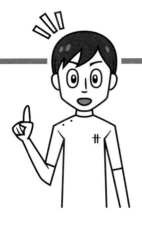

　6月某日。気温26℃、湿度97％。スコールのような大雨だ。薬局の大きな薄い窓に大粒の雨が打ち付け、ぼやけた景色が一瞬光る。数える間もなく轟音が鳴り響いた。閉店間際の薬局はもう1時間以上、開店休業状態を維持していた。

　第3回ソクラテス会のテーマは「相互作用」を考えていたが、ボリュームがあり過ぎる。これはとても1回では無理だ。おまけにお菓子の買い出しを忘れていた。この天気では買い出しに行くのもおっくうだ。あゆみさんは今のところ上機嫌だが、お菓子なしでいつまで持つだろうか。

　そんなことを思案しつつ、僕らはいつものように休憩室のテーブルに着く。僕の正面にはケンシロウが、そしてその横にはあゆみさんが座っている。いつもと違うのは、テーブルを彩るカラフルなパッケージのお菓子がなく、コーヒーだけが寂しそうに湯気を立てていることだった。

　さて、僕はといえば、本気を出した梅雨前線がもたらす気圧の変化のせいか、はたまた雷鳴にも動じないこの男の大声のせいか、軽い頭痛を覚えていた。

　「ユウさん、ちょっといいッスか。昨日の患者さんで、ユウさんが疑義照会してくれてた症例なんですけど……」

　ケンシロウから薬歴を受け取る。どれどれ、なるほど。今日は若干、予定を変更して、トランスポーターが関与する相互作用に取り組むことにしよう。

「ネオーラルを服用しているネフローゼのUさん。最初リバロが出ていたのを、ユウさんがローコールを提案して変更になったんですよね？ クレストールはリバロと同じ『併用禁忌』だからナイとしても、

どうして同じストロングスタチンのリピトールとか、
水溶性のメバロチンとかじゃないんですか？」

　ネフローゼ症候群の治療の基本はステロイドだが、効果不十分の際にはネオーラル（一般名シクロスポリン）などの免疫抑制薬が追加される。また、ネフローゼ症候群では、多量のアルブミンなどの蛋白が糸球体で濾過され、尿細管で再吸収し切れず尿中に蛋白が漏出する。結果、血中のアルブミンが低下し、低アルブミン血症による浮腫を伴うことが多い。

　一方で、膠質浸透圧低下に伴い肝臓でのアルブミン合成が亢進する。肝臓でアルブミンが合成される際、LDLの合成に関するアポ蛋白も同時に合成されるため、ネフローゼ症候群の患者は高LDL血症を合併しやすい[1]。そのため、シクロスポリンとスタチン系薬が併用されるケースは、決して珍しくない。そして添付文書上は、リバロ（一般名ピタバスタチンカルシウム水和物）とクレストール（ロスバスタチンカルシウム）だけがシクロスポリンと併用禁忌となっている。

　しかし、その2剤が併用禁忌ならば、シクロスポリンと併用可能なスタチンはローコール（フルバスタチンナトリウム）だけだと僕は考えている。

　「ローコールだけ？」納得いかないという面持ちのケンシロウは、手にしていた書籍を広げる。「ちょっと古いですけど、『今日の治療指針2014年版』（医学書院）には、リピトールが書かれてるんですけどね！」

> **3．脂質異常症の治療**
> 　長期に脂質異常症が持続する場合およびスタチンの腎保護効果を期待して、薬物治療を行う。
> 　　処方例　下記のいずれかを用いる。
> 　1）リバロ錠（1・2mg）　1−2mg　分1　朝食後
> 　　　シクロスポリンとの併用は禁忌
> 　2）リピトール錠（5・10mg）　1錠　分1　朝食後
> 　3）ゼチーア錠（10mg）　1錠　分1　朝食後

　確かに、この書き方だとピタバスタチンは併用禁忌でダメだけど、アトルバスタチンならOKのように見える。しかし繰り返すが、シクロスポリンとスタチンを併用するなら、フルバスタ

1）調剤と情報2015;
21:1328-34.

2) OATPは「有機アニオントランスポーティングポリペプチド」で、肝細胞に薬物を取り込むトランスポーター。なお、フルバスタチンもOATP1B1の基質であるとの見解もあるが、その影響は小さい（表1参照）。

チン以外のスタチンは、全て併用禁忌レベルと考えた方がいい。以下にその答えと理由が記されている（**表1**）。なお、ゼチーア（エゼチミブ）の場合、エゼチミブだけでなくシクロスポリンの血中濃度も上昇してしまうので、今回は扱わない。

スタチンは、標的臓器である肝臓にどうやって取り込まれるのか。フルバスタチン以外は主にOATP1B1というトランスポーターを介して取り込まれている[2]。

そして、シクロスポリンはOATP1B1阻害薬だ。基質と阻害薬、この組み合わせの結果、フルバスタチン以外は肝臓への取り込みが阻害され、血中濃度が大きく上昇してしまう。つまり、標的臓器に届かなかったスタチンが血中に溢れ出し、筋症や横紋筋融解症のリスクとなっているわけだ。

「確かに…。でもそれじゃあ、なんでリバロと
　クレストールだけが禁忌なんですかね？
　メバロチンもリポバスも、リピトールも危ないッスよ」

表1

シクロスポリンと各スタチンの相互作用

成分名	プラバスタチン	シンバスタチン	フルバスタチン	アトルバスタチン	ピタバスタチン	ロスバスタチン
主な商品名	メバロチン	リポバス	ローコール	リピトール	リバロ	クレストール
脂溶性	＋	＋＋＋＋	＋＋＋	＋＋＋	＋＋＋＋	＋＋
シクロスポリン併用による筋肉痛・横紋筋融解症の発症	Yes（数例）	Yes	No	Yes	Yes	Yes
OATP1B1の基質	Yes	Yes or No	No**	Yes	Yes	Yes
シクロスポリン併用による血中濃度（AUC）上昇*	5〜10倍	6〜8倍	2〜4倍	6〜15倍	5倍	5〜10倍
	23倍	2.6〜8.0倍	データなし	7.5倍	4.5倍	3.8倍
	5〜12倍	3〜8倍	3倍	6〜9倍	5倍	7倍
腎不全患者への減量の必要性	必要なし	必要なし	必要なし	必要なし	必要なし	減量すべき

＊ 参考文献：上段より順にClin Pharmacol Ther.2006;80:565-81.、日薬理誌2005;125:178-84.、国立衛研報2005;123:37-40.

＊＊ フルバスタチンがOATP1B1の基質になるか否かについては統一された見解がないが、他のスタチン薬に比しフルバスタチンの血中濃度上昇の影響が最も小さく、たとえOATP1B1の基質であったとしても、その基質親和性は低いと考えられている。

（日腎会誌2012;54:999-1005.より引用、一部改変）

ピタバスタチンとシクロスポリンがなぜ併用禁忌となっているのか、以前、メーカーに問い合わせたことがある。回答はこうだった。

> リバロのシクロスポリン併用時の薬物動態試験については、承認申請中にセリバスタチンの横紋筋融解症による販売中止の問題が発生したため、審査当局よりシクロスポリンとの併用時の薬物動態に関する臨床成績の提示を求める指示があり、その回答のために実施されました。この試験では、健康成人男子6名を対象にピタバスタチン2mg/日を6日間投与し、6日目のピタバスタチン投与1時間前にシクロスポリン2mg/kg単回投与時の薬物動態を検討しました。その結果、シクロスポリン併用によりピタバスタチンのAUCは4.6倍、Cmaxは6.6倍と有意な上昇が認められました。この成績から、ピタバスタチンでは最低用量1mg使用によっても最高用量4mgを超える血中濃度に達することが想定されることから、シクロスポリンとの併用は禁忌となりました。

ちなみにロスバスタチンは、海外の治験でシクロスポリンとの併用試験を行っており、その結果、併用禁忌となっている。

ここから分かることが2つある。1つは、ピタバスタチンとロスバスタチンがシクロスポリンと併用禁忌になっている理由は、併用時の薬物動態試験を行い、その結果を踏まえたということだ。他のスタチンは発売当時、相互作用のメカニズムすら分かっておらず、併用試験を行っていない。シクロスポリン単独投与でも横紋筋融解症が報告されていることから、フィブラートと並んで併用注意とされていたわけだ（当時はフィブラートも原則禁忌ではなかった）。必ずしも、「併用注意だから併用禁忌より安全」というわけでは決してない。

もう1つは併用禁忌となった、その考え方だ。上のメーカーからの回答によると、「リバロでは最低用量1mg使用によっても最高用量4mgを超える血中濃度に達すると想定される」ために併用禁忌となった。ということは、最高用量に相当する血中濃度まで上昇しなければ、併用注意の範囲内に収まるといえそうだ。

それを踏まえて、先の資料の「シクロスポリン併用による血

表2

各スタチンの用量とシクロスポリン併用の影響

	シクロスポリン併用時のAUCの最大上昇幅	最低用量	最高用量
プラバスタチン	23倍	5mg	20mg
シンバスタチン	8倍	5mg	20mg
フルバスタチン	4倍	10mg	60mg
アトルバスタチン	15倍	5mg	40mg
ピタバスタチン	5倍	1mg	4mg
ロスバスタチン	10倍	2.5mg	20mg

（添付文書と表1を基に作成）

中濃度（AUC）上昇」の数字を見てみよう。各スタチンの最低用量に血中濃度上昇幅を掛けて、最高用量に相当する血中濃度に届かないスタチンは幾つあるだろうか？ そう、実にフルバスタチンだけなのだ（**表2**）。

従って、シクロスポリンとスタチンを併用する場合、併用注意レベルのフルバスタチンを第一選択薬としたい。ピタバスタチンやロスバスタチンが併用禁忌ならば、プラバスタチンやシンバスタチン、そしてアトルバスタチンも併用禁忌として扱ってしかるべきだろう[3]。

3）阻害薬であるシクロスポリンの用量については考慮していないが、シクロスポリンは低濃度でも各種トランスポーター（OATP1B1、OATP1B3、P-gp）を阻害するため、相互作用を回避するのは難しいと考えられる。

6月 — "機序不明"の陰にトランスポーターあり

❷ オイグルコンとリファンピシンの併用で低血糖が起きたのはなぜ？

「OATP1B1か…。思い出すな…」。ケンシロウが遠い目をして語り出した。「あゆみさんが入局する前なんだけどね、このトランスポーターを知ったときに、ちょうど僕はロンリー・チャップリンだったわけよ。聞きたい？」

あゆみさんは首を横に振りながら「はい」と言った（なかなか高度なテクニックだ）。ケンシロウの失恋話には興味はないが、トランスポーターについては聞きたい、といったところだろう。ともあれ、その相互作用については僕もよく覚えている。いつもは暑苦しいくらいにはつらつとしているケンシロウが、どんよりとした空気をまといながら話し掛けてきたのだ。そう、あれは2年前、今日みたいに湿度の高い日だった。

＊　＊　＊

「この間、オイグルコンを飲んでいるRさんに、
　リファンピシンが追加になったんです。
　リファンピシンって、CYPを誘導するじゃないですか。
　だからオレ、『グリベンクラミドの効き目が少し
　弱くなるかもしれないから、いつも以上に食事には
　気をつけてください』って指導したんです。
　でも今日、Rさんが来局して、話を聞いたら、
　『併用したら低血糖が起きた』って言うんでよ。
　食事を注意し過ぎたのかな……」

ケンシロウを落ち込ませた原因である、グリベンクラミド（商品名オイグルコン、ダオニール他）とリファンピシン（リファジン他）の併用。グリベンクラミドは、CYP2C9の基質であるのに対し、リファンピシンはCYPを誘導する作用を持つ[1]。グリベンクラミドの添付文書にも、「リファンピシンと併用する

1) CYPが関与する相互作用は7月（117ページ）参照

と、グリベンクラミドの肝代謝が促進されて血糖降下作用が減弱することがある」（併用注意）と書かれている。

ケンシロウの推論に間違いはないように見える。でも、グリベンクラミドにリファンピシンを併用したRさんが低血糖を起こしたのは、恐らく食事を注意し過ぎたためではない。

ここには、添付文書やインタビューフォームには載っていない作用機序が関わっている。それはずばり、「トランスポーターを介する相互作用」。リファンピシンはCYP誘導薬であるだけでなく、OATP1B1の阻害薬でもあるのだ。

グリベンクラミドは、OATP1B1によって肝臓に取り込まれ、主にCYP2C9によって代謝される。そこにリファンピシンを併用すると、OATP1B1が阻害され、グリベンクラミドが肝臓に取り込まれなくなる。結果、グリベンクラミドの血中濃度が上昇する。そのために、低血糖が起こったのだろう。

では、リファンピシンのCYP誘導の方はどうか。

> CYP誘導は主に、（1）薬物による核内受容体の活性化、（2）CYP遺伝子の転写亢進（mRNAの増加）、（3）リボソームにおけるCYP蛋白質の合成促進（蛋白の増加）——のステップで起こる。そのため、CYP阻害効果と異なり、誘導効果が発現するまでには数日～数週間を要し、投与中止後も誘導効果が持続する場合が多い。[2]

2）杉山正康編著『新版 薬の相互作用としくみ』（日経BP社、2016）p.285

リファンピシンのOATP1B1阻害作用は、初回服用後すぐに生じるのに対して、CYPの誘導は遅れて起こる。つまり、初回服用時にはCYPの誘導はほとんど起きていない。そのため、リファンピシンの併用開始直後には、グリベンクラミドの血中濃度は上昇することになる。

その後、リファンピシンを継続服用すると、当然CYPが誘導されてくる。すると、CYP誘導とOATP1B1阻害のそれぞれの効果が打ち消し合う形になり、グリベンクラミドの血中濃度は、単独服用時のそれと変わらなくなってしまうと考えられている。

さらに、リファンピシンの服用を中止すると、OATP1B1阻害効果は、リファンピシンが血中から消失するのに伴ってなくなるのに対して、CYP誘導効果はしばらく続く。結果、グリベンクラミドの代謝が進み、その血中濃度は低下し、血糖降下作

用は減弱する[3]。実に複雑だ。

　ちなみに、グリベンクラミドの添付文書を見ると、クラリスロマイシンも併用注意となっており、「機序不明：クラリスロマイシンがグリベンクラミドの血中濃度を上昇させる可能性がある」との記載がある。実はこのクラリスロマイシンも、OATP1B1の阻害薬なのだ。これでグリベンクラミドの血中濃度が上昇する理由が説明できてしまう。

　「まさに、『機序不明の陰にトランスポーターあり』ですね！ありがとうございます！！」

　気づけば、僕の目の前にはケンシロウのごつい顔。身を乗り出して聞いているうちに、すっかり元気（と暑苦しさ）を取り戻したようだ。良かった、良かった。

　調剤室に戻ろうとしていると、ケンシロウのガラケーが机の上で振動した。画面を目にしたケンシロウは、再びどんよりした空気を放ち始めた。

　ケンシロウは顔に似合わない弱弱しい声で、再び僕にこう話してきた。「先週末、大学時代の友達が紹介してくれた女の子とデートに行ったんですけど、今メールが来て、『ケンシロウ君とはもう会わない』って。オレ、彼女が欲しいっていう物、全部プレゼントして、彼女も喜んでくれたと思っていたのに……。一体、何がいけなかったんスかね？」

　残念ながら、その答えは自分で見つけてくれ。「愛することは個人的な経験であり、自分で経験する以外にそれを経験する方法はない」とエーリッヒ・フロムも言っている[4]。薬物相互作用のように一般化できるはずもない。女性の心理も、実に複雑だ。

＊　　＊　　＊

　「懐かしいですね〜。いい思い出ッス。オレも経験して成長しましたし、あれから随分たちますからね」。ポキポキとケンシロウの手指関節が音を立てる。

　ケンシロウよ、人間は一瞬で変わることができる。しかし、なかなか変わることができないのもまた事実なのだ。そう、時間は関係ない。そして、変わったということは本人だけが自覚できる。

　降り続ける雨はその勢いを失いつつあったが、僕は感じていた頭痛の拍動をはっきり感じるようになり、ぬるくなったコーヒーでロキソニンを流し込むのだった。

---

3) Clin Pharmacol Ther.2009;78-85.
呼吸 2013;32:439-56.
なお、リファンピシンは単回投与でOATP1B1・1B3阻害作用を示すが、反復投与すると、OATP1B1・1B3誘導効果が出てくるとされる。

4) 『愛するということ（新訳版）』エーリッヒ・フロム著、鈴木晶訳（紀伊國屋書店、1991）p.160

③ トランスポーターがとっつきにくい理由はここにあった！

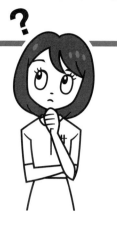

「そんなことがあったんですね」。それまでケンシロウの話を黙って聞いていたあゆみさんが口を開いた。

「そもそも私、トランスポーターって苦手です」

あゆみさんはバッグから雑誌を取り出す。「ちょうどこの雑誌にトランスポーターの相互作用が載ってたんですけど、なんか初めて見るような略号もあって……」

「確かに難しいよね」。ケンシロウはあゆみさんから雑誌を受け取ると、視線を落とす。「特定の組み合わせは分かってるんですけどね。添付文書に登場するトランスポーターの種類もいつの間にか増えているわ、聞いたことない名前も出てくるわで、なかなか……」

「例えば、さっきのスタチンとネオーラルの話でも、この雑誌にはOATP2って書いてあるんですよ。間違いッスか？ 添付文書はどうなってるのかな」

ケンシロウはタブレット端末でクレストール（一般名ロスバスタチンカルシウム）の添付文書を呼び出す。

> **併用禁忌（併用しないこと）**
> 薬剤名等：シクロスポリン（サンディミュン、ネオーラル等）
> 機序・危険因子：シクロスポリンが肝取り込みトランスポーターOATP1B1および排出トランスポーターBCRP等のトランスポーターの機能を阻害する可能性がある。

「やっぱりOATP1B1だ。っていうか、また知らないトランスポーター発見ですよ。排出トランスポーターBCRP！」ケンシロウはおどけてPPAP（ペンパイナッポー・アッポーペン）[1]の

1) お笑い芸人が演じるキャラクター・ピコ太郎の持ちネタ。耳に残る音楽とフレーズにより、2016年後半、インターネット動画共有サービスを介して世界的に流行した。

動作を始めた。僕はあの独特なメロディーを頭の中から追い出そうと、質問をひねり出す。ケンシロウはMDR1というトランスポーターを知っているだろうか？ とても有名なのだが。

「エム・ディー・アール・ワンですか？ それも初耳ですね」。ケンシロウは僕が難しい顔をしているのを見て、慌てて腕組みして考え込む。「でも有名なんですよね。ヒントくれませんか」

MDR1はABCトランスポーターの1つで、別名ABCB1ともいう[2]。もっと有名な別名があるが、それは後ほど。まずはMDR1の特徴を引用してみよう[3]。

> ・MDR1は多様な構造の薬剤を直接結合し、ATP加水分解に依存して細胞外へ排出する。それによって細胞内の薬剤濃度が低下し細胞が多剤耐性になる。
> ・MDR1は、小腸、肝臓、腎臓で生体異物の体外への排泄を行っているだけでなく、脳血液関門、精巣血液関門、胎盤などで、重要な器官や胎児を異物から保護している。

「それって、P糖蛋白じゃないですか」

さすがケンシロウ、その通り。MDR1の別名こそ、有名なP糖蛋白（P-glycoprotein：P-gp）なのだ。MDR1は遺伝子名で、研究者の間でしばしば用いられている。

同様に先ほどケンシロウが口にしたOATP2だが、この遺伝子名はSLCO1B1という。そして、トランスポーターとしての別名は、OATP2のほか、LST-1、OATP-C、SLC21A6、そしてOATP1B1と、実に5つもある。

「も〜、多過ぎ！ こんなの分かるわけがありませんよ」と、あゆみさんもお手挙げのようだ。

僕も昔はそう思った。とにかくトランスポーターには名称がいっぱいある。同じトランスポーターについて記述しているのに、書籍や論文によって、名称が違う。これがトランスポーターを分かりにくくしている理由の1つであることは間違いない。

現場としては、やはり添付文書などに合わせて理解していく方が便利だと思う。だから、僕はトランスポーターの記事や書籍を読み込むとき、OATP2をOATP1B1に、MDR1をP-gpに一つひとつ書き換えるようにしている。こうすると、やっているうちに覚えてしまうこともあるし、後でその資料の使い勝手が良くなる。ちょっと面倒ではあるがオススメだ。

2）ABC：ATP-binding cassette
MDR：multidrug resistance

3）乾賢一編『薬物トランスポーター活用ライブラリー』（羊土社、2009）p.127

「ユウさん、そういった地味なこと好きですもんね〜」と、ケンシロウがケラケラと笑う。「他にトランスポーターを分かりにくくしていることってありますか？」

まだ幾つかある。中でもややこしいのは、その発現部位、つまり臓器とサイドの問題だ（図1）。OATP1B1のように肝臓の血管側に特異的に発現しているトランスポーターもあれば、全身の臓器に発現しているトランスポーターもある。P-gpはその代表選手といっていいだろう。

トランスポーターには名称がたくさんあり、どの臓器（組織）のどちら側に発現しているのかを理解する必要がある。これらは基本事項ではある。だが、本当に悩ましいのは、トランスポーターの基質薬と阻害薬の相互作用において、その組み合わせが臨床上どの程度の影響を及ぼすのかといった定量的な問題についてだ。まずは「臨床上問題のある組み合わせとその結果」を押さえていった方が現実的かもしれない。

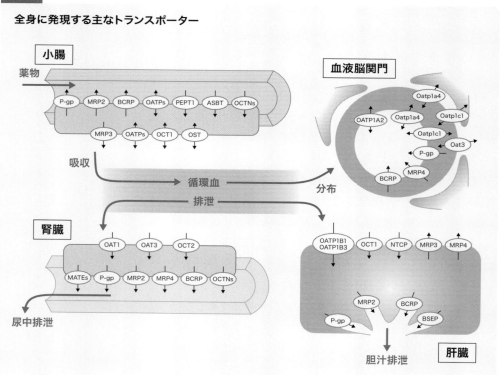

図1

全身に発現する主なトランスポーター

（乾賢一編『薬物トランスポーター活用ライブラリー』（羊土社、2009) p.17、Drug Metabolism and Pharmacokinetics.2002;17:93-108.より引用）

6月 — "機序不明"の陰にトランスポーターあり

メトグルコの体内での動きをトレースしてみる

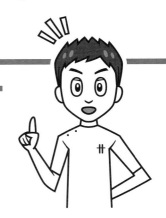

　一見、ややこしそうなトランスポーターだが、理解すると良いこともある。僕は2人を残したまま、投薬カウンターへ行き、『日本腎臓病薬物療法学会誌　特別号』（通称：グリーンブック）[1]を手にする。そして、そういえば「メトホルミンの適正使用に関するRecommendation」（2016年5月12日）の改訂情報を反映させていなかったな、と思い至る。

　今改訂では、禁忌・慎重投与の線引きが明確に行われた。具体的には、「腎機能を推定糸球体濾過量eGFRで評価し、eGFRが30（mL/分/1.73m^2）未満の場合にはメトホルミンは禁忌である。eGFRが30〜45の場合にはリスクとベネフィットを勘案して慎重投与とする」とされた。

　2人の下に戻った僕はメトグルコ（メトホルミン塩酸塩）のページを開き、左ページに修正を加える。

　「ユウさん、前から気になってたんですけど」。あゆみさんは僕の隣に席を移す。「その冊子、よく見てますよね。どうやって使うんですか？」

　グリーンブックの左ページには腎機能に応じた薬の使い方。でも、僕がよく参照するのは、実は右ページの体内動態パラメータだ。いちいちインタビューフォームを呼び出して、パラメータを探すことを考えると、随分と楽をさせてもらっている。僕はこういうパラメータを眺めては、薬の生体内の動きをイメージ、というか、トレースするんだ。イメージトレーニングならぬイメージトレーシング、と呼んでいる。

「薬の動きをトレースですか？」

　あゆみさんは興味津々だ。「ぜひ1つ、イメージトレーシングとやらを、やってみてください！」

1）日本腎臓病薬物療法学会の会員限定で配られた特別号。「腎機能別薬剤投与方法一覧」と「体内動態パラメータ」などの情報が見開きページに記載されている。これを手にするだけでも、会員になる価値がある（非売品）。

では、ちょうど参照していたメトホルミンを例にやってみよう。グリーンブックのパラメータを利用して、メトホルミンをトレースしていくことにする。

まず、メトホルミンのバイオアベイラビリティ（BA）は50〜60％（空腹時）、吸収されずに流れていく薬が結構あるわけだ。これが下痢や悪心を中心とした用量依存性の消化器症状につながる。しかし、これは慣れることも多いし、悪いことばかりではない。腸管からの糖吸収抑制効果をもたらす。

さらに、消化管に残ったメトホルミンは、ASBTという消化管腔から小腸上皮細胞への胆汁酸輸送を担うトランスポーターを阻害する[2]。つまり、胆汁酸の再吸収を抑制する。再吸収されなかった胆汁酸は下部消化管のL細胞の受容体に結合し、GLP-1の分泌を増加させることになる。この辺りの詳しい内容は糖尿病薬のテーマのとき[3]に取り上げよう。

続いて、吸収されたメトホルミンは、様々な標的臓器にアプローチする。メーンは肝臓。ここで糖新生を抑制する。これが最も重要だ。その他にも、骨格筋や脂肪細胞にもアクションする。当然、分布容積は1〜4L/kgと大きい。

役目を終えたら排泄だ。グリーンブックの「代謝・CYP・トランスポーター」の項には、「ほとんど代謝されず、未変化体のまま尿中に排泄される。hOCT2の基質になり、hOCT2を介して尿中に排泄される」とある[4]。尿中未変化体排泄率も80〜100％の完全な腎排泄型薬剤だ。

では、どうやって腎臓から排泄されるのか。尿中排泄は、糸球体濾過、尿細管分泌、そして尿細管再吸収の3つから成るが、メトホルミンは水溶性薬物なので再吸収は無視していい。よって、糸球体濾過と尿細管分泌の足し算で排泄されることになる。

メトホルミンのクリアランス（CL）[5]は、CL/F 800mL/分（FはBA）と糸球体濾過量を超えている。尿細管からの分泌がない限り、腎臓のみで消失する薬のCLが100mL/分を超えることはない。このことから、メトホルミンは尿細管分泌でかなり排泄されていることが分かる（従って、Recommendationの「GFR」が意味するところは、糸球体濾過量だけでなく、尿細管分泌［や再吸収］を含めた腎機能全体であることに注意したい）。

尿細管分泌にはトランスポーターが関与する（**図2**）。腎臓

2）ASBT：apical sodium dependent bile acid transporter
ちなみに、ASBT阻害薬は脂質異常症治療薬の薬効標的になり得るということで、研究開発が進んでいるそうだ。

3）2月（339ページ）参照

4）OCT：organic cation transporter（有機カチオン輸送体）
・OCT1は主に肝臓の血管側に発現し、水溶性が高い塩基性の小分子化合物を肝実質細胞内に取り込む。
・OCT2は腎臓に最も豊富に発現しており、血中の塩基性薬物や老廃物などを腎上皮細胞内に取り込む。
・メトホルミンの場合、OCT1で肝臓に取り込まれ、OCT2で腎臓に取り込まれる。

5）クリアランス（CL）：薬の除去能力を示すパラメータ。単位時間当たりに体内から薬が減少していく速度の血中濃度に対する割合。

血管側のトランスポーターOCT2を介して腎上皮細胞内に取り込まれ、排泄トランスポーターMATE1を介して尿中に排泄される。

このようにトランスポーターを意識することで、薬のイメージトレーシングはぐっと具体性を帯びたものになるのだ。

「なるほど、勉強になりました〜」と言いつつ、あゆみさんは人差し指をピンと立てる。「1つ質問です。また知らないトランスポーターが登場してましたけど……」

MATE（multidrug and toxin extrusion）は、カチオン性薬物など生体内異物の排泄の最終段階で働く排泄トランスポーターだ。こうした最終段階の排泄トランスポーターはアンカートランスポーターとも呼ばれ、薬物動態において重要なポジションにある。

では、こちらからも質問。次に示す、メトグルコの添付文書に記載されているシメチジンとの相互作用。関与しているトランスポーターはOCT2とMATE1のどちらだと思う？

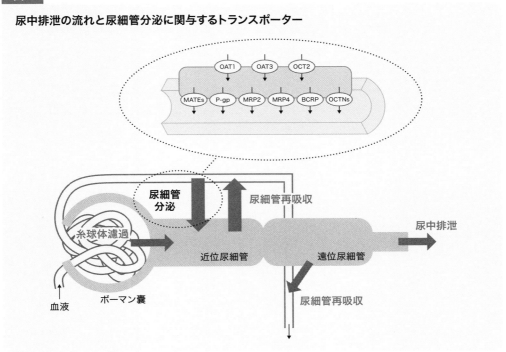

図2

尿中排泄の流れと尿細管分泌に関与するトランスポーター

> **併用注意**
> **(4) 有機カチオン輸送系を介して腎排泄される薬剤**
> **シメチジン**
> 【臨床症状・措置方法】
> 併用により本剤または相手薬剤の血中濃度が上昇し、作用が増強する恐れがある。観察を十分に行い、必要に応じて本剤または相手薬剤を減量するなど慎重に投与すること。
> 【機序・危険因子】
> 尿細管輸送系をめぐる競合的な阻害作用による本剤または相手薬剤の血中濃度上昇が考えられている。

「え〜っと、有機カチオン輸送系って書いてあるし……。でもMATEもカチオン性薬物の排泄なんですよね。う〜ん」。あゆみさんは添付文書を隅々まで眺める。「添付文書のどこにもMATE1なんて出てこないからOCT2と思わせておいて、MATE1なんでしょ！」

ご名答。シメチジンはOCTやMATEの阻害作用を有すると言われているが、臨床用量においてシメチジンはMATE阻害薬として考えていいようだ[6]。

6) J Pharmacol Exp Ther. 2012;340:393-403.

そういった研究を踏まえてだろう。『医薬品開発と適正な情報提供のための薬物相互作用ガイドライン（最終案）』（以下、『相互作用ガイドライン』）のp.38には次のように記載されている（**図3**）。

「OCT2阻害による臨床薬物相互作用の報告はなく、OCT2の基質であることの情報提供だけでよくて、MATE1の基質ならシメチジンと臨床薬物相互作用試験を推奨する」

あゆみさんが目を丸くする。「じゃあ、シメチジンとの注意喚起がされているってことは、MATE1の基質だって分かっていたわけですね。でも添付文書には書かれてない。なんか意地悪じゃないですか？」

トランスポーターは新しい分野だから、真相というか、そういった順序はよく分からない。でもシメチジンとの相互作用試験が行われているのなら、その薬はMATEの基質かもしれない、と今後は疑った方がいいだろう。

図3

被験薬がOCT2、OAT1、OAT3、MATE1およびMATE2-Kの基質となる可能性の評価

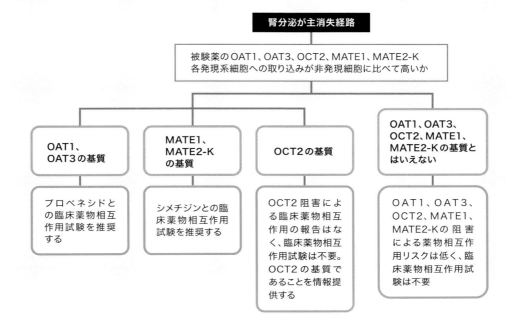

(『医薬品開発と適正な情報提供のための薬物相互作用ガイドライン（最終案）』より引用、表3とも）

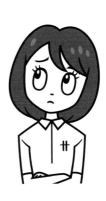

5 トランスポーターが関わる併用禁忌を押さえよ

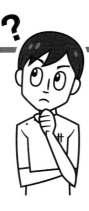

「雨、少し落ち着いてきたみたいですね」。あゆみさんが窓の外を見やって伸びをする。「ちょっと休憩しませんか。買い出しに行きそびれちゃったので、今日は特別に私の非常食を提供しちゃいます！」あゆみさんはそう言うや否や、ミニキッチンの前に椅子を運び、靴を脱いで立った。

あっけに取られている僕らを尻目に、天袋からクッキーやスナック菓子を次々と取り出していく。「ラッキー！ちょうど賞味期限が来るところだった。あ、ラスクもある〜」。道理で勉強会が始まる前からあゆみさんがご機嫌だったわけだ。

「えっと、さっきの話なんですけど」。ケンシロウは気を取り直して僕に向き合う。

「ユウさん、『臨床上問題のある組み合わせと
その結果を押さえていった方が現実的』って
言っていましたよね。なら、まずトランスポーターが
関与する併用禁忌を押さえてしまいたいッス」

なるほど、それはいい。それでは、全部は網羅できないが、『相互作用ガイドライン』を手掛かりに要点を見ていこう。

トランスポーターが関与する併用禁忌は、そんなに多くはない。**表3**のうち、2つのトランスポーターだけを追えばいい。1つはOATP1B1、1B3に関与するもの。これらは肝細胞の血管側だけに存在する取り込みトランスポーターだ。ここに紹介されているOATP1B1・1B3阻害薬（以下OATP阻害薬）は、シクロスポリン（商品名サンディミュン、ネオーラル他）とリファンピシン（リファジン他）。たったこれだけ。そして、この2つが関与する相互作用はもう勉強済みだ[1]。

シクロスポリンとリファンピシンが関与する併用禁忌をまと

1) シクロスポリンは80ページ、リファンピシンは85ページ参照

表3

各トランスポーターのin vivo典型阻害薬

トランスポーター	遺伝子	典型阻害薬
P-gp	ABCB1	アミオダロン（アンカロン） クラリスロマイシン[a]（クラリシッド、クラリス） シクロスポリン[a]（サンディミュン、ネオーラル） イトラコナゾール（イトリゾール） キニジン（キニジン硫酸塩） ラノラジン★ ベラパミル（ワソラン）
BCRP	ABCG2	クルクミン★ エルトロンボパグ（レボレード）
OATP1B1 OATP1B3	SLCO1B1 SLCO1B3	シクロスポリン[b]（サンディミュン、ネオーラル） リファンピシン[c]（リファジン）
OAT1 OAT3	SLC22A6 SLC22A8	プロベネシド（ベネシッド）
MATE1 MATE2-K	SLC47A1 SLC47A2	シメチジン（タガメット） ピリメタミン★

a）臨床血中濃度でOATP1B1およびOATP1B3も阻害することが報告されていることに注意が必要
b）臨床血中濃度で消化管のP-gpも阻害することが報告されていることに注意が必要
c）反復投与すると誘導効果が出てくるので、単回投与での適用
★ 国内未発売または販売中止　　かっこ内は主な商品名

めてみる（**表4**）。

「リファンピシンとバニプレビルの併用継続で血中濃度が下がるって、グリベンクラミドにリファンピシンを併用したときと同じ理屈でいいんですか？」

いつの間にかテーブルに戻ったあゆみさんが、クッキーに手を伸ばしながら質問する。その通り。ケンシロウの失恋話に惑わされることなく、ちゃんと理解できているようだ。

実はリファジンの添付文書にもはっきりとその機序が記されている。もう添付文書にも当然のように記載される時代なのだ。

併用禁忌

バニプレビル（バニヘップ）

［臨床症状・措置方法］

バニプレビルとの併用初期に、バニプレビルの血中濃度が上昇する恐れがある。また、併用継続により、併用初期よ

表4

OATP阻害に起因するシクロスポリンとリファンピシンの併用禁忌

OATP1B1・OATP1B3阻害薬	併用禁忌の基質薬	備考
シクロスポリン（サンディミュン、ネオーラル）	ピタバスタチン（リバロ） ロスバスタチン（クレストール）	他のスタチン系薬も血中濃度がかなり上昇する
	ボセンタン（トラクリア）	肺動脈性肺高血圧症治療薬
	アスナプレビル（スンベプラ）	C型肝炎治療薬
	バニプレビル（バニヘップ）	C型肝炎治療薬
リファンピシン（リファジン）	バニプレビル（バニヘップ）	併用継続によりバニプレビルの血中濃度が低下

かっこ内は主な商品名。C型肝炎治療薬の併用禁忌は135ページ表5参照（添付文書を基にまとめ、表5とも）

りもバニプレビルの血中濃度が低下する恐れがある。
［機序・危険因子］
有機アニオントランスポーター（OATP1B1およびOATP1B3）を介したバニプレビルの肝臓への取り込みを阻害すると考えられている。また、本剤の肝薬物代謝酵素（CYP3A4）誘導作用により、バニプレビルの代謝が促進されると考えられている。
（リファジンカプセル150mgの添付文書より改変引用）

さて次に、もう1つのトランスポーターを見ていこう。注意すべきトランスポーターといえば、そう、P-gp。P-gpの典型阻害薬、その筆頭はイトラコナゾール（イトリゾール他）だ。アゾール系抗真菌薬はCYP阻害薬としてだけでも気を使うのに、イトラコナゾールは強力なP-gp阻害薬でもある。

そして、ここでもシクロスポリンが登場する（**表5**）。シクロスポリンはOATP阻害薬でもあり、P-gp阻害薬でもあるのだ（さらに中程度のCYP2C8、2C9、3A4阻害薬でもあって、もうイヤになる）。

ついでに、P-gp誘導薬と併用禁忌がある薬剤といえば、今話題のソホスブビル（ソバルディ、ハーボニーに配合）だ。これは別途取り上げる[2]。

「え、ちょっと待ってください」。あゆみさんが慌てて手を挙げる。

2）7月⑤C型肝炎の薬に抗HIV薬が配合されているワケ（132ページ）参照

表5

P-gp阻害に起因するイトラコナゾールとシクロスポリンの併用禁忌

P-gp阻害薬	併用禁忌の基質薬	備考
イトラコナゾール（イトリゾール）	アリスキレン（ラジレス）	主に小腸P-gp阻害に起因、肝P-gpも関与
	ダビガトラン（プラザキサ）	主に小腸P-gpに起因、腎P-gpも関与
	リバーロキサバン（イグザレルト）	主にCYP3A4阻害[※]、腎P-gpも関与
	リオシグアト（アデムパス）	肝・腎P-gpが関与
シクロスポリン（サンディミュン、ネオーラル）	アリスキレン（ラジレス）	主に小腸P-gp阻害に起因、肝P-gpも関与

※ リバーロキサバンはフルコナゾール以外のアゾール系抗真菌薬と併用禁忌

「小腸のP-gpとか肝のP-gpとか、どうやって判断しているんですか？」

　OATPとは違って、P-gpは多くの臓器に発現している（90ページ図1参照）。にもかかわらず、ピンポイントでその臓器のP-gpが関与しているといえるのはなぜか。

　まず、ダビガトランエテキシラートメタンスルホン酸塩（プラザキサ）を例に考えてみよう。ダビガトランのBAはわずか6.5％しかない。BAが小さい薬剤はその吸収過程、つまり小腸におけるP-gpの阻害の影響を大きく受ける。よって、ここがメーンとなる。さらにダビガトランは腎排泄型薬剤で、一方のP-gp阻害薬のイトラコナゾールは胆汁および腎より排泄される。従って、腎のP-gpの影響も考えられる。

　リバーロキサバン（イグザレルト）とイトラコナゾールの併用ではどうだろうか。リバーロキサバンの併用禁忌や併用注意の顔ぶれを見ると、CYP3A4阻害だけでも説明できそうだが、CYP3A4とP-gpの基質認識性は類似しており、当然、その阻害薬も似ている。どうしても「CYP3A4・P-gp阻害」と併記するしかない。

　では、そのP-gp阻害はどの臓器で起こっているのか。リバーロキサバンのBAはほぼ100％であり、肝臓のCYP3A4で代謝され、腎排泄される。よって、小腸のP-gp（および小腸のCYP3A4）の関与は少なく、腎のP-gpが関与することになるわけだ。

では練習問題。アリスキレンフマル酸塩（ラジレス）はBAが2〜3％で胆汁排泄される。リオシグアト（アデムパス）はBAが100％で胆汁と腎から排泄される。それぞれをイトラコナゾールと併用した場合、イトラコナゾールはどの臓器のP-gpを阻害することで相互作用を引き起こすと考えられるだろうか。

「ラジレスは小腸、アデムパスは肝と腎ですね」

その通り。あゆみさんは理解したようだ。基質薬のBAや、P-gp阻害薬と基質薬の排泄経路の組み合わせによって、どの臓器のP-gpに起因するのか推測可能なのだ。

その相互作用がどこで起きているのか。これが分かるようになることは、それらの薬の動きがイメージできていることにほかならない。この考え方は当然、他の併用注意などにも応用が利く。

「なるほど。単に結果を覚えているだけではなくて、薬の動きごと把握していたんですね」。あゆみさんの大きな目がますます大きくする。「ちょっとだけ秘密が分かった気がします」

6 ジゴキシンとの併用に注意すべきP-gp阻害薬の見分け方

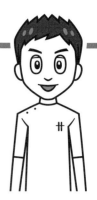

「P-gpの基質といえば、ダビガトランと並んで
ジゴキシンも大事っすよね？
実はジゴキシンの相互作用を調べたことがあって、
それを基にイメージトレーシングとやらを
ちょっと試してみたいなと」

　『薬物相互作用ガイドライン』には、P-gpの典型基質薬として、ダビガトラン、ジゴキシン（商品名ジゴシン他）、フェキソフェナジン塩酸塩（アレグラ他）[1]が列挙されている。
　ケンシロウのノートをのぞくと、そこには走り書きや資料をコピーして切り貼りした図表でぎっしり埋め尽くされている。90ページ図1を見ながら、ケンシロウと一緒にジゴキシンのイメージトレーシングにチャレンジしてみよう。
　ジゴキシンのBAは約60～80％。消化管からの吸収が100％とならない理由の1つが小腸のP-gpだ。また、個人差も大きい。
　分布容積は7L/kgと非常に大きい。標的臓器である心筋への移行性は大きいが、脂肪組織へはほとんど分布しない。ということは、肥満患者での投与量の設定には注意が必要となる。また、透析で浄化できるのは血漿と間質液（細胞外液）だけなので、細胞内液まで分布する（分布容積の大きい）ジゴキシンは透析で除去できない。
　一部は腸肝循環する。これには肝臓のP-gpが関与する。また、CYP3A4による代謝は無視できるほどであり、ほとんどは腎臓から未変化体のまま排泄される。よって全身クリアランスは腎機能に依存する[2]。
　さらに、ジゴキシンは血液脳関門（BBB）を通過するが、通

1) フェキソフェナジンは肝消失にOATP1B1、OATP1B3、MRP2、MRP3並びに腎排泄にはOAT3、MATE1、MATE2-Kの関与が報告されていることに注意が必要。

2) 同様の理由により、ジゴキシンはP-gpを介した薬物相互作用研究のプローブ薬となっている。P-gpの基質薬というのは、同時にCYP3A4の基質薬となることが多い。

常、脳内にはほとんど移行していない。これもP-gpの働きによるわけだが、では、P-gp阻害薬と併用した場合はどうだろうか。血中濃度は有効域にあっても、ジゴキシンが脳内へ移行することによって、視覚異常などが出現することがある。つまり、組織移行率が変動するわけだ。

ジゴキシンは糸球体濾過とP-gpを介する尿細管分泌によって尿中へ排泄される。そして、P-gp阻害薬との相互作用は主にこの過程で起こっており、腎機能が低下すればするほど、その影響度は大きくなる。ジゴキシン錠0.0625「KYO」／ハーフジゴキシンKY錠0.125／ジゴキシンKY錠0.25のインタビューフォーム（2016年2月［第10版］）p.20には次のような記載がある。

> **（1）排泄部位および経路**
> 　腎排泄を主経路とし、糸球体濾過とP糖蛋白質を介する尿細管分泌により尿中に排泄される。
> **（2）排泄率**
> 　静注されたジゴキシンは、投与後1週間で約80％が尿中に排泄され、約17％が糞便中に排泄された。また、尿中に排泄されたジゴキシンの90％以上は未変化体で排泄された。
> ＜参考＞
> a）健康成人では、ジゴキシンのクリアランスと内因性クレアチニンクリアランスの比はほぼ一定であり、約0.8である。この比が1に近いことは、糸球体で濾過されたジゴキシンが、ほとんど再吸収されないことを意味する。また、ジゴキシンの尿細管からの排泄は、腎臓全体から排泄されるジゴキシンの28％にすぎない。しかし、重篤な腎不全になると、この比は4.0にまで増大する。これはジゴキシンが積極的に尿細管から排泄されていることを示唆する。

そして、最後はジゴキシンとP-gp阻害薬の相互作用だ。**表6**はジゴキシンの血中濃度上昇率とP-gp阻害薬の血中濃度との関係を示している。

この結果から、P-gp阻害薬の濃度が相互作用の強さを決定している、と説明できる。つまり、通常投与量での血中濃度が高いものほど、相互作用が強く表れるわけだ。これは、

表6

ジゴキシンの相互作用の予測

P-gp阻害薬	血中濃度※ (μmol/L)	ジゴキシンの 血中濃度上昇度(%)
キニジン	6.0〜12	100〜200
クラリスロマイシン	1.0〜4.0	100〜150
アミオダロン	0.6〜3.0	70〜100
イトラコナゾール	0.2〜1.5	35〜80
プロパフェノン	0.2〜1.5	35〜60
ベラパミル	0.3〜0.8	40〜80
シクロスポリン	0.2〜0.7	10〜80
スピロノラクトン	0.2〜1.0	0〜20

※P-gp阻害薬を通常用量で投与した場合のCmax
(Ann Pharmacother.2003;37:178-81.より引用)

　P-gp阻害薬が一般に高い脂溶性を示すために、容易に拡散することを考えれば納得がいく。キニジン（キニジン硫酸塩）やクラリスロマイシン（クラリシッド、クラリス他）、そしてアミオダロン塩酸塩（アンカロン他）。この3剤は通常投与量においても特に注意が必要な薬と覚えておきたい。汎用薬であるクラリスロマイシン400mg/日とジゴキシンの併用では、ジゴキシンの腎クリアランスが低下し、血清中濃度が2.5倍ほどに跳ね上がる（図4）。この結果は、表6と符合する。

　ベラパミル塩酸塩（ワソラン他）などは先の3剤ほどの影響はない。しかし、患者の腎機能が低下するほど、ジゴキシンは"積極的に尿細管から分泌される"ようになる。つまりP-gpを介した排泄の寄与率が大きくなり、より注意が必要となる。

　では、スピロノラクトン（アルダクトンA）はどうか。ジゴキシンの濃度を1.2倍に上昇させる、このときのスピロノラクトンのドーズは200mgであり、臨床で使用されている量では、ほとんど問題ないと考えられる[3]。

　同様に、ジゴキシンの添付文書で併用注意とされているアトルバスタチン（リピトール）も、アトルバスタチン80mgとの併用においてジゴキシン濃度を1.2倍に上昇させることから、これも問題ないと思われる[4]。さらに、機序不明とされている汎用薬のテルミサルタン（ミカルディス）などによるジゴキシ

3) Eur J Clin Pharmacol.
1992;42:481-5.

4) J Clin Pharmacol.
2000;40:91-8.

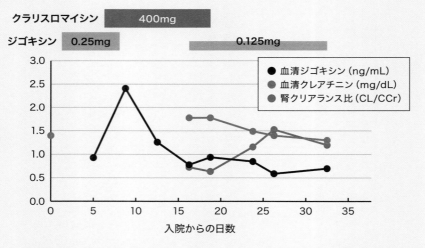

図4 ジゴキシンとクラリスロマイシンの相互作用

62歳男性。ジゴキシン服用中に肺炎を併発したため、クラリスロマイシンを併用投与した。血清クレアチニン値に大きな変化は見られないが、ジゴキシンの血中濃度の顕著な上昇と腎クリアランスの低下を認めた。

(『薬物トランスポーター活用ライブラリー』p.170、Clin Pharmacol Ther.1998;64:123-8.を基に作成)

ン濃度の軽微な上昇も、臨床上問題となることは少ないだろう。

——以上がケンシロウがプレゼンテーションした内容。よく調べてあるし、ジゴキシンのイメージトレーシングもバッチリだ。そして、どのP-gp阻害薬に気をつけるべきか、あるいは問題ないと考えられるかまでよく分かる。こういった点が、フラットな情報しかない添付文書では分からないところなのだ。

「そうでしょ！ その点も意識したんスよ」とケンシロウは満足げだ。「ユウさんが薬局に置いている文献や書籍を勝手に使わせてもらいましたよ」

P-gp阻害薬に着目すると、主にジゴキシンの血中濃度の変化、つまり薬物動態学（PK）的な話に終始してしまう。P-gpを介した相互作用の勉強と考えると、それは仕方のないことなのかもしれない。僕たちは、自分が探しているものを見てしまうからだ。だが実際には、ジゴキシンの中毒域と有効治療域に明瞭な境界は存在しないと思っていい。つまり、オーバーラップ域が存在するわけだ[5]。その前提、つまり薬力学（PD）的な視点からも考える必要があることを付け加えておこう。

5) 108ページ参照

7 リファンピシン併用による ジゴキシン血中濃度低下の機序

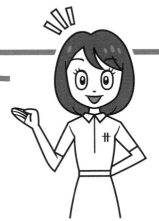

「ケンシロウさんのこのノート、すごくよくまとまってますね〜」。あゆみさんが感嘆の声を上げる。ケンシロウは鼻高々といった様子だ。

「ところで、P-gp誘導薬の方はどうなんですか？」

「いやぁ、阻害薬の方だけで力尽きちゃってさ」。ケンシロウは慌ててタブレット端末でジゴシンの添付文書を呼び出す。「リファンピシンとセント・ジョーンズ・ワート（SJW）が併用注意に載っているようだね」

> **併用注意**
> **リファンピシン**：P糖蛋白質、肝薬物代謝酵素の誘導作用により、本剤の血中濃度が低下するとの報告がある。
> **セイヨウオトギリソウ（St.John's Wort、セント・ジョーンズ・ワート）含有食品**：本剤の排泄が促進され血中濃度が低下する恐れがあるので、本剤投与時はセイヨウオトギリソウ含有食品を摂取しないよう注意すること。

リファンピシン（リファジン他）については、僕のオススメの『薬物トランスポーター活用ライブラリー』に興味深いデータが載っている（図5）。

まず、この試験がリファンピシン投与10日後に行われているのは、P-gpもCYPと同様、核内受容体（プレグナンX受容体[PXR]）の活性化を介して誘導されるために、日数を要するからだ。

なお、薬剤によるPXR活性化作用の強さは、強い順にリファンピシン、バルビツール酸系薬＞フェニトイン、カル

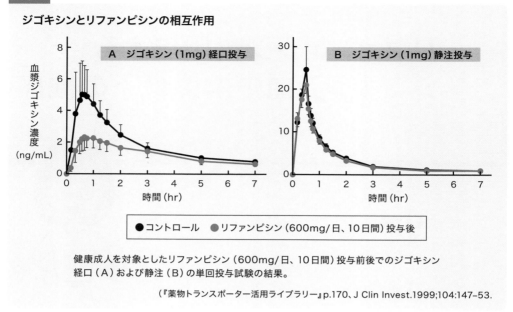

図5 ジゴキシンとリファンピシンの相互作用

健康成人を対象としたリファンピシン（600mg/日、10日間）投与前後でのジゴキシン経口（A）および静注（B）の単回投与試験の結果。

（『薬物トランスポーター活用ライブラリー』p.170、J Clin Invest.1999;104:147–53.）

1) 杉山正康編著『新版 薬の相互作用としくみ』(日経BP社、2016) p.304

2) AAPS J.2009;11:710-27.

バマゼピン、SJW＞副腎皮質ホルモンであるとされている[1]。

　さて、結果はというと、経口投与のAにおいては有意にAUCが減少しているのが見て取れる。一方、静注のBではほとんど変化がない。つまり、この相互作用は小腸で起こっているということになる。小腸において、リファンピシンによって誘導された、いつもよりたくさんのP-gpがせっせとジゴキシンを腸管内へとくみ出した結果なのだ（BAは30％減少している）。

　次に、そこそこのP-gp誘導薬であるSJW。これもジゴキシンの血中濃度を低下させる。機序も恐らく同じであり、ジゴキシンのAUCを20〜30％低下させるとの報告がある[2]。

　ジゴキシンを心不全に用いる場合、その血中濃度は0.5〜0.8ng/mLくらいの低めでコントロールされているケースが多い。低用量のジゴキシンは、心不全において亢進している交感神経活性の鎮静化をもたらすと考えられているからだ。そこにP-gp誘導薬が加わると、SJWであっても、ジゴキシンの血中濃度が有効域から外れかねない。そうなると運動耐容能の低下や心不全の悪化につながってしまう。

　SJWは抗うつ効果に一定の評価のあるサプリメントである（海外では軽度から中等度のうつ病の治療に広く用いられて

いる）。その最大の問題点は、多くの医薬品との相互作用が報告されているP-gpおよびCYPの誘導薬であるにもかかわらず、専門家の手を介することなく、コンビニエンスストアや通信販売で誰でも簡単に手にすることができてしまう。このことに尽きる。それ故、僕らが意識して目を光らせておくしかないだろう。

　今日はここらでソクラテス会をお開きとしよう。

> **まとめ**
>
> 1. トランスポーターがとっつきにくい理由が分かれば対策が打てる。名称と発現部位だ。そして、そのトランスポーターの働きが、「取り込み」「くみ出し」のどちらであるかを押さえよう。
> 2. トランスポーターが関与する相互作用を併用禁忌とジゴキシンを中心に押さえよう。
> 3. トランスポーターを意識すると生体内での薬の動きが具体的にイメージできる。

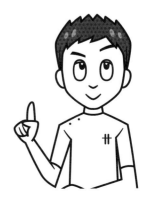

Column

ジゴキシンの感受性に影響する相互作用

　ジゴキシンの有効治療血中濃度範囲は一般的に 0.5 〜 2.0ng/mL（血清中濃度）と考えられており、その範囲は非常に狭い。さらに、中毒域と有効治療域の間に明確な境界はなく、オーバーラップ域が存在する。

　特に、電解質のバランスが崩れた状態（低カリウム血症、高カルシウム血症、低マグネシウム血症など）、腎疾患のある患者、血液透析を受けている患者、甲状腺機能の低下している患者、交感神経系緊張の亢進した患者、心臓に器質的変化のある患者および高齢者などでは、有効血中濃度範囲にあっても中毒を起こす可能性がある。これらの病態においては、ジゴキシンの感受性が増しているとも考えられ、ジゴキシン濃度が 0.5ng/mL 未満でも十分な効果が得られる可能性が指摘されている。

　従って、血中濃度だけに頼るのではなく、正確な臨床状態の把握とジゴキシン中毒症状の知識が必須となる。また、経口投与されたジゴキシンは主に小腸上部で吸収されるが、極性が高いために吸収は不完全であり個体差も大きい。加えて他剤との相互作用も体内動態に影響するため、患者個々において十分な観察が必要だ[1]。

　ジギタリス中毒の症状を押さえておこう[2]。

> ジギタリス中毒：高度の徐脈、二段脈、多源性心室性期外収縮、発作性心房性頻拍等の不整脈が表れることがある。また、さらに重篤な房室ブロック、心室性頻拍症あるいは心室細動に移行することがある。初期症状として消化器、眼、精神神経系症状が表れることが多いが、それら

1) ジゴキシン錠0.0625「KYO」/ハーフジゴキシンKY錠0.125/ジゴキシンKY錠0.25のインタビューフォーム（2016年2月［第10版］）p.12より引用、一部改変

2) ジゴシン錠のインタビューフォームp.24-25より引用

の症状に先行して不整脈が出現することもある。このような症状が表れた場合には、減量または休薬するなど適切な処置を行うこと。

・消化器症状…食欲不振、悪心・嘔吐、下痢など
・眼症状…視覚異常（光がないのにちらちら見える、黄視、緑視、複視など）
・精神神経系症状……めまい、頭痛、失見当識、錯乱、譫妄など

次にジゴキシンの併用注意薬の中から、同薬の感受性に影響し、作用を増強し得るものをピックアップしてみる（**表S1**）。

特に注意すべきは低カリウム血症。ジゴキシン中毒が疑われたら、投与の中止と血中カリウムの正常化を一番に考える。

表S1　ジゴキシンの感受性に影響する併用注意薬

薬剤名など	考えられる機序など
強心薬 　　アムリノン（販売中止）	過度の利尿による低カリウム血症
カリウム排泄型利尿薬 　　チアジド系利尿薬、クロルタリドン、フロセミド　等 **アセタゾラミド**	過度の利尿による血中カリウム値の低下傾向。 カリウムを排泄する利尿薬は要注意
ポリスチレンスルホン酸塩	腸内のカリウムイオンとのイオン交換による血中カリウム値の低下。 効き過ぎや漫然投与に注意
副腎皮質ホルモン剤	副腎皮質ホルモンによる低カリウム血症
ビタミンD製剤 　　カルシトリオール　等	これらの薬剤による血中カルシウム値の上昇
カルシウム経口薬 **カルシウム含有製剤** 　　高カロリー輸液　等	
アムホテリシンB **エンビオマイシン（筋注）**	これらの薬剤による血中カリウム値の低下。 経口投与（ファンギゾンシロップ他）は消化管から吸収されないので問題ない

このほか、ジゴキシンと薬力学的相互作用を起こす薬剤には、抗不整脈薬、β遮断薬、降圧薬（レセルピン系）、交感神経刺激薬などがある。

（ジゴシン錠の添付文書より引用、一部改変）

なぜ、低カリウム血症（3.5mEq/L以下）になるとジゴキシンの感受性が高まるのか。それはジゴキシンの薬理作用を考えれば理解できる。

　ジゴキシンは、心筋細胞膜のNa^+/K^+-ATPase（Na^+-K^+ポンプ）を直接阻害する。つまり、Na^+を細胞外へ流出させ、K^+を細胞内へ取り込むことをブロックすることから始まる。このとき、血中（心筋細胞外）のK^+が減少しているとどうなるだろう。そう、取り込むものが少ないために、K^+の流入は抑制される。それはジゴキシンの作用が強くなったようなもの。すなわち、ジゴキシンの感受性が亢進するというわけだ（反対に、高カリウム血症となれば当然、ジギタリスの作用減弱が起きる可能性がある）。

　また、低カリウム血症に注意を要する併用薬は上記のものだけではない。芍薬甘草湯など特に注意を要するものが網羅されていない。同じく低カリウム血症を回避すべきアビラテロン酢酸エステル（商品名ザイティガ）の「適正使用ガイド」の表が参考になる（**表S2**）。

　さらに、下痢・嘔吐に伴う低カリウム血症においては、ジギタリス中毒を起こしやすくなる。ここに脱水が加わると、ジゴキシンの血中濃度上昇も加わることになり、そのリスクはさらに高くなる。

表S2　低カリウム血症を引き起こす可能性のある薬剤

利尿薬	その他
・ループ利尿薬 　フロセミド、トラセミド 　アゾセミドなど ・サイアザイド系利尿薬 　トリクロルメチアジドなど ・浸透圧利尿薬 　D-マンニトール、グリセオール 　（濃グリセリン）	・インスリン ・グリチルリチン含有薬 　甘草含有漢方 　グリチロン（グリチルリチン酸－アンモニウム・グリシン・DL-メチオニン） ・抗菌薬 　アムホテリシンB、ポリミキシンB 　カルベニシリン、ペニシリンなど ・抗パーキンソン病薬 ・下剤（長期服用時）

（「ザイティガ適正使用ガイド」を基に作成）

ちなみに、薬歴に記録する際のSOAPでいうと、O情報に患者の病態やそれをもたらす併用薬が記録されることになる。そして、ジゴキシンの感受性アップといったアセスメントがなされ、ジゴキシン中毒の初期症状を伝える、併用薬を控えめにする、といった薬歴が完成することになるだろう。こうした薬歴のひな型は初学者には有用かもしれない。

> **ジゴキシン服用患者の薬歴の記載例**
>
> S）（主訴）
> O）（低カリウム血症を引き起こし得る併用薬や病態など）
> A）低K血症によるジゴキシンの感受性アップの恐れ
> P）不整脈や消化器、眼、精神神経系症状→すぐに受診　甘草含有漢方薬などを控えめにする等

Column

1つの薬をADMEで追ってみる

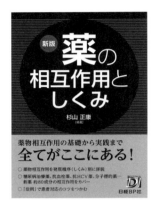

「ジャ〜ン、買っちゃいました！」

ある日、あゆみさんが喜々として僕に報告してきた。彼女が手にしているのは、『新版 薬の相互作用としくみ』。中身だけではなく、外見も実に厚い。728ページ、なんと厚さ3cmを超える。「通勤中に読もうかな〜と思ってたんですけど、若い女性が電車の中でこんな厚い本を広げるのはちょっと抵抗があるんで、さすがに思いとどまりました」

若い女性が電車内で分厚い本を広げることへの抵抗感、正直僕にはよく分からなかったが、そうだね、と僕はうなずき賛同の意を示す。ケンシロウなら気にせず読み進めるどころか、この本の重さを利用してトレーニングを始めたりしそうだ。

「ユウさんに薦められて買っちゃいましたけど、この本ってどうやって使えばいいんですかね」。あゆみさんは書籍の索引のページを適当に開いては語を継ぐ。「索引だって、例えばシメチジンなら、こ〜んなにもあるんですよ。もう引く気が起きないというか、何というか…」

あゆみさんが指した先には、大学受験の合格者発表のごとく、数字がずらりと並んでいる。引く気が起きなくなるのも無理はない。

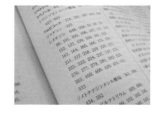

僕なりのアドバイスを送るとすれば、この本は"日ごろ業務で使うものではなくて、読み込むもの"なのだ。まずは読み込んで、調べたい相互作用の機序をある程度把握した上で、必要なときに必要な場所をピンポイントで引いて参照するものと考えた方がいい。索引の多さからも分かるように、"全てがここにある"ことは間違いない。

「すぐに使える便利な本っていう感じじゃないんですね」。納得がいかないといった顔つきのあゆみさん。書籍を調剤台

表S3　シメチジンの相互作用

薬剤名等	臨床症状・措置方法	機序・危険因子
肝薬物代謝酵素P-450の活性低下により代謝、排泄が遅延する薬剤 **主な薬剤：** クマリン系抗凝血薬 　　ワルファリン ベンゾジアゼピン系薬 　　ジアゼパム／トリアゾラム／ミダゾラム等 抗てんかん薬 　　フェニトイン／カルバマゼピン等 抗うつ薬 　　三環系抗うつ薬 　　　　イミプラミン等 　　パロキセチン β遮断薬 　　プロプラノロール／メトプロロール／ラベタロール等 カルシウム拮抗薬 　　ニフェジピン等 抗不整脈薬 　　リドカイン等 キサンチン系薬剤 　　テオフィリン／アミノフィリン等	これらの医薬品の血中濃度を高めることが報告されているので、これらの医薬品を減量するなど慎重に投与すること。	本剤が肝臓の薬物代謝酵素P450（CYP1A2、CYP2C9、CYP2D6、CYP3A4等）を阻害して、これらの医薬品の代謝、排泄を遅延させる。
プロカインアミド		本剤が近位尿細管におけるプロカインアミドの輸送を阻害し、腎クリアランスを減少させる。
エリスロマイシン		機序不明

（タガメット錠の添付文書より引用）

に置き、スマホで何やら調べながらこう続けた。「それでも索引、多過ぎません？　シメチジンの相互作用の機序ってCYPの非特異的阻害とMATE阻害が機序でしたよね。添付文書には……メトホルミンはまだ載っていませんけど。機序不明ってエリスロマイシンだけだし」（**表S3**）。

　古い薬ほど、その相互作用の全容は添付文書だけでは到底把握できない。ADME（吸収・分布・代謝・排泄）で追っていくだけでも、シメチジン（商品名タガメット他）の相互作用はもっともっとある。

　まず吸収。H₂ブロッカーはその薬理作用上、胃内pHを上昇させる。当然、その影響を受ける薬があり、服用間隔を空け

るといった対策を講じる必要がある。イトラコナゾール（イトリゾール他）やハーボニー（一般名レジパスビル・ソホスブビル）など、注意が必要な薬はある程度覚えておかないと見逃してしまうかもしれない。また、ビタミンB_{12}の吸収阻害にも関与する。

　シメチジンは肝血流量を低下させることが知られている。それ故、肝代謝が血流律速型の薬剤は影響を受けることになる。該当するのは、キニジン硫酸塩（キニジン硫酸塩）やリドカイン塩酸塩（キシロカイン他）、プロプラノロール塩酸塩（インデラル他）、イミプラミン塩酸塩（イミドール、トフラニール）、ハロペリドール（セレネース他）、モルヒネなど、その数は決して多くはない。しかし、例えばシメチジンが癌の治療に適応外で使われているケース[1]では、モルヒネの血中濃度上昇による呼吸抑制などに注意しなければならない。

　肝臓ではCYPを非特異的に阻害する[2]。添付文書に「機序不明」とあったシメチジンとエリスロマイシンの相互作用だが、このCYP阻害薬同士の相互作用も興味深い。シメチジンが直接的なCYP阻害薬であるのに対して、マクロライド系薬のCYP阻害作用は、マクロライド系自身が一度代謝を受けてから発揮される。そのため、併用から相互作用の発現までに4～10日ほど要することが多い。

　故に、シメチジンとエリスロマイシンの相互作用では、シメチジンによるCYP3A4阻害が先に起こり、エリスロマイシンの代謝（脱メチル化）が阻害されるという結果になるわけだ。

　さらに、肝臓での代謝酵素阻害はCYPだけではない。アルコールを代謝するアルコール脱水素酵素（ADH）も阻害する。シメチジン以外にラニチジン塩酸塩（ザンタック他）やニザチジン（アシノン他）でも報告されている。医療従事者の間で飲み会前にこれらH_2ブロッカーをわざわざ服用する行為をよく見掛けるが、全くの逆効果というわけだ。

　排泄においては、MATE阻害薬でもあるシメチジン[3]。実は薬物だけではなく、クレアチニンの排泄も抑制してしまう。結果、見掛け上、血清クレアチニン値（SCr）が10～30％上昇する。もちろん腎毒性があるわけではない。あくまでも見掛

1）シメチジンの適応外処方：慢性蕁麻疹、慢性膵炎、尋常性疣贅、石灰化抑制、癌転移抑制など（癌転移抑制効果には否定的な意見もある）

2）148ページ参照

3）94ページ参照

表S4　抗コリン作用リスクスケール

3点	2点	1点
アミトリプチリン（トリプタノール） アトロピン製剤 イミプラミン（トフラニール） オキシブチニン（ポラキス） クロルフェニラミン（ポララミン） クロルプロマジン（コントミン） シプロヘプタジン（ペリアクチン） ジサイクロミン（コランチル） ジフェンヒドラミン（レスタミン） チザニジン（テルネリン） ヒドロキシジン（アタラックス） ヒドロキシジンパモ酸塩（アタラックス-P） スコポラミン製剤（ロートエキス） フルフェナジン塩酸塩（フルメジン） ペルフェナジン（ピーゼットシー） メクリジン★	アマンタジン（シンメトレル） オランザピン（ジプレキサ） クロザピン（クロザリル） ノルトリプチリン（ノリトレン） シメチジン（タガメット） セチリジン（ジルテック） ロラタジン（クラリチン） トリプロリジン（ベネン） トルテロジン（デトルシトール） プロクロルペラジン（ノバミン） ロペラミド（ロペミン） バクロフェン（ギャバロン）	エンタカポン（コムタン） レボドパ・カルビドパ（ネオドパストン） クエチアピン（セロクエル） リスペリドン（リスパダール） ハロペリドール（セレネース） セレギリン（エフピー） プラミペキソール（ビ・シフロール） トラゾドン（デジレル、レスリン） ミルタザピン（リフレックス、レメロン） パロキセチン（パキシル） メトカルバモール（ロバキシン） メトクロプラミド（プリンペラン） ラニチジン（ザンタック）

Arch Intern Med.2008;168:508-13. の表から日本で現在使用可能な薬剤を抜粋。　★販売中止
（かっこ内は主な商品名）

け上の問題で、投与中止後、5〜21日ほどで正常値に戻るらしい。それでも、迷惑この上ない話だ。

　まだまだあるのだが、最後に数ある薬力学的な相互作用について、1つだけ紹介しよう。

　高齢者や認知症患者に対して、H₂ブロッカーは特に注意が必用な薬だ。中でもシメチジンは、抗コリン作用リスクスケールの点数がH₂ブロッカーの中では高い（**表S4**）。認知機能の低下には、単剤の抗コリン作用の強弱ではなく、併用薬の総コリン負荷が関与する。どの薬剤でもよいのなら、同じ薬効群でなるべく点数の低いものを選択したい。

　「もしかしたら、今まで相互作用が起きていること自体に気がついてなかったかもしれません」。あゆみさんは調剤台に置かれた書籍を見つめて続ける。「ちょっと頑張って、まずはこの本を読み通してみます」

　まずは一読をお勧めする。1週間に1章のペースで読んだとしても、2カ月で読み終わる。頑張ってみよう！　その後に気になる薬剤に関して、横断するように読み込む。縦横に読み込めば、知識の断片がきっとつながってくるだろう。

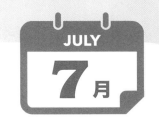

CYPが関与する相互作用を見抜くコツ

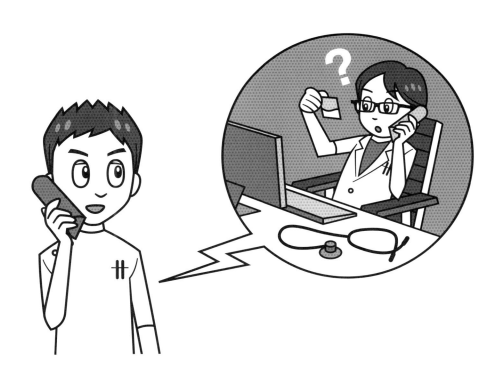

1 デプロメールと"頭痛薬"の危険な飲み合わせ

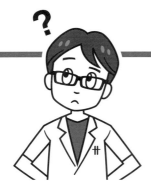

　7月某日。晴れ、気温32℃、湿度77％。梅雨が明けた途端、夏の太陽が張り切って照り付けていて、外はとにかく暑い。クーラーの効いた休憩室でホットコーヒーを飲む。こんなひとときに僕は幸せを感じる。

　第4回のソクラテス会は、CYPが関与する相互作用をテーマにしようと考えていた。共有しておきたい症例もある。長丁場になりそうだ。そんなことを考えていると、ドアが開いてケンシロウがひょっこり顔をのぞかせた。

　「ユウさん、Qちゃん先生から電話です」

　僕はケンシロウから受話器を受け取る。Qちゃんは、僕と同級生の医師で、専門は消化器内科（読影や上部内視鏡が得意）。近隣の病院にバイトに来ていて、薬局のスタッフからは"Qちゃん先生"と呼ばれている。そして、Qちゃんからの質問はまさに今日のテーマに関することだった。

「デプロメールと頭痛薬って、何か相互作用ある？」

　開口一番、Qちゃんは単刀直入だが答えにくい質問を投げ掛けてきた。"頭痛薬"と表現されているものが、必ずしも非ステロイド抗炎症薬（NSAIDs）であるとは限らないからだ。それがトラマール（一般名トラマドール塩酸塩）やトラムセット（トラマドール塩酸塩・アセトアミノフェン）、またはトリプタノール（アミトリプチリン塩酸塩）やインデラル（プロプラノロール塩酸塩）なら、デプロメール（フルボキサミンマレイン酸塩）と併用注意となる。前者はセロトニン症候群を、後者はそれらの薬剤の血中濃度の上昇を考慮したものだ。

　他にも気になることがある。この手の質問に"直接"答えてしまって、後でヒヤリとする、なんていう事例は枚挙にいとま

がない。ということで、勉強会のスタートを少し遅らせるようケンシロウとあゆみさんに断って、僕は病院の医局にお邪魔することにした。

「それがね、白い粉薬なんだよねー」。医局で一人、リクライニング付きの椅子で背伸びをしながら、Qちゃんが応える。「モノはあるけど説明書はないし、お薬手帳も使ってないって」

Qちゃんから事情を詳しく聞く。40歳の女性Tさん、血圧低下を伴うめまいにて、母親に付き添われて受診。取りあえず入院させて様子を見ることになったらしい。服用している薬を母親に持参してもらうと、デプロメールと、薬袋に赤字で「頭痛時頓用」と書かれた白い粉薬が……。Tさんは2カ月くらい前から心療内科へ通い始め、デプロメールを服用中。そして今日は天気が悪いせいか、朝から久しぶりに頭痛があり、脳神経外科クリニックでもらっていた例の"頭痛薬"を口にした——という経緯だった。

なるほど。血圧低下を伴うめまいが、その"頭痛薬"とフルボキサミンの相互作用かも？　と考えるのは至極当然。僕はその白い粉薬の正体を確かめるべく、薬袋に書かれているクリニックに電話を掛けることにした。ドスの効いた低い声の脳神経外科の医師が、面倒臭そうに教えてくれた"頭痛薬"の成分は、デパス細粒（エチゾラム）とビオフェルミン配合散（ラクトミン・糖化菌）、そしてテルネリン顆粒（チザニジン塩酸塩）。なんと、半年前に処方されたものだった。

＜Tさんに脳神経外科で処方されていた"頭痛薬"の中身＞

　　デパス細粒1％　　　1日0.1g
　　ビオフェルミン配合散　1日0.5g
　　テルネリン顆粒0.2％　1日1.5g
　　　　1日3回　朝昼夕食後　14日分　頭痛時頓用

やはりテルネリンだ。時折、こういう約束処方のようなレシピをお薬手帳で見掛けることがある。そして、テルネリンじゃないといけないのだろうか、ビオフェルミンは何のために入っているのだろうか…と、いつも気になっていた。

それはともかく、Tさんの身に起きた症状は、Qちゃんの予想通り相互作用がもたらした結果で間違いなさそうだ（**表1**）。

表1

チザニジンの併用禁忌

薬剤名等	臨床症状・措置方法	機序・危険因子
フルボキサミン (ルボックス、デプロメール) シプロフロキサシン (シプロキサン等)	フルボキサミンまたはシプロフロキサシンとの併用により、本剤の血中濃度が上昇し、AUCがそれぞれ33倍、10倍に上昇したとの報告がある。臨床症状として、著しい血圧低下、傾眠、めまいおよび精神運動能力の低下等が表れることがあるので併用しないこと。	これらの薬剤がCYP1A2を阻害し、本剤の血中濃度を上昇させると考えられる。

　チザニジンとフルボキサミンは併用禁忌だ。チザニジンは阻害薬の影響を受けやすいCYP1A2の基質薬、フルボキサミンは強力なCYP1A2阻害薬。その併用により、チザニジンのAUCは実に33倍にも上昇。その結果、著しい血圧低下や傾眠、めまいなどを引き起こしてしまう。入院しているTさんの症状とも合致する。

　「33倍！　怖いね。こりゃあ、抜けるのにしばらくかかるかな」。Qちゃんは椅子を回転させてデスクに向かうと、キーボードをカタカタはじいて電子カルテに入力し始めた。「その頭痛薬は廃棄してもらおう。お薬手帳を使っていればよかったのにね。ありがとう、助かったよ」

　Qちゃんは良いことを言う。そうなのだ、お薬手帳を使っていれば、どこかの段階で未然に防げたはずなのだ。そして、未然に防げたものは、表立ってカウントされることもない。カウントされないものは評価の対象になりにくい。そういうことなのだろう。

　色々と話題に上ることが多いお薬手帳だが、患者を守るためのツールであるという本質が理解されないのは、本当に残念なことだとつくづく思う。

　　　　　　　＊　　　＊　　　＊

　薬局に戻った僕は2人に事情を説明する。

　「半年前に処方されたものか〜、残薬怖いッスね」。ケンシロウはオーバーアクションで身震いする。「やっぱ、頭痛薬ってのは、残薬になりやすいんでしょうね。しかし、頭痛薬って聞いて、テルネリンは出てこないな、さすがに……」

　「そうですね。クリアミンくらいかな」。あゆみさんは首を傾げながら続ける。「クリアミンも併用禁忌ってありましたよね」

ちょっとここらでまとめておこう。まず、チザニジンが関与する併用禁忌。これはCYP1A2が関与する併用禁忌だから、それらをひとまとめに書くとこうなる。

---

        ①   ②   ③
    <u>シプロフロキサシン</u> ⇔ チザニジン ⇔ <u>フルボキサミン</u> ⇔ ラメルテオン

隣り合ったものが併用禁忌だ。<u>下線</u>は阻害薬で、色文字は大化けする基質薬。それぞれ併用すると次のようになる。

① <u>シプロフロキサシン</u> ⇔ チザニジン：チザニジンのAUCが10倍に上昇。著しい血圧低下、傾眠、めまいおよび精神運動能力の低下等の恐れあり。

② チザニジン ⇔ <u>フルボキサミン</u>：チザニジンのAUCが33倍に上昇。著しい血圧低下、傾眠、めまいおよび精神運動能力の低下等の恐れあり。

③ <u>フルボキサミン</u>[1] ⇔ ラメルテオン：ラメルテオンのAUCが80倍に上昇。ラメルテオンの作用が強く表れる恐れがある。

1) 選択的セロトニン再取り込み阻害薬（SSRI）とピモジド（オーラップ）は併用禁忌である（CYP3A4・2D6阻害に起因）。

次に、クリアミン（エルゴタミン酒石酸塩・無水カフェイン・イソプロピルアンチピリン）が関与する併用禁忌。

---

             ④   ⑤
トリプタン系薬、麦角アルカロイド ⇔ エルゴタミン（クリアミンに配合）⇔ <u>アゾール系抗真菌薬、（14・16員環）マクロライド系薬、HIVプロテアーゼ阻害薬、エファビレンツ、コビシスタット、テラプレビル、ヴィキラックス配合錠</u>

こちらは詳細は割愛するが、結果として、

④ 薬理的な相加作用により、血圧上昇または血管攣縮が増強される恐れがある。トリプタンは24時間以上の間隔を空ける必要がある。

⑤ エルゴタミンの血中濃度が上昇し、血管攣縮等の重篤な副作用を起こす恐れがある。

「なんかヘビーなのばっかりですね。甘い物でも食べて、エネルギー補給しなくっちゃ」。そう言ってあゆみさんは席を立ち、冷蔵庫を開けた。

2 イトリゾールでふらつき、原因は意外な所に！

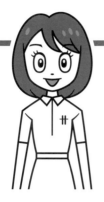

「あっ、Bさんからのいつもの《いきなり団子》があったんだ。今日は朝早かったですよ〜」。いきなり団子は熊本の郷土菓子。輪切りにしたさつまいもと小豆あんを、小麦粉を練った生地で包んで蒸したものだ。

あゆみさんは団子を皿に載せて電子レンジで温める。「Bさん、『ユウ先生には3つ渡してね。なにせ、彼はアタシの命の恩人だから』って言っていましたよ。一体何があったんですか？」

命の恩人と言われるほどのことではない。しかし、ちょうどいいかもしれない。このエピソードもCYPが関与する相互作用なのだから。

　　　　　＊　　　＊　　　＊

もう10年ほど前になる。Bさんが爪白癬の治療でイトリゾール（一般名イトラコナゾール）のパルス療法を始めた時のこと。2クール目くらいだったか、来局したBさんはこう打ち明けた。

「このところずっとフラフラするの。原因がよく分からないから、検査入院をすることになっちゃった」

イトリゾールといえば、強力なCYP3A4阻害薬かつP糖蛋白（P-gp）阻害薬だ。しかし、Bさんが当時併用していた薬の中で、影響がありそうなものといえば、CYP3A4で代謝されるアムロジン（アムロジピンベシル酸塩）とマイスリー（ゾルピデム酒石酸塩）くらいだった。

過降圧の可能性も考えられたが、Bさんの診察時血圧は問題なし。マイスリーのインタビューフォームには、「イトラコナゾールおよびフルコナゾール（いずれもCYP3A4阻害薬）は、いずれも本剤の薬物動態に影響を与えなかった」と記載されている。ゾルピデムがCYP3A4だけでなく、一部CYP2C9や

CYP1A2で代謝されるためだろう。

　ふらつきの原因はこの2剤ではなさそうだ。やはり病院で検査してもらうしかないのだろうか……そんなことを考えながら、お会計に進んだ。Bさんが「検査とはいえ、入院って嫌ね」なんて話しながら、ベージュ色の大きな財布を開けたその瞬間、僕は目の端に捉えたのだ。ハルシオン0.125mg錠（トリアゾラム）の金色のアルミシートが、財布の中にひっそり身を潜めているのを――。

　そう、併用禁忌だ。強力なCYP3A4阻害薬であるイトラコナゾールと、影響を受けやすいCYP3A4の基質薬であるトリアゾラム。この組み合わせは危ない。イトリゾールのインタビューフォームには、「外国人健康成人9例において、イトラコナゾール（200mg）とトリアゾラム（0.25mg）を併用した場合、トリアゾラムのAUCは約27倍、Cmaxは約3倍に上昇し、$t_{1/2}$は約7倍に延長した。また、精神運動機能試験では有意な鎮静および睡眠効果の増強が認められた」とある（**図1**）。

　パルス療法を開始した当時、Bさんにはゾルピデムが処方されていたわけだが、財布の中にあったトリアゾラムは、その半年以上前に処方されていたものだった。Bさんは残薬を自己調整して服用していたのだ。この一件を経験してからは、残薬を視野に入れた併用薬チェックを心掛けるようになった――。

図1

トリアゾラムの血中濃度に及ぼすアゾール系薬の影響

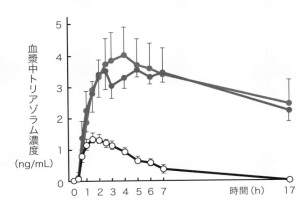

○ トリアゾラム0.25mg + プラセボ
● トリアゾラム0.25mg + ケトコナゾール400mg
● トリアゾラム0.25mg + イトラコナゾール200mg

健康な男女9人を対象にケトコナゾール400mg（内服薬は国内未発売）またはイトラコナゾール200mgまたはプラセボを4日間経口投与した後、トリアゾラム0.25mgを経口投与し、血漿中のトリアゾラム濃度の変化を調べた。

（『新版 薬と相互作用のしくみ』[日経BP社、2016] p.211、Clin Pharmacol Ther.1994;56:601-7.より引用）

　　　　　　　　＊　　＊　　＊

「なるほど。そんな事件があったんですね」。あゆみさんはホカホカのいきなり団子を頬張りながら話す。「私も残薬まで気をつけます。薬歴や手帳を使えば、難しくないですもんね」。

そう、その意気だ。ご褒美に、僕の分のいきなり団子も食べていいよ。「え、ユウさん、まさかダイエット中ですか〜? じゃあ遠慮なく、いただきます!」

(それにしてもあゆみさん、僕が食べ物の中で唯一あんこが苦手だということ、そろそろ覚えてくれないかなぁ……)

参考までに、経口アゾール系抗真菌薬の併用禁忌をまとめておく(**表2**)。飲み合わせの確認は残薬まで視野に入れる。早いうちにこういう経験ができたことは僕にとってラッキーだった。頭痛薬や睡眠薬といった残薬を生じやすい薬との相互作用は盲点になりやすい。これは意識しておこう。

表2

経口アゾール系抗真菌薬の併用禁忌

フルコナゾール(ジフルカン)
トリアゾラム(ハルシオン)、エルゴタミン(クリアミンに配合)、ジヒドロエルゴタミン(ジヒデルゴット)、キニジン(硫酸キニジン)、ピモジド(オーラップ)
ミコナゾール(フロリードゲル)
トリアゾラム(ハルシオン)、エルゴタミン(クリアミンに配合)、ジヒドロエルゴタミン(ジヒデルゴット)、キニジン(硫酸キニジン)、ピモジド(オーラップ)、シンバスタチン(リポバス)、アゼルニジピン(カルブロック)、ニソルジピン(バイミカード)、ブロナンセリン(ロナセン)、リバーロキサバン(イグザレルト)、アスナプレビル(スンベプラ)、ワルファリンカリウム★(ワーファリン)
イトラコナゾール(イトリゾール)
トリアゾラム(ハルシオン)、エルゴタミン(クリアミンに配合)、ジヒドロエルゴタミン(ジヒデルゴット)、キニジン(硫酸キニジン)、ピモジド(オーラップ)、シンバスタチン(リポバス)、アゼルニジピン(カルブロック)、ニソルジピン(バイミカード)、ブロナンセリン(ロナセン)、<u>リバーロキサバン(イグザレルト)</u>、アスナプレビル(スンベプラ)、ベプリジル(ベプリコール)、エルゴメトリン(注射薬のみ)、メチルエルゴメトリン(メテルギン)、バルデナフィル(レビトラ)、シルデナフィル(レバチオ)、タダラフィル(アドシルカ)、エプレレノン(セララ)、<u>アリスキレン(ラジレス)</u>、<u>ダビガトラン(プラザキサ)</u>、スボレキサント(ベルソムラ)、<u>リオシグアト(アデムパス)</u>、バニプレビル(バニヘップ)、イブルチニブ(イムブルビカ)
ボリコナゾール(ブイフェンド)
トリアゾラム(ハルシオン)、エルゴタミン(クリアミンに配合)、ジヒドロエルゴタミン(ジヒデルゴット)、キニジン(硫酸キニジン)、ピモジド(オーラップ)、リファンピシン(リファジン)、リファブチン(ミコブティン)、カルバマゼピン(テグレトール)、長時間作用型バルビツール酸誘導体(バルビタール、フェノバルビタール)、エファビレンツ(ストックリン)、リトナビル(ノービア、カレトラ、ヴィキラックスに配合)

かっこ内は主な商品名　　網掛けは共通する薬剤　　★154ページコラム参照　　下線はP-gp関与

(各薬剤の添付文書を基に筆者まとめ)

シュアポストとプラビックス、"併用注意"のなぜ

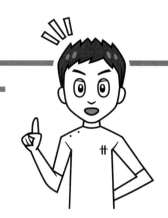

　さあ、ようやく本題に入ろう。僕は2016年2月に発行されたシュアポスト（一般名レパグリニド）の添付文書改訂のお知らせを2人の前に差し出した。
　「おっ、シュアポスト。ユウさんがこの相互作用を教えてくれたのって、2015年の夏でしたっけ？」
　たぶん、そのくらいだろう。Twitterのタイムラインが夏の装いだったのを覚えている。もっとも僕はつぶやいたわけではなく、リツイートしただけだ。Twitterは、その名の「つぶやき」という発信よりもむしろ受信、つまり誰をフォローするかが重要なツールだと思う。

> 　誰かが質のいい情報源を発見すると、それを「リツイート」して自分のフォロワーたちに告知する。それがさらにリツイートされて拡がってゆく。そういう拡散する構造になっています。ですから、「質のいい情報源を発見できる才能」は、すでに「質のいい情報源」の資格を満たしていることになる。実際に、そういう人にコネクトしておけば、自分は何をしなくても、次から次へと流れるように質の高い情報が手元に流れ込んでくる。だから、ここでも自分が何を発信するかよりも、「誰をフォローしているか」が問題になるわけです。
> ―― 内田樹著『街場の共同体論』（潮出版社、2014）p.213-214

　「ソースがTwitterですか……。やっぱりオレもスマホにしようかな」。ケンシロウは折り畳み式のガラケーを取り出しては、ヌンチャクを扱うかの如く、パカパカさせている。

「そんなことより、このシュアポストとプラビックスの相互作用。てっきり併用禁忌になると思ってたんです。なんか納得いかないッスね」

ケンシロウがいきなり真面目モードにスイッチする（表3）。

プラビックス（クロピドグレル硫酸塩）のグルクロン酸抱合体は強力なCYP2C8阻害薬であり、主にCYP2C8で代謝されるレパグリニドのCmaxおよびAUCを上昇させる[1]。当然、重篤な低血糖を招く恐れがある。

「CYP2C8って初めて聞きました」と、あゆみさんが続ける。確かに、今ではあまり耳にすることはないかもしれない。海外では強力なCYP2C8阻害薬のゲムフィブロジル（フィブラート系）があり、セリバスタチンの発売中止など話題になった時期もあった。

「やっぱり、併用禁忌でしょ！ カナダでは禁忌みたいだし。

1) Clin Pharmacol Ther.2014:96;498-507.

表3

2016年1月のシュアポストの添付文書改訂箇所（抜粋）

■併用注意
デフェラシロクス
クロピドグレル
スルファメトキサゾール・トリメトプリム

【臨床症状・措置方法】
低血糖症状（空腹感、あくび、悪心、無気力、だるさ等の初期症状から、血圧上昇、発汗、震え、顔面蒼白等の症状を経て意識消失、痙攣、昏睡に至る）、血糖降下作用が増強されることがあるので、血糖値モニター、その他患者の状態を十分に観察し、必要であれば減量する。特に、インスリン製剤と併用する場合、低血糖のリスクが増加する恐れがある。併用時の低血糖のリスクを軽減するため、インスリン製剤の減量を検討すること。α-グルコシダーゼ阻害薬との併用により低血糖症状が認められた場合にはショ糖ではなくブドウ糖を投与すること。

【機序・危険因子】
CYP2C8阻害作用により、本剤の代謝が抑制されると考えられている。併用により、本剤の血中濃度が増加したとの報告がある。

■薬物動態
4. 薬物相互作用
（3）クロピドグレル
健康成人（外国人）に、クロピドグレル（1日1回3日間、1日目300mg、2〜3日目75mg）を投与し、1日目と3日目に本剤（0.25mg）を併用したとき、レパグリニドのCmaxおよびAUC$_{0-\infty}$は、本剤を単独投与したときと比較して1日目は2.5および5.1倍、3日目は2.0および3.9倍に増加した。また、t$_{1/2}$は1.4および1.2倍であった。

注：プラビックス（クロピドグレル硫酸塩）の添付文書も2016年3月に改訂されている。

先月のスタチンの時の、『最低用量を使用しても最高用量を超える血中濃度に達するならば併用禁忌』っていう理屈[2]を適用すれば、この組み合わせも禁忌のはずです」。ケンシロウが手指関節を鳴らしながら続ける。「プラビックスのローディングドーズ300mg[3]を併用したときなんて、AUCが5倍ですよ。シュアポスト0.25mgなら1.25mg相当。1回最大用量の1mgを超えちゃいます」

確かに。実は僕も、併用禁忌になるだろうと思っていた。ローディングドーズでの併用というのはめったにないかもしれないけど、メンテナンスドーズの75mg[3]でもシュアポストのAUCが3.9倍。これは危ない。そして僕は、シュアポストの添付文書の「組成・形状」を眺めながら、別のことを思い出していた。

ケンシロウは、2013年の夏、ジャヌビアとグラクティブ（シタグリプチンリン酸塩）錠25mgの剤形変更と、それに伴って添付文書が改訂されたことを覚えているだろうか？（写真1）

「あ〜、ジャヌビアの25mgが、円形から割線入りの長円形になった時ですね。その後、12.5mg錠が発売されて、重度腎機能障害患者と透析を含めた末期腎不全患者への投与が禁忌から慎重投与に変更された」。ケンシロウはそこまで一気に言うと、首を傾げた。

「で、それとシュアポストと何か関係があるんですか？」

そう。だが、正確には順番が違う。円形から割線入りの長円形へと変更になり、それを受けて、重度・末期腎不全が禁忌から外れた。12.5mg錠が発売になったのは、その後の13年11月。つまり割線を入れることで、12.5mgの減量処方が可能になり、重度・末期腎不全への投与は禁忌ではなくなったわけだ。

翻って本題のシュアポスト。こちらも0.25mg錠に割線がある（写真2）。つまり用量を調整可能で、最小用量は0.125mgと見なせる。クロピドグレルと併用した場合にAUCが5倍になったとしても、0.125mg×5＝0.625mg相当で、最大用量の1mgを下回る。ここに先の理屈を適用すれば、レパグリニドとクロピドグレルの組み合わせも、「併用注意」の範疇となるわけだ。

でもまあ、今話したことはさして重要ではない。それよりもケンシロウが、「てっきり併用禁忌になると思っていた」という

2）83ページ、128ページ「注意」参照

3）経皮的冠動脈形成術（PCI）が適用される虚血性心疾患に対するクロピドグレルの用量。

写真1

ジャヌビア錠25mgの製剤写真

● 従来品

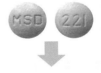

● 2013年夏からの変更品

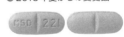

写真2

シュアポスト錠0.25mgの製剤写真

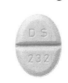

感覚が大切なのだ。そのような併用注意の"程度"を押さえておくことが、現実的な対応──この場合でいえば、シュアポストの代わりにCYP2C8が関与しないグルファスト（ミチグリニドカルシウム水和物）への変更を提案するなど──へとつながっていくからだ。

|注意|

『最低用量を使用しても最高用量を超える血中濃度に達するならば併用禁忌』というのはあくまでもリバロ（ピタバスタチン）の併用禁忌の設定時の話であって、一般化できるものではない。『相互作用ガイドライン』には次のように記載されている。

1. 他の医薬品を併用することにより、被験薬または併用薬の薬理作用の増強または減弱、既知の副作用の増強、新しい副作用の出現または原疾患の増悪などが生じる恐れがあり、臨床使用上の注意を要する場合には、活性本体の用量反応や曝露-応答関係などを踏まえ、有効性の減弱や効果の増強による副作用の発現並びにその種類とその程度および薬物動態（AUCおよびCmax）の変動の程度に基づき、注意喚起の要否を検討する。

2. 薬物動態の変動の程度にかかわらず、重篤な副作用が発現する可能性が高く、それが当該薬に期待される治療効果の臨床的重要性を上回る場合には、原則として「併用禁忌」とする。

3. 当該薬による治療効果の臨床的重要性は認められるが、薬物動態の変動が承認用法・用量の範囲で想定される曝露の範囲を逸脱する可能性があり、患者を危機にさらし重篤な結果に至らぬように処置を必要とするような場合は、その程度に応じて「併用禁忌」または「併用注意」とする。

7月 ― CYPが関与する相互作用を見抜くコツ

4

アミオダロンは S体がお好き!?

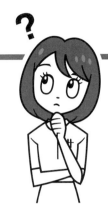

　次は、アミオダロン塩酸塩（商品名アンカロン他）について。当薬局では数カ月前に新規採用になったばかりだ。

**「私、アミオダロンってまだ出したことないです。
　毒薬だし、なんだか怖いイメージです」**

　アミオダロンの詳細については、抗不整脈薬をテーマにした時に扱おう[1]。今日は相互作用について。実はP-gp阻害薬として6月に登場したアミオダロンは、中程度のCYP2C9阻害薬でもあるのだ。そして、循環器領域で併用されるハイリスク薬で、CYP2C9の基質薬といえば？
　「やっぱり、ワーファリンでしょう」。ケンシロウが即答する。
　その通り。結論から言うと、P-gpの基質であるジゴキシン[2]やCYP2C9の基質であるワルファリン（WF）とアミオダロンとの併用による、ジゴキシンの血中濃度上昇やプロトロンビン時間の延長が報告されている。併用する際は、ジゴキシンを1/2に減量するか投与中止、WFを1/3～1/2に減量するよう添付文書に記載されている。これらを併用する機会はしばしばある。
　アミオダロンの活性代謝物であるデスエチルアミオダロンはCYP2C9を阻害し、WFの薬効本体であるS体の代謝を妨げてしまう。併用時はWFを減量し、プロトロンビン時間国際標準比（PT-INR）を頻回に測定した方がいいだろう。
　また、アミオダロンは半減期が非常に長いのも特徴だ。定常状態に達するまで約250日も要するため、併用中止後も長期間その影響が残ることになる。
　そして、循環器領域で併用される注意すべき薬剤がもう1つある。カルベジロール（アーチスト他）だ。

1）9月①QT延長に伴う心室頻拍に注意すべき抗不整脈薬（202ページ）参照

2）6月⑥ジゴキシンとの併用に注意すべきP-gp阻害薬の見分け方（101ページ）参照

「アーチストですか？ 確かに心不全とかで併用されますけど、代謝酵素が関わる相互作用ってありましたっけ」。ケンシロウはタブレット端末でアーチストのインタビューフォームを呼び出す。「代謝に関与する主な分子種はCYP2D6およびCYP2C9、次いでCYP3A4、CYP1A2、CYP2E1が関与する。いっぱいあって影響少なそうですけど」

そう、これはなかなか添付文書やインタビューフォームからでは読み取れない。知っているか知らないかの問題だ。ちなみに、アーチストの添付文書には、アミオダロンとの相互作用について次のように記載されている。

> **アミオダロン塩酸塩**
>
> **＜臨床症状・措置方法＞**
>
> 心刺激伝導抑制障害(徐脈、心停止等)が表れる恐れがある。定期的な心電図モニターを実施する。
>
> **＜機序・危険因子＞**
>
> アミオダロン塩酸塩により、本剤の肝初回通過効果が減少し、血中濃度が上昇する可能性がある。

アミオダロンはカルベジロールの代謝をどのように阻害するのか。実は、アミオダロンの活性代謝物であるデスエチルア

図2

カルベジロールとアミオダロンの代謝酵素と阻害関係

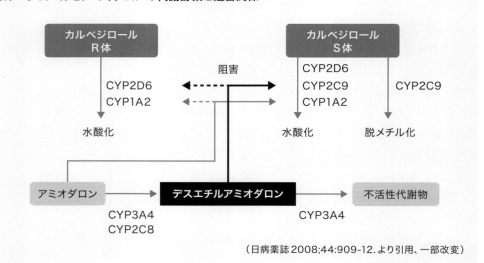

（日病薬誌 2008;44:909-12. より引用、一部改変）

ミオダロンはCYP2C9を阻害し、β遮断作用の強いカルベジロールのS体の代謝を妨げてしまう（**図2**）。

「あれ、さっきのワルファリンの説明とそっくりですね。っていうか、アーチストの光学異性体なんて初めて聞きました」

そう、だから知っているかどうかなんだ。そして、ワルファリンと同じと覚えてしまえばいい。アミオダロンはS体がタイプなのだ、と。

カルベジロールはα遮断作用を有するβ遮断薬で、α遮断作用（血圧低下作用）はS体とR体による差はない。ところが、β遮断作用はR体に比べS体の方が強い[3]。

3）Eur J Clin Pharmacol.1990;38 Suppl 2:S104-7.

デスエチルアミオダロンがCYP2C9を阻害すると、カルベジロールS体の代謝が阻害され、β遮断作用が強く表れることになる。臨床的には心拍数の減少や血圧低下によるふらつきに注意が必要となるが、心拍数減少のみ起こることもある。

アミオダロンの血中濃度の上昇は非常に緩慢だ。故に、併用直後よりむしろ、併用後2〜3週間から定常状態に達するまで（約250日）をモニタリングピリオド（監視期間）として設定し、注意深く観察していく必要があるだろう。

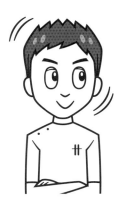

5 C型肝炎の薬に抗HIV薬が配合されているワケ

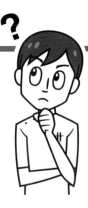

　さて、次のテーマに関わる新規採用薬は大型商品だ。
　「ついに来ましたね」。先日、ハーボニー配合錠（一般名レジパスビルアセトン付加物・ソホスブビル）を初めて交付したケンシロウが興奮気味に話す。「薬価が下がったとはいえ、1錠5万5000円くらいしますからね。ということは、この間お渡しした28錠入りボトル1本で、えーっと……150万円超えますね」
　ハーボニーは確かに高薬価ではあるが、インターフェロン（IFN）中心の治療だった頃と比べると、治療期間や副作用といった患者への負担は軽くなった。何より、治療効果が比べものにならない。IFNフリーのDAA（direct-acting antiviral：直接作用型抗ウイルス薬）治療は、日本人のC型肝炎ウイルス（HCV）キャリアの約7割を占め、治療抵抗性を示していたジェノタイプⅠb型にも有効だ。さらに従来、治療をためらっていた高齢者などにも幅広く治療が可能となった。
　中でも、ハーボニーに配合されている核酸アナログ製剤のソホスブビル（ソバルディ）はC型肝炎治療のキードラッグと目されている。核酸アナログ製剤は、蛋白質を標的としている他の抗ウイルス薬よりも耐性変異が生じにくい。さらに、ハーボニーの国内第Ⅲ相臨床試験では、NS5Aの耐性変異がある患者を含んでいたにもかかわらず、その治療成功率は100％だった。
　この治療効果の高さに加え、副作用の少なさや治療期間を考えると、ハーボニーが第一選択薬として活躍していくことは間違いない。HCVのライフサイクルとDAAの主な作用部位を図3に示す。
　「ハーボニーの後にもう1個出ましたよね。確か子どもの胸

図3
HCVのライフサイクルとDAAの主な作用部位

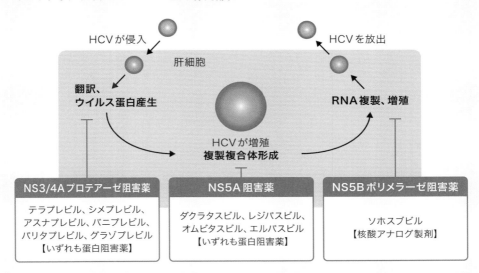

(『日経ドラッグインフォメーション』2015年8月号Report「C型肝炎診療、進化した経口薬」より引用)

に塗るかぜ薬みたいな名前の……」

　ヴィキラックス配合錠（オムビタスビル・パリタプレビル・リトナビル）だ。実はこちらの薬こそが、今日の勉強会のテーマに合致するのだ。ちなみに、ケンシロウが言っているのは、ヴイックスヴェポラッブ（指定医薬部外品）のことだろう。

　現在、ジェノタイプⅠ型に対するDAA治療の選択肢は4つある（**表4**）。

　ハーボニーは重度の腎機能障害（eGFR＜30mL/分/1.73m²）または透析を必要とする腎不全の患者には禁忌となっているから、胆汁排泄のヴィキラックスの処方箋もそのうちやって来ることになるだろう。さらに2016年11月18日、NS5A阻害薬であるエルバスビル（商品名エレルサ）およびNS3/4Aプロテアーゼ阻害薬であるグラゾプレビル水和物（グラジナ）の2剤が薬価収載と同時に発売された[1]。日本肝臓学会『C型肝炎治療ガイドライン』（第5.2版［2016年12月］）では、DAA治療歴がない場合の第一選択薬として、ハーボニー（SOF/LDV：重度腎障害を除く）と並んでヴィキラックス（OBV/PTV/r）、エルバスビル＋グラゾプレビル併用療法（EBR＋GZR）が推奨されている[2]。

[1] さらに2016年12月19日、ダクルインザ・スンベプラにNS5Bポリメラーゼ阻害薬のベクラブビル塩酸塩を配合したジメンシー配合錠が承認されている。

[2] 「OBV/PTV/r治療前には、極力Y93変異を測定し、変異がないことを確認する」とされている。

表4

ジェノタイプⅠ型のC型慢性肝炎に対する主なDAA（筆者まとめ）

商品名	ハーボニー配合錠	ヴィキラックス配合錠	エレルサ ＋ グラジナ	ダクルインザ ＋ スンベプラ
一般名	ソホスブビル・レジパスビル（SOF/LDV）	オムビタスビル・パリタプレビル・リトナビル（OBV/PTV/r）	エルバスビル ＋ グラゾプレビル（EBR＋GZR）	ダクラタスビル ＋ アスナプレビル（DCV/ASV）
推奨ジェノタイプ	Ⅰ	Ⅰb＞Ⅰa※	Ⅰ	Ⅰb
服薬回数	1日1回	1日1回	1日1回	1日2回
治療期間	12週	12週	12週	24週
著効率（第3相試験）	100%	Y93変異なし：99.0%　Y93変異あり：83.0%	Y93変異なし：98.6%　Y93変異あり：93.2%	Y93・L31変異なし：95%　Y93・L31変異あり：38%
腎機能障害患者への投与禁忌	腎機能障害（eGFR＜30）または透析を必要とする腎不全の患者には禁忌	コルヒチンを投与中の腎障害患者は禁忌	なし	なし
肝機能障害患者への投与禁忌	（非代償性肝硬変でないことを確認すること）	コルヒチンを投与中の肝障害患者、中等度以上（Child-Pugh分類B/C）の肝機能障害のある患者は禁忌（非代償性肝硬変でないことを確認すること）	中等度以上（Child-Pugh分類B/C）の肝機能障害のある患者は禁忌（非代償性肝硬変でないことを確認すること）	中等度以上（Child-Pugh分類B/C）の肝機能障害または非代償性肝疾患のある患者は禁忌

※ジェノタイプ Ⅰa に対する OBV/PTV/r の有効性は確立していない

　ただしヴィキラックスは、ハーボニーに比べて併用禁忌や併用注意がかなり多く、飲み合わせにはより注意が必要になる（**表5**、なお、ダクルインザ＋スンベプラ併用療法も併用禁忌が多い）。服薬期間が3カ月と短いことを考慮すれば、この期間は、飲み合わせのより安全な薬剤を提案するといった連携が重要になるだろう。

　なぜヴィキラックスは、これほどまでに併用禁忌が多いのか。それは、強力なCYP3A4阻害薬であるリトナビルを配合しているからだ。特に汎用薬であるCa拮抗薬との併用には注意が必要だ。前述のガイドラインの治療フローチャートにおいても、「OBV/PTV/rは原則としてカルシウム拮抗薬の併用は推奨されない」との記載がある。添付文書上、併用禁忌となっているCa拮抗薬はアゼルニジピン（カルブロック）だけ

表5

DAAの併用禁忌

● ハーボニーの併用禁忌

機序	薬剤名（主な商品名）
P-gp誘導	リファンピシン（リファジン） カルバマゼピン（テグレトール） フェニトイン（アレビアチン） セイヨウオトギリソウ（セント・ジョーンズ・ワート）含有食品
不明	アミオダロン（アンカロン）【海外の市販後に死亡例あり。添付文書では併用注意となっているが併用は避けるべきである】

● ヴィキラックスの併用禁忌

機序	薬剤名（主な商品名）
CYP3A4阻害	アゼルニジピン（カルブロック） トリアゾラム（ハルシオン） ミダゾラム（ドルミカム、ミダフレッサ） ブロナンセリン（ロナセン） ピモジド（オーラップ） エルゴタミン（クリアミンに配合） ジヒドロエルゴタミン（ジヒデルゴット） エルゴメトリン（エルゴメトリン） メチルエルゴメトリン（メテルギン） シルデナフィル（肺動脈性肺高血圧症治療薬）（レバチオ） タダラフィル（肺動脈性肺高血圧症治療薬）（アドシルカ） リバーロキサバン（イグザレルト） バルデナフィル（レビトラ） コルヒチン（腎機能または肝機能障害のある患者）
CYP3A4阻害 P-gp・BCRP阻害	リオシグアト（アデムパス）
CYP3A4阻害 OATP阻害	シンバスタチン（リポバス） アトルバスタチン（リピトール）
CYP3A誘導	カルバマゼピン（テグレトール） フェニトイン（アレビアチン） フェノバルビタール（フェノバール） リファンピシン（リファジン） エファビレンツ（ストックリン） セイヨウオトギリソウ（セント・ジョーンズワート）含有食品 ホスフェニトイン（ホストイン静注）
不明	エチニルエストラジオール含有製剤（オーソ、ルナベル）

だが、その他のCa拮抗薬でも血中濃度上昇に伴う下肢浮腫や顔面浮腫、肺水腫、低血圧、無尿などが報告されており、最小用量まで減量するか、できればアンジオテンシンⅡ受容体拮抗薬（ARB）などへの変更を考慮した方がいいだろう。

「そういえば、今まで気がつかなかったんですけど……」。ケンシロウは神妙な面持ちで腕組みをする。

表5（つづき）

DAAの併用禁忌

● エルバスビル＋グラゾプレビルの併用禁忌

機序	薬剤名（主な商品名）
CYP3A誘導	リファンピシン（リファジン） カルバマゼピン（テグレトール） フェニトイン（アレビアチン） ホスフェニトイン（ホストイン） フェノバルビタール（フェノバール） リファブチン（ミコブティン） セイヨウオトギリソウ（セント・ジョーンズ・ワート）含有食品
CYP3A・P-gp誘導	エファビレンツ（ストックリン）
OATP1B1阻害	シクロスポリン（サンディミュン、ネオーラル） アタザナビル（レイアタッツ） ダルナビル（プリジスタ） ロピナビル・リトナビル（カレトラ） サキナビル（インビラーゼ）

● ダクラタスビル＋アスナプレビルの併用禁忌

機序	薬剤名（主な商品名）
CYP3A4誘導	リファンピシン（リファジン） リファブチン（ミコブティン） フェニトイン（アレビアチン） カルバマゼピン（テグレトール） フェノバルビタール（フェノバール） デキサメタゾン全身投与（デカドロン） セイヨウオトギリソウ（セント・ジョーンズ・ワート）含有食品 非ヌクレオシド系逆転写酵素阻害薬（リルピビリンを除く） 　　エファビレンツ（ストックリン）、エトラビリン（インテレンス）、 　　ネビラピン（ビラミューン） ボセンタン（トラクリア） モダフィニル（モディオダール）
CYP3A阻害	アゾール系抗真菌薬（経口または注射薬） 　　ケトコナゾール（国内未承認）、イトラコナゾール（イトリゾール）、 　　フルコナゾール（ジフルカン）、ホスフルコナゾール（プロジフ）、 　　ボリコナゾール（ブイフェンド）、ミコナゾール（フロリード） クラリスロマイシン（クラリス） エリスロマイシン（エリスロシン） ジルチアゼム（ヘルベッサー） ベラパミル（ワソラン） コビシスタットを含有する製剤（スタリビルド、ゲンボイヤ）
CYP3A4および/または OATP1B1、2B1阻害	HIVプロテアーゼ阻害薬 　　リトナビル（ノービア）、アタザナビル（レイアタッツ）、 　　インジナビル（クリキシバン）、サキナビル（インビラーゼ）、 　　ダルナビル（プリジスタ）、ネルフィナビル（ビラセプト）、 　　ホスアンプレナビル（レクシヴァ）、 　　ロピナビル/リトナビル（カレトラ）
OATP1B1阻害	シクロスポリン（サンディミュン、ネオーラル）
CYP2D6阻害	フレカイニド（タンボコール） プロパフェノン（プロノン）

図4

ブースター併用による薬物動態の変化のイメージ

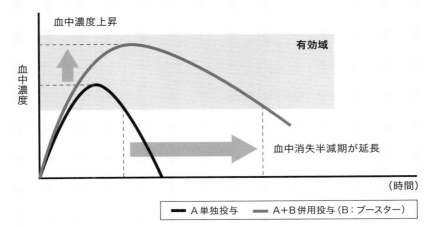

「リトナビルって、HIVの薬でしたよね？
なんで入ってるんですか？
もしかして、HCVにも効果があるんですか？」

ケンシロウは良いところに目を付けた。これは、リトナビル・ブーストだ。ヴィキラックスに配合されているリトナビルは100mg/日にすぎないが、抗HIV薬であるリトナビル（ノービア）の1日量は1200mg。用量からも、その狙いが異なることが読み取れる。

リトナビルは、もともとHIV治療用のプロテアーゼ阻害薬（PI）として開発されたが、現在ではその抗HIV効果を期待してレジメンが組まれることはなくなっている。そうではなく、他のPIの血中濃度を高める（ブースト）効果に価値を見出され、他のPIのブースターとして活躍しているわけだ（**図4**）。

リトナビルでブーストを掛けることで、キードラッグであるPIの服用回数を減らすことができる。アドヒアランスが重要な抗HIV薬の分野では重要な役割を果たしている（**表6**）。

表6を見ると、リトナビル（rtv）は、ダルナビル（DRV）やアタザナビル（ATV）のブースターとして用いられていることが分かる。ヴィキラックスのように、ブースターとしてリトナビルを配合した製剤もある。ファーストラインからは外れているが、カレトラ（ロピナビル・リトナビル）がそうだ。

表6

初回治療として選択すべき抗HIV薬の組み合わせ

推奨される組み合わせ	代替の組み合わせ
EVG/cobi/TDF/FTC（AI）	EFV + TDF/FTC（BI）
EVG/cobi/TAF/FTC（AI）	EFV + ABC/3TC（BI）
DTG/ABC/3TC（AI）	ATV + **rtv** + TDF/FTC（BI）
DTG + TDF/FTC（AI）	ATV + **rtv** + ABC/3TC（BI）
DRV + **rtv** + TDF/FTC（AI）	DRV + **rtv** + ABC/3TC（BII）
RAL + TDF/FTC（AI）	RAL + ABC/3TC（BII）
RPV/TDF/FTC（BI）	

rtv：リトナビル
EVG/cobi/TDF/FTC：エルビテグラビル・エムトリシタビン・テノホビルジソプロキシルフマル酸塩・コビシスタット（スタリビルド配合錠）
EVG/cobi/TAF/FTC：エルビテグラビル・エムトリシタビン・テノホビルアラフェナミドフマル酸塩・コビシスタット（ゲンボイヤ配合錠）
DTG/ABC/3TC：ドルテグラビル・アバカビル・ラミブジン（トリーメク配合錠）
DTG：ドルテグラビル（テビケイ）　TDF/FTC：エムトリシタビン・テノホビル（ツルバダ）
ABC/3TC：アバカビル・ラミブジン（エプジコム配合錠）
RPV/TDF/FTC：リルピビリン・テノホビル・エムトリシタビン（コムプレラ配合錠）
DRV：ダルナビル（プリジスタ）　RAL：ラルテグラビル（アイセントレス）
RPV：リルピビリン（エジュラント）　EFV：エファビレンツ（ストックリン）
ATV：アタザナビル（レイアタッツ）
推奨の強さとエビデンスの質をそれぞれA～C、I～IIIの3段階で評価している。

（厚生労働科学研究費補助金エイズ対策研究事業『抗HIV治療ガイドライン』[2016年7月改訂] より引用）

「そうか。パリタプレビル（PTV）もプロテアーゼ阻害薬だから、リトナビルでブーストを掛けているわけですね」。ケンシロウの理解が追い付いたようだ。

リトナビルを併用することでPTVの代謝を抑制した結果、PTVの1日1回投与が可能となった。言い換えると、PTVにリトナビル・ブーストを行うことで1日1回の服用が実現したというわけだ。HCVの治療でもアドヒアランスは重要であり、服用回数は少ない方がいい。

「なるほど。強力なCYP3A4阻害薬という負の側面しか見ていなかったけれど、リトナビルが配合されているのも意味があるんですね。でも、やることは同じ！」ケンシロウは指を鳴らしながら力強く締めくくる。「併用薬チェックとその対策。あとは飲み忘れ対策も。ヴィキラックスの処方箋がいつ飛んできてもいいように、バッチリ予習しときます！」

ノルバデックス＋ベタニス ＝薬効増強？減弱？

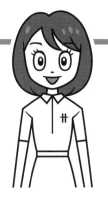

「CYPの阻害薬と基質薬を併用すると、
基質薬の血中濃度が上がって、基質薬を過量服用した
ような副作用が出るじゃないですか。
その意味でも、阻害薬だけじゃなくて、
特に感じやすい基質薬の方も
覚えておかないといけないですよね」

　唐突に話し始めたあゆみさん。"阻害薬の影響を受けやすい基質薬"を"感じやすい基質薬"とは、いやはや、斬新な表現だ。そういう基質薬を押さえておくことは重要だ。ただし、基質薬と阻害薬の組み合わせが、基質薬の過量投与時の副作用を必ず引き起こすとは限らない。何事にも例外はある。

　ちょうど今日、2人に周知しておこうと思っていた症例がある。60歳女性Kさん。「40歳以上の7人に1人は過活動膀胱」という疾患啓発のテレビCMを見て、内科診療所を受診。ベシケアOD錠5mg（一般名コハク酸ソリフェナシン）が処方された。他科受診は乳腺外科。乳癌のため、ノルバデックス錠20mg（タモキシフェンクエン酸塩）とアルファカルシドールカプセル0.5μgを服用している。

　例えばこのKさんが、ソリフェナシンの副作用の口渇が強く出て、「他の薬に変えてほしい」と訴えたとしよう。あゆみさんなら何を薦める？

　「ベシケアの抗コリン作用による口渇。そうですね、セオリー通りでいけば、抗コリン作用の弱いブラダロンとか薬理作用の異なるベタニスとかですかね？」　あゆみさんはそう話しながら、僕が広げているKさんの薬歴をのぞき込む。「うん？　禁忌欄に"CYP2D6阻害薬"ってありますね……。ということは、

ベタニスはダメなんですね」

1) 146ページ表8参照

　ベタニス（ミラベグロン）は中等度のCYP2D6阻害薬[1]。そしてタモキシフェンはCYP2D6の基質薬。この組み合わせの結果はどうなる？

　「えっと、どうなるんだろ？」あゆみさんは例のごとく、スマホでノルバデックスの添付文書を呼び出す。「もしかして……ノルバデックスの効きが悪くなっちゃうとか？」

　その可能性が高い。添付文書には強力なCYP2D6阻害薬であるパロキセチン塩酸塩水和物（商品名パキシル他）とタモキシフェンの併用により、乳癌による死亡リスクが増加したとの報告が記載されている（**表7**）。ミラベグロンは中等度のCYP2D6阻害薬なので、パロキセチンと同じ結果になるとは限らないが、効果の減弱は免れない。代替薬もある。添付文書に記載はなくとも、やはり併用は避けるべきだろう。

　「でも、なんで結果が逆になっちゃってるんですか？」スマホの画面を上下にスクロールしながらあゆみさんが尋ねる。

　確かに、通常は阻害薬により代謝が阻害されると、薬効は増強する。そして、それが作用の延長線上の副作用となって表れる。しかし、このケースでは逆になる。その理由は、タモキシフェンの代謝と活性代謝物の関係にある（**図5**）。

　同薬は、主にCYP3A4およびCYP2D6により代謝される。

表7

タモキシフェンと相互作用を引き起こす薬剤

相互作用　主としてCYP3A4およびCYP2D6により代謝される。
併用注意（併用に注意すること）

薬剤名	臨床症状・措置方法	機序・危険因子
クマリン系抗凝血薬ワルファリン等	抗凝血作用が増強することがあるので、抗凝血薬を減量するなど、慎重に投与すること。	タモキシフェンがワルファリンの肝臓での代謝を阻害する可能性が考えられている。
リトナビル	本剤のAUCが上昇することが予想される。	リトナビルのチトクロームP450に対する競合的阻害作用により、本剤のAUCが上昇することが予想される。
リファンピシン	本剤の血中濃度が低下したとの報告がある。	リファンピシンにより、CYP3A4が誘導され、本剤の代謝が促進される可能性がある。
選択的セロトニン再取り込み阻害薬（SSRI）パロキセチン等	本剤の作用が減弱する恐れがある。併用により乳癌による死亡リスクが増加したとの報告がある。	CYP2D6阻害作用により本剤の活性代謝物の血漿中濃度が低下したとの報告がある。

（ノルバデックスの添付文書より引用）

そして、薬効に関わる代謝物は4-ヒドロキシタモキシフェンとエンドキシフェンといわれている。つまりプロドラッグなのだ。

「そっか、だから代謝が阻害されると抗癌作用が発揮されなくなってしまうんですね」

その通り。だから薬歴の禁忌欄にも「CYP2D6阻害薬」と記載したわけだ。Kさんはタモキシフェンによるホットフラッシュに苦しんだらしいから、効果は期待できる。それを邪魔するわけにはいかない。

「すみません」と言って、あゆみさんは右手を小さく挙げる。「また着いていけなくなりました……」

CYP2D6はCYP2C19と並んで遺伝子多型[2]が問題となる分子種だ。日本人の場合、CYP2D6の酵素活性がほとんどないPMは1％未満と少ないものの、酵素活性が半分程度になるIMは約50％にも上るといわれている。

タモキシフェンの活性代謝物の1つであるエンドキシフェ

2) PM：poor metabolizer
　 IM：intermediate metabolizer
　 EM：extensive metabolizer

図5

タモキシフェンの代謝経路

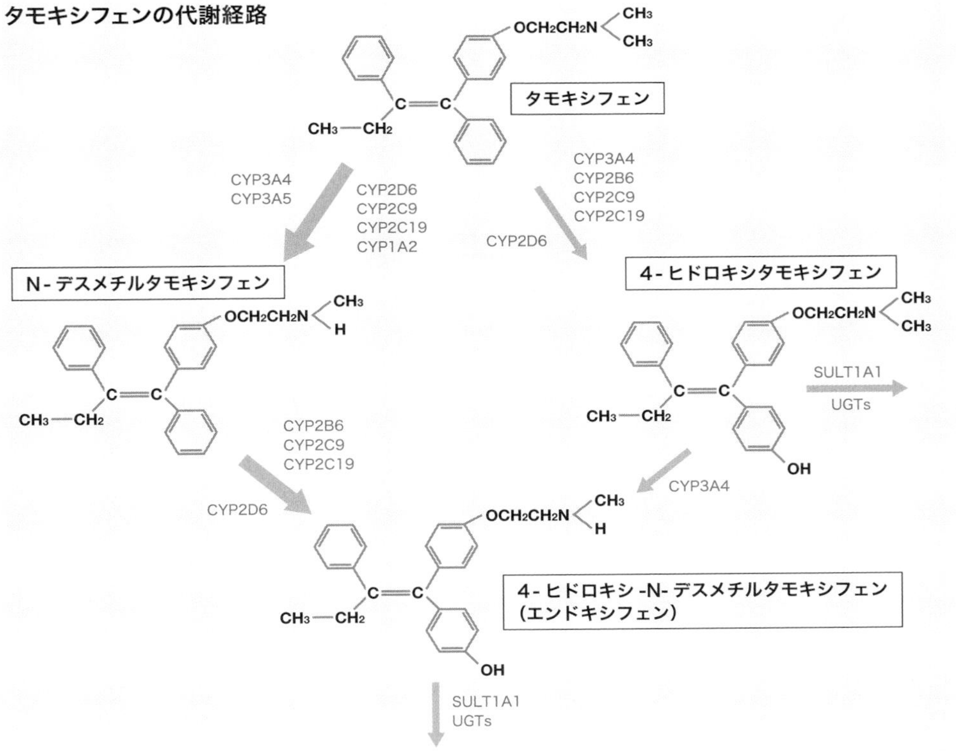

（J Clin Oncol.2010;28:2768-76.より引用、図6とも）

ンの血中濃度は、PMにおいてEMの30％以下まで低下してしまう（**図6上**）。このPM患者がタモキシフェンを服用した場合、ほてり症状などがほとんどないことが報告されている。

では、タモキシフェン服用患者がCYP2D6阻害薬を併用した場合、エンドキシフェン血中濃度はどうなるか（**図6下**）。強力なCYP2D6阻害薬のパロキセチンを併用した際のエンドキシフェン濃度は、PM患者と同程度しかないことが分かる。

「なるほど。強いCYP阻害薬を服用するとPMみたいになっちゃうのか。そして、KさんにはCYP2D6阻害薬はできるだけ避けるべきですね」。あゆみさんは何度もうなずきながら続ける。「添付文書にSSRIって、パロキセチンって書いてあるからといって、それだけを注意していたらダメですね」

そう、添付文書にある情報も一部分にすぎない。しかしプロドラッグであることやCYP2D6の基質薬であることは読み取れる。それを活用できるかどうかは読み手次第なのだ。

図6

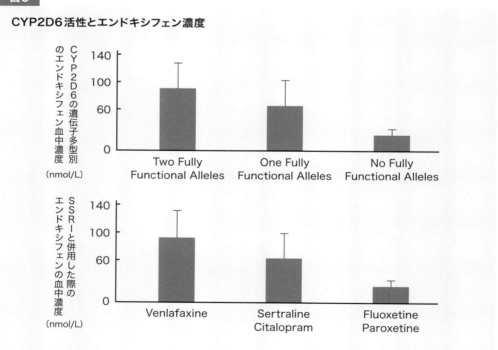

CYP2D6活性とエンドキシフェン濃度

上：CYP2D6の遺伝子多型別のエンドキシフェン血中濃度　下：SSRIと併用した際のエンドキシフェンの血中濃度
イフェクサーSR（Venlafaxine）…CYP2D6の阻害活性を持たない
ジェイゾロフト（Sertraline）とCitalopram（国内未発売）…弱～中等度の阻害作用
パキシル（Paroxetine）とFluoxetine（国内未発売）…中等度～強力な阻害作用

7月 — CYPが関与する相互作用を見抜くコツ

CYP阻害薬の"強さ"は どうやって決まる？

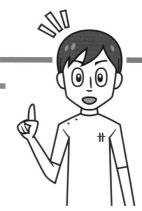

「Kさんの件は気をつけます。薬歴でも注意喚起してくれているから大丈夫です。ただ、前から気になることがあって……」

どうやらケンシロウは全く違うことを考えているようだ。"前から気になっている"ということは、症例ベースというわけではなく、抽象や理論、もしくはルールといった話なのだろう。「いや、業務的には全然困らないんスけど……」。ケンシロウは控えめに続けた。

「パキシルは強力なCYP2D6阻害薬で、
　ベタニスは中程度のCYP2D6阻害薬。
　それって、どうやって決まってるんですか？
　添付文書やインタビューフォームは、
　阻害の強さまでは言及してないですし……」

なるほど。確かにやり過ごせる問題ではある。でも実は、以前僕も気になって調べたことがあるのだ。といっても、PMDA（医薬品医療機器総合機構）のウェブサイトで『医薬品開発と適正な情報提供のための薬物相互作用ガイドライン（最終案）』なるものが紹介されていて、そこに全部書いてあったので、特段苦労はなかったのだが。

「えっ、PMDAのサイトにあるんですか？」とあゆみさん。驚きながらも、早速スマホで検索している。「PMDAって、添付文書検索ではいつも使ってるんですけど、それ以外はあんまり使えてなくて」

僕もスマホでPMDAのホーム画面を呼び出す。「レギュラトリーサイエンス」のタブをクリックして、基準作成調査業務の「ガイダンス・ガイドライン」へ。複合領域にお目当てのガイドライン最終案（平成26年7月8日厚生労働省医薬食品局審

査管理課事務連絡）のPDFが見つかるはずだ。これを開いて下にスクロールしていくと、56〜57ページにCYP阻害薬の一覧表があり、そこに阻害薬の強さも書かれている（**表8**）。

ちなみに、影響を受けやすい基質薬は**表9**の通り。これらの組み合わせで相互作用はある程度予測できるわけだ。

「おぉ〜、ほんとだ。これは便利っスね」と、ケンシロウは興奮しつつもまだ納得がいっていない様子。「確かに、ここにはパキシルもベタニスもはっきりと阻害薬の強さが書かれているんですけど、プラビックスは載ってませんね」

プラビックス（クロピドグレル硫酸塩）とシュアポスト（レパグリニド）の相互作用[1]は、2014年に報告されたものだから、まだこのガイドラインには反映されていない。クロピドグレルのグルクロン酸抱合体は強力なCYP2C8阻害薬であり、主にCYP2C8で代謝されるレパグリニドのCmaxおよびAUCを上昇させる。

「うーん、どうしてプラビックスは、『強力なCYP2C8阻害薬』っていえるんですか」。ケンシロウは椅子の背もたれに体重を預けながら力なく続けた。

「前から気になってたんですよ、阻害の強さは何で決まるのか。この表を見る限り、基質薬のAUCがどれくらい上昇するかだと思うんですけど、AUCだったら、阻害薬の投与量で違ってくるじゃないですか。プラビックスも、最大用量の300mg/日なら5.1倍ですけど、75mg/日なら3.9倍だから、中等度の阻害薬っていえそうだし……」

クロピドグレルのCYP2C8の阻害の程度は、引用論文に"strong"と紹介されていたので、それに倣ったのだが……。と言ってもケンシロウは納得しないだろうから、先のガイドラインをひもといてみることにしよう。

まず、試験デザインは「試験で使用する阻害薬または誘導薬の用量は、薬物相互作用を示す可能性を最大化する用量とすべきであり、予定あるいは承認されている最大用量と最短投与間隔を用いる」となっている。クロピドグレルとレパグリニドの試験デザインが、「健康成人（外国人）に、クロピドグレル（1日1回3日間、1日目300mg、2〜3日目75mg）を投与し、1日目と3日目に本剤（0.25mg）を併用したとき」となっているのは、そのためだろう。

次に、阻害の程度はどう定義されているのか。

1）125ページ参照

阻害の程度は臨床薬物相互作用試験により、相互作用薬および相互作用を受けやすい基質薬が経口投与の場合に、AUCに及ぼす影響の程度を目安として設定している。AUCを5倍以上に上昇（CL/Fが1/5未満に減少）させると考えられる阻害薬を「強い阻害薬」、同2倍以上5倍未満に上昇（CL/Fが1/2未満1/5以上に減少）させると考えられる阻害薬を「中程度の阻害薬」、および同1.25倍以上2倍未満に上昇（CL/Fが1/1.25未満1/2以上に減少）させると考えられる阻害薬を「弱い阻害薬」とする。

　つまり、阻害の強さは、「薬物相互作用を示す可能性を最大化する用量」で、「相互作用を受けやすい基質薬のAUCが何倍に変化するか」によって、決まることになる。

　「ということは、プラビックスの場合は最大用量の300mg/日で、相互作用を受けやすいCYP2C8の基質薬であるシュアポストのAUCが5.1倍、つまり5倍以上で、プラビックスはCYP2C8の"強い"阻害薬になるわけか」と腕組みしたケンシロウは何度もうなずく。「これなら一覧表にまとめることもできますね」

　「なんだか、決まり事がいっぱいですね」。あゆみさんはガイドラインの表をプリントアウトして、僕らに手渡す。そして、しみじみとこう語ったのだった。「でも、そういうことを知っておくと、この表をただうのみにするだけじゃなくて、実際の症例への近づき方のヒントになるかもしれませんね」

> 　誰が見ても正しいことを、ひとは真実と呼ぶ。誰が見ても明らかならば、なんの説明も、なんの解説もいらないはずだ。程度の差こそあれ、真実はあちらこちらに転がっている。だから、真実とはなにかを、正しいこととはなにかについて論じることにも、ほとんど意味はない。真実とは、真実と見なされているものとの関係であり、距離の取り方であって、それ以外ではないのだ。
> ──堀江敏幸著『河岸忘日抄』（新潮文庫、2008）p.200

表8

主なCYP阻害薬

分子種	強い阻害薬 （基質薬AUCが5倍以上に上昇）	中程度の阻害薬 （基質薬AUCが2倍以上5倍未満に上昇）	弱い阻害薬 （基質薬AUCが1.25倍以上2倍未満に上昇）
CYP1A2	シプロフロキサシン（シプロキサン） フルボキサミン（デプロメール、ルボックス） ザフィルルカスト（アコレート）	メトキサレン（オクソラレン） メキシレチン（メキシチール他） 経口避妊薬	アシクロビル（ゾビラックス） アロプリノール（ザイロリック） シメチジン（タガメット） ペグインターフェロンアルファ-2a（ペガシス）
CYP2B6	−	−	クロピドグレル（プラビックス） テノホビル（テノゼット、ビリアード） チクロピジン（パナルジン）
CYP2C8	−	シクロスポリン（サンディミュン、ネオーラル） デフェラシロクス（エクジェイド）	トリメトプリム（バクタに配合） イトラコナゾール（イトリゾール）
CYP2C9	フルオロウラシル系抗癌剤（ティーエスワン、ユーエフティ、ゼローダなど）	アミオダロン（アンカロン） ブコローム（パラミヂン） シクロスポリン（サンディミュン、ネオーラル） フルコナゾール（ジフルカン） ミコナゾール（フロリード）	シメチジン（タガメット） ジスルフィラム（ノックビン） フルバスタチン（ローコール） フルボキサミン（デプロメール、ルボックス） ボリコナゾール（ブイフェンド）
CYP2C19	フルコナゾール（ジフルカン） フルボキサミン（デプロメール、ルボックス） チクロピジン（パナルジン） ボリコナゾール（ブイフェンド）	−	アリシン（ニンニク由来物質） クロピドグレル（プラビックス） エトラビリン（インテレンス） グレープフルーツジュース オメプラゾール（オメプラール、オメプラゾン） 経口避妊薬 リトナビル（ノービア） ロキシスロマイシン（ルリッド）
CYP2D6	シナカルセト（レグパラ） キニジン（キニジン硫酸塩） パロキセチン（パキシル） テルビナフィン（ラミシール）	セレコキシブ（セレコックス） デュロキセチン（サインバルタ） エスシタロプラム（レクサプロ） ミラベグロン（ベタニス）	アミオダロン（アンカロン） シメチジン（タガメット） クロバザム（マイスタン） コビシスタット（スタリビルド、ゲンボイヤに配合） ラベタロール（トランデート） リトナビル（ノービア） セルトラリン（ジェイゾロフト）
CYP3A	コビシスタット★（スタリビルド、ゲンボイヤに配合） インジナビル★（クリキシバン） イトラコナゾール★（イトリゾール） リトナビル★（ノービア） テラプレビル★（テラビック） ボリコナゾール★（ブイフェンド） クラリスロマイシン（クラリシッド、クラリス） グレープフルーツジュース ネルフィナビル（ビラセプト） サキナビル（インビラーゼ）	アンプレナビル（ホスアンプレナビルの活性代謝物） アプレピタント（イメンド） アタザナビル（レイアタッツ） シプロフロキサシン（シプロキサン） クリゾチニブ（ザーコリ） シクロスポリン（サンディミュン、ネオーラル） ジルチアゼム（ヘルベッサー） エリスロマイシン（エリスロシン） フルコナゾール（ジフルカン） ホスアンプレナビル（レクシヴァ） イマチニブ（グリベック） イストラデフィリン（ノウリアスト） ミコナゾール（フロリード） トフィソパム（グランダキシン） ベラパミル（ワソラン）	クロルゾキサゾン（クロルゾキサゾン） シロスタゾール（プレタール） シメチジン（タガメット） フルボキサミン（デプロメール、ルボックス） ホスアプレピタント（プロイメンド） ラニチジン（ザンタック） タクロリムス（グラセプター、プログラフ） チカグレロル（ブリリンタ）

『医薬品開発と適正な情報提供のための薬物相互作用ガイドライン（最終案）』を基に、日本で現在販売されている薬剤を抜粋した。かっこ内は主な商品名（表9とも）
CYPの阻害作用の強さは、相互作用を受けやすい基質薬のAUC上昇の程度によって分類されている。強いCYP3A阻害薬のうち、★はAUCを10倍以上に上昇させる。また、弱いCYP3A阻害薬は、臨床的対処などを踏まえてAUCを1.5倍以上に上昇する薬剤を例示している。

表9

CYP阻害または誘導による相互作用を受けやすい薬剤

分子種	阻害または誘導による相互作用を強く受けやすい基質薬（強い阻害薬の併用によりAUCが5倍以上に上昇）	阻害または誘導による相互作用を中程度に受けやすい基質薬（強い阻害薬の併用によりAUCが2倍以上5倍未満に上昇）
CYP1A2	カフェイン、デュロキセチン（サインバルタ） ピルフェニドン（ピレスパ）、ラメルテオン（ロゼレム） チザニジン（テルネリン）	クロザピン（クロザリル） オランザピン（ジプレキサ） ラモセトロン（ナゼア） ロピニロール（レキップ） テオフィリン（テオドール）
CYP2B6	エファビレンツ（ストックリン）	―
CYP2C8	モンテルカスト（キプレス、シングレア） レパグリニド（シュアポスト）	ピオグリタゾン（アクトス）
CYP2C9	セレコキシブ（セレコックス） ジクロフェナク（ボルタレン） グリメピリド（アマリール） ワルファリン（ワーファリン）	フルバスタチン（ローコール） グリベンクラミド（オイグルコン、ダオニール） イブプロフェン（ブルフェン） ナテグリニド（スターシス、ファスティック） フェニトイン（アレビアチン）
CYP2C19	クロバザム（マイスタン） ランソプラゾール（タケプロン） オメプラゾール（オメプラゾン、オメプラール） ボリコナゾール（ブイフェンド）	クロピドグレル（プラビックス） ジアゼパム（セルシン、ホリゾン、ダイアップ） エスシタロプラム（レクサプロ） エソメプラゾール（ネキシウム） エチゾラム（デパス） ラベプラゾール（パリエット） セルトラリン（ジェイゾロフト）
CYP2D6	アトモキセチン（ストラテラ） デシプラミン（イミプラミンの活性代謝物） デキストロメトルファン（メジコン） マプロチリン（ルジオミール）、プロパフェノン（プロノン） メトプロロール（セロケン、ロプレソール） ノルトリプチリン（ノリトレン） ペルフェナジン（トリラホン、ピーゼットシー） タモキシフェン（ノルバデックス） トルテロジン（デトルシトール） トラマドール（トラマール、ワントラム） トリミプラミン（スルモンチール） ベンラファキシン（イフェクサー）	アミトリプチリン（トリプタノール） クロミプラミン（アナフラニール） フレカイニド（タンボコール） イミプラミン（イミドール、トフラニール） チモロール（チモプトール、リズモン） プロプラノロール（インデラル）
CYP3A4	アルプラゾラム（コンスタン、ソラナックス） アプレピタント（イメンド）、インジナビル（クリキシバン） アゼルニジピン（カルブロック） ブロナンセリン（ロナセン）、ブデソニド（パルミコート） コルヒチン（コルヒチン）、ダルナビル（プリジスタ） ダサチニブ（スプリセル）、エレトリプタン（レルパックス） エプレレノン（セララ）、バルデナフィル（レビトラ） エベロリムス（アフィニトール、サーティカン） フェロジピン（スプレンジール） フルチカゾン（アラミスト、フルタイド、フルナーゼ） ロピナビル（カレトラに配合） マラビロク（シーエルセントリ） ミダゾラム（ドルミカム、ミダフレッサ） ニソルジピン（バイミカード） クエチアピン（セロクエル）、サキナビル（インビラーゼ） シルデナフィル（バイアグラ、レバチオ） シンバスタチン（リポバス）、シロリムス（ラパリムス） タダラフィル（アドシルカ、ザルティア、シアリス） トルバプタン（サムスカ）、トリアゾラム（ハルシオン） チカグレロル（ブリリンタ）	アトルバスタチン（リピトール） ピモジド（オーラップ） リルピビリン（エジュラント） リバーロキサバン（イグザレルト） タクロリムス（グラセプター、プログラフ）

8 シメチジンとテオフィリンの併用注意、疑義照会は必要？

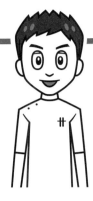

あゆみさんは「主なCYP阻害薬」の表を見ながら続ける。

「シメチジンはCYP1A2、2C9、2D6、3A4の
弱い阻害薬ですが、この本には、
テオフィリン併用による死亡例が載っています。
この併用で疑義照会は必要なんでしょうか」

確かにシメチジン（商品名タガメット他）はCYPの非特異的阻害薬かつMATE阻害薬[1]であり、副作用や相互作用で気になる存在だ。取りあえず、あゆみさんが言う症例を見てみる。

1) 94ページ参照

2) Arch Intern Med.1983;143:559-60. 藤村昭夫編著『絶対覚えておきたい 疾患別薬物相互作用』（日本医事新報社、2013）p.167

> **テオフィリンとシメチジンの併用例**[2]
> **患者**：80歳、男性。アルコール中毒、肝疾患、前立腺癌（睾丸摘出術施行）、喫煙。
> **経過**：慢性閉塞性肺疾患のため徐放性テオフィリン（100mg/回、1日3回）が、消化性潰瘍のためシメチジン（300mg/回、1日1回）が投与されていた。服用方法を簡便化するために徐放性テオフィリンを200mg/回、1日2回に変更した。4日後、頭痛、吐き気、嘔吐のため救急室を訪れ、シメチジンが増量（300mg/回、1日4回）された。しかし、3日後に吐き気、嘔吐、錯乱が出現して来院し、その後、痙攣を起こした。脈は速く不規則で、収縮期血圧は60mmHg。心房細動、心室頻拍が見られ、さらに胸部X線で肺気腫と診断された。錯乱、頻脈、低血圧の治療のために、カリウムが追加された。入院24時間後、ジギタリスを静注した。痙攣が始まり、ジアゼパムを投与したが血圧がさらに低下し、徐脈となって死亡した。このときの血中テオフィリン濃度は80μg/mLだった。

なるほど。テオフィリン中毒の初期症状を潰瘍の悪化と捉えてしまって、シメチジンを増量。結果、テオフィリン中毒で死亡に至る。実に恐ろしい。それにしても喫煙でCYP1A2も誘導されているだろうに、シメチジン300mg/日とテオフィリン400mg/日でテオフィリン中毒が起こるとは。

「ユウさんだったら、シメチジンとテオフィリンの併用で疑義照会しますか？」とケンシロウも質問を重ねてくる。

H₂ブロッカーは、基本的に腎排泄型薬剤だ（**表10**）。シメチジンの尿中未変化体排泄率は77％もある。80歳と高齢でもあり、患者背景からも低体重だった可能性は否定できない。腎機能がそれなりに低下していたら、初期の段階で過量投与だったのかもしれない。

「ウチは大体、シメチジン錠200mg 2錠・分2の処方で出てますけど、高齢者に出されたケースは見たことがないですね」。あゆみさんはホッとした表情を見せる。

次に、タガメットのインタビューフォームを呼び出す。まずはシメチジンのCYP阻害の定性的な特徴を押さえよう。

> **5. 代謝**
> **（2）代謝に関与する酵素（CYP450等）の分子種**
> シメチジンは、in vitro試験においてヒト型 P-450分子種を非特異的に阻害する。特に CYP3A4とCYP2D6に対して強い阻害効果を有する。

表10

シメチジンの用法・用量に関する使用上の注意

シメチジン（商品名タガメット）
【用法・用量に関連する使用上の注意】
腎障害のある患者では、血中濃度が持続するので、次の表を参考にして投与量を減ずるか投与間隔を空けて使用すること。

クレアチニンクリアランス	タガメット投与量
0〜4 mL/分	1回200mg 1日1回（24時間間隔）
5〜29mL/分	1回200mg 1日2回（12時間間隔）
30〜49mL/分	1回200mg 1日3回（8時間間隔）
50mL/分 以上	1回200mg 1日4回（6時間間隔）

テオフィリンは主にCYP1A2で代謝される（一部3A4や2E1も関与）。それを考えると、主にCYP3A4や2D6で代謝され、テオフィリンと同様にTDMが必要な安全域の狭い薬剤なら、もっと危ないのかもしれない。

次に、定量的な情報。CYP阻害の作用機序、投与量とCYP阻害作用の相関性については、次のように記載されている。

> シメチジンによるチトクロームP450阻害の作用機序は、シメチジンのイミダゾール環がP450のヘム鉄原子に配位してその酵素活性を阻害することによる。イミダゾール環のほかにシアノ基の存在も重要な役割を果たしていると考えられている。相互作用で血中濃度がどの程度増大するかは、阻害剤の代謝阻害能（Ki値）と阻害剤を投与した後の肝臓中濃度によって決定される。シメチジンはKi値が大きい（代謝阻害能が低い）にもかかわらず相互作用の報告が多いのは、シメチジンの肝臓中濃度は血中濃度の10倍近くあり、濃縮されていることによると考えられている。
>
> チトクロームP450が関与するシメチジンの相互作用は、シメチジンの投与量増加により相互作用の程度が増加すると考えられている。また、シメチジンの相互作用報告は800mg/日を超える投与量で多く、400mg/日などの低い投与量では相互作用による副作用の発現の可能性は低いとの報告[3]がある。

シメチジンの代謝阻害能は低いが、800mg/日を超える投与量では、肝臓で濃縮された結果、相互作用の報告が多くなるという。この報告[3]を僕は持っている。僕も若かりし頃、シメチジンが怖かったからだ。この報告の中で調査された文献は、全て海外の施設で実施された研究で、日本のシメチジンの上限である800mg/日以上が全体の98％を占めている。一方で、日本におけるシメチジンの投与量は400mg/日が主流であり、「シメチジンの体重当たりの投与量における文献情報と国内の実態との差異は、2.5倍にも達することになる」と。つまり、そのままうのみにできないわけだ。

そして、実際にシメチジンとテオフィリンを併用した試験が行われている（**表11**）。

3）病院薬学 2000;26:478-84.

表11

シメチジンとテオフィリンの併用試験データ

	テオリフィンのトラフ濃度 μg/mL	%	テオフィリンのクリアランス L/kg/hr	%
シメチジン高用量併用試験				
テオフィリン単独	6.1±0.3	100.0	0.035±0.003	100.0
シメチジン 800mg/日併用	8.1±0.4 (p<0.01)	132.8	0.027±0.002 (p<0.01)	77.1
シメチジン低用量併用試験				
テオフィリン単独	5.9±0.1	100.0	0.035±0.002	100.0
シメチジン 400mg/日併用	6.2±0.3 (NS)	105.1	0.034±0.002 (NS)	97.1

健常人にシメチジン400mg/日または800mg/日を併用投与し、テオフィリンのトラフ濃度とクリアランスの変動を調べた。
NS：有意差なし　　％は各試験でのテオフィリン単独投与時の平均値を100％とした場合の値

（病院薬学 2000;26:478-84. より引用）

　シメチジン高用量群ではテオフィリンのクリアランスが23％低下しているのに対して、低用量群ではその変動はわずか3％だ。

　繰り返すが、これは健常人でのデータだ。高齢者や腎機能低下患者では、表向きは低用量のシメチジンが肝臓で濃縮しているかも、と想定する必要がある。患者のクレアチニンクリアランス（CCr）が30mL/分未満なら、シメチジン400mg/日は、健常人の800mg/日（もしくはそれ以上）に相当することを忘れてはならない。

　また、テオフィリンの主な代謝酵素はCYP1A2で、シメチジンはCYP非特異的ではあるが、in vitroにてCYP3A4とCYP2D6に対して強い阻害効果を示すとある。だから、この結果を、そのまま他の薬剤との併用に適用するわけにはいかない。しかし、参考にはなるだろう。

　「シメチジンが肝臓で濃縮していないか（シメチジンの用量と腎機能など）」「CYPの分子種は？」そして「影響を受ける基質はハイリスク薬か、そのドーズは？」——僕は疑義照会のスタートラインに立った時、そういったことを考える。代替薬はいくらでもあるから、迷ったら疑義照会をするかもしれない。

　ただ、シメチジンとテオフィリンの併用で疑義照会をするか？　そう問われたら、テオフィリンがハイリスク薬とはいえ、そんなケースはほとんどないと思う。シメチジンはCYP1A2

の弱い阻害薬であり、高用量（800mg）でも先ほど見た通りテオフィリンのクリアランス低下は23％程度、AUCの上昇は多く見積もっても1.3倍にすぎない。

「じゃあ、あの死亡例は何でしょうか？」あゆみさんは症例をまじまじと見る。

恐らく、その死亡例は単一の要因によるものではない。患者は高齢で腎機能が低下していただろう。また、高齢に加え、アルコール中毒で肝疾患のためにCYP活性も低下していたに違いない。それでも喫煙によりCYP1A2が誘導され、テオフィリンは代謝されていた。何とかバランスが取れていたわけだ。

そこにテオフィリンが増量となる。その結果、テオフィリン中毒の初期症状である頭痛、吐き気、嘔吐が表れる。血中テオフィリン濃度は少なくとも20μg/mLはあったのだろう（**図7**）。ここでテオフィリン中毒を疑っていれば事なきを得たわけだが、さにあらず。事態はシメチジン増量というバッドな展開に。そして、3日後に吐き気、嘔吐、錯乱が出現して入院。その後、不整脈・痙攣を起こし、最終的に血中テオフィリン濃度は80μgにまで達して死亡してしまった。

この死亡に至るまでのトリガーは何だったのか？ それはCYP1A2誘導の解除だ。恐らく、テオフィリン中毒の初期症状でたばこが吸える状態ではなくなったのだろう。

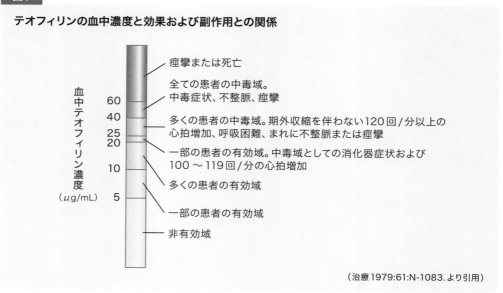

図7 テオフィリンの血中濃度と効果および副作用との関係

（治療 1979:61:N-1083. より引用）

「えっ、それはおかしいッスよ」。ケンシロウが話を遮るように反論する。「仮にたばこが吸えなかったとしても誘導が解除されるには10日〜2週間くらいはかかるはずでしょ」

確かに理論的にはそうなる。でも、そうはならないこともある。ヘビースモーカーが禁煙した場合のCYP1A2活性の応答を見た試験[4]によると、CYP1A2活性の見掛け上の半減期は38.6時間（27.4-54.4時間）。ということは、約78時間で75％もCYP1A2の活性が低下することになる。たったの3日程度なのだ。そして、これはテオフィリン中毒の初期症状から入院までの期間と符合する。

さらに、テオフィリンはテオフィリン中毒の初期症状が起こり得る20μg/mLまでは線形、それ以上になると非線形に血中濃度が上昇していく薬剤なのだ（図8）。

つまり、この症例はマルチリスクファクターの上に、たばこが吸えなくなったというCYP1A2の誘導解除がとどめとなり、テオフィリン濃度が非線形に一気に上昇し、死亡に至ったと考えられる。よって、この症例をもって、単にテオフィリンとシメチジンの併用が危ないとは一概にはいえないわけだ。

「なるほど。相互作用って薬と薬だけを見ててもダメなんですね」。あゆみさんはフーッと鼻息を漏らしながらつぶやくのだった。「やっぱり、難しいや」

4) Clin Pharmacol Ther. 2004;76:178-84.

図8

テオフィリンの投与量と血中濃度の関係

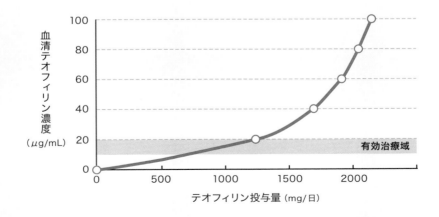

(Ther Drug Monit.1984;6:290-7.より引用、一部改変)

Column

ワーファリンとフロリードゲル、併用禁忌の裏側

2016年10月、ワーファリン（一般名ワルファリンカリウム）とフロリードゲル（ミコナゾール経口ゲル製剤）の添付文書が改訂され、両剤は併用禁忌になった。

ミコナゾール（MCZ）はフルコナゾール（商品名ジフルカン）とともに、中程度のCYP2C9阻害薬だ[1]。ワルファリン（WF）やSU薬などのハイリスクなCYP2C9基質薬を服用している場合、こうした薬剤には当然注意しなければならない。代替薬もあるのだから、併用注意でも僕は疑義照会をしていた。

さて、PMDAの「ワルファリンカリウム及びアゾール系抗真菌剤（経口剤・注射剤）の「使用上の注意」の改訂について」という文書を見ると、改訂の理由について以下のように書かれている（下線は筆者による）。

1) 146ページ表8参照

> ミコナゾールとワルファリンカリウム（以下、ワルファリン）との相互作用に関しては、ミコナゾール（ゲル剤・注射剤）の添付文書の「慎重投与」、「重要な基本的注意」「併用注意」の項にて注意喚起を行ってきた。しかしながら<u>ミコナゾール（ゲル剤）とワルファリンとの併用中または併用中止後の重篤な出血症例が多数集積しており、それらの症例では著しい血液凝固能検査値の変動（PT-INR 増加）が認められている。</u>
> （1）抗凝固作用のモニタリング等をさらに強化することによるリスク回避は困難と考えられること
> （2）有効性の観点からも「深在性真菌症の診断・治療ガイドライン2014」では<u>ミコナゾールは口腔咽頭カンジダ症の第二選択薬であり、第一選択薬として推奨</u>

> 　　　される他のアゾール系抗真菌剤があること
> （3）2016年、英国規制当局は、出血事象による死亡を含む、ミコナゾールとワルファリンの相互作用が疑われる副作用報告を受けてミコナゾールとワルファリンとの相互作用について注意喚起するとともに、追加の措置を検討していること
> ──から、専門委員の意見も踏まえた調査の結果、ミコナゾール（ゲル剤・注射剤）とワルファリンとの併用を禁忌とすることが適切と判断した。
> 　また、ミコナゾールとワルファリンとの併用を禁忌とした場合、上述のガイドラインにおける第一選択薬を含む他のアゾール系抗真菌剤が用いられる機会が増えることが考えられる。これら他のアゾール系抗真菌剤については、推定使用患者数に対する集積数は少ないと考えられるものの、著しいPT-INRの上昇が見られている症例がある等、他のアゾール系抗真菌薬とワルファリンとの併用にも注意が必要であることから、専門委員の意見も踏まえた調査の結果、改訂することが適切と判断した。

　重篤な出血症例が蓄積したことに加え、3つの理由からWFとMCZは併用禁忌に至ったわけだ。さらに他のアゾール系抗真菌薬も「慎重投与」となっている。ここで僕が下線を引いた2カ所について検証していこう。

　まず1つ目の重篤な出血症例の蓄積。百聞は一見にしかずということで、実際の症例を2〜3個押さえておく。国内重篤例の概要は、フロリードゲルやワーファリンの「使用上の注意改訂のお知らせ」に記載されているし、詳細はPubMedで検索するまでもなく、これだけ有名な相互作用ならGoogleで検索しても見つけられる。また、ワーファリンの製造販売元であるエーザイの「Warfarin適正使用情報 第3版」にもミコナゾールとの相互作用症例がたくさん記載されている。

　さて、症例を見ると、併用後も良好にコントロールされていたところ突然、プロトロンビン時間国際標準比（PT-INR）が10以上に上昇した、出血傾向に対しビタミンK投与でINR

を是正しても翌日以降に再度INRが上昇した、MCZ中止後も数週間〜数カ月間INRが安定しなかった——などと報告されている。このようなことを把握しておけば、併用注意でも疑義照会したくなるはずだ。実際、併用注意という枠組みでは重篤な出血症例が後を絶たないために、今回の改訂、併用禁忌に至っている。

続いて2つ目、有効性に関する理由を見ていこう。

フロリードゲルの適応は、口腔カンジダ症と食道カンジダ症の2つだ。『深在性真菌症の診断・治療ガイドライン2014』では、口腔咽頭カンジダ症と食道カンジダ症のそれぞれについて、ハイリスク患者、発症を疑う臨床症状や画像所見、有効な検査をフローチャートで示し、臨床・確定診断例に対する薬物治療を提示している（**表S1**）。ついでに、略号も押さえておこう。薬歴には略号が使えるから、いったん覚えてしまえば楽だ。

同ガイドラインによると、第一選択薬は文字通り初期治療に推奨される薬剤。第二選択薬には、患者の基礎疾患などにより第一選択薬以外の推奨される治療、あるいは第一選択薬が無効だった場合のサルベージ治療、いずれかの意味で推奨される薬剤だ。

つまり、フロリードゲルは、口腔カンジダ症において第二選択薬、食道カンジダ症では第二選択薬にすら推奨されていないのだ。有効性の観点からも優先度は低い。にもかかわらず、WFとMCZの併用による重篤な出血がなくならない。そういった意味でも、WFと併用禁忌であってしかるべきなのだ。

従って、薬局で外来患者の処方箋を受けた場合でいえば、フロリードゲルの代替薬はフルコナゾール（FLCZ）かイトラコナゾール（ITCZ、イトリゾール他）、第二選択薬ならボリコナゾール（VRCZ、ブイフェンド他）、口腔カンジダならアムホテリシンB（AMPH-B、ファンギゾンシロップ他）も候補というところだろう。ただし、WFとの併用リスク、さらには他の併用薬、特にCYP3A4の基質薬との併用を考えないといけない。

アゾール系抗真菌薬というのは実に厄介だ。CYP阻害に関していえば、イミダゾール系のMCZは中程度の2C9・3A4

表S1　カンジダ症に対する薬物治療

口腔咽頭カンジダ症	
第一選択薬	・FLCZ 100〜400mg/回　1日1回経口投与［AI］ ・ITCZ 内用液またはカプセル剤 200mg/回　1日1回経口投与［AI］
第二選択薬	・VRCZ 200mg/回　1日2回経口投与※［BI］ ・MCFG 100〜150mg/回　1日1回点滴静注［BI］ ・CPFG 50mg/回　1日1回点滴静注［BI］ ・AMPH-B シロップ 100mg/mL　1回1〜5mL　1日2〜4回［BIII］ ・MCZゲル 100 mg/回　1日2〜4回［BIII］

食道カンジダ症	
第一選択薬	・(F-)FLCZ 100〜400mg/回　1日1回静脈内投与（FLCZのみ loading dose：200〜800mg/回 1日1回静注を2日間）、 あるいはFLCZ 100〜400mg/回　1日1回経口投与［AI］ ・ITCZ 内用液またはカプセル剤 200mg/回　1日1回経口投与［AI］
第二選択薬	・VRCZ 4mg/kg/回（loading dose：初日のみ 6mg/kg/回）1日2回点滴静注、 あるいは 200mg/回（loading dose：初日のみ 300mg/回）1日2回経口投与※［BI］ ・MCFG 100〜150mg/回　1日1回点滴静注［BI］ ・CPFG 50mg/回　1日1回点滴静注［BI］

※VRCZ経口投与は体重による用量調節を行う

抗真菌薬の略号

一般名（和名）	洋名	略語
アムホテリシンB	Amphotericin B	AMPH-B
アムホテリシンB リポソーム製剤	Liposomal amphotericin B	L-AMB
イトラコナゾール	Itraconazole	ITCZ
カスポファンギン	Caspofungin	CPFG
ケトコナゾール	Ketoconazole	KCZ
フルコナゾール	Fluconazole	FLCZ
フルシトシン	Flucytosine	5-FC
ホスフルコナゾール	Fosfluconazole	F-FLCZ
ボリコナゾール	Voriconazole	VRCZ
ミカファンギン	Micafungin	MCFG
ミコナゾール	Miconazole	MCZ

（『深在性真菌症の診断・治療ガイドライン 2014』より引用、一部改変）

2) 相互作用ガイドラインでは、MCZはAUCの上昇程度から中程度の阻害薬となっているが、WFの場合、血中濃度よりも鋭敏なバイオマーカーであるINRがある。このINRの上昇の程度から考えると、MCZはCYP2C9の強力な阻害薬として対応した方がいいかもしれない。

阻害薬[2]。トリアゾール系のITCZは強力な3A4阻害薬で、FLCZは強力な2C19阻害薬かつ中程度の2C9・3A4阻害薬、VRCZは強力な2C19・3A4阻害薬かつ弱い2C9阻害薬──と相互作用ガイドラインでは紹介されている。

となると、WFとの併用では、どの薬剤も多少なりとも影響しそうだ。WFの薬効の本体はCYP2C9で代謝されるS-WFであることを考えると、影響の大きさは、理論的にはMCZ＞FLCZ＞VRCZ＞ITCZ＞＞＞AMPH-Bということになる。しかし、ITCZとWFの併用でもINRが大幅に上昇する報告があり、その機序は不明とされている。故に、MCZ以外のアゾール系薬でもINR測定やトロンボテストの回数を増やすなど慎重に投与する必要がある。

そしてもう1つ、フロリードゲルの薬物動態については落とし穴が潜んでいる。フロリードゲル経口用2％のインタビューフォームの記載に目を通してほしい（下線は筆者による）。

> **VII. 薬物動態に関する項目**
> **1. 血中濃度の推移・測定法**
> （3）臨床試験で確認された血中濃度
> 健常成人男子を対象としてミコナゾール2％ゲル2.5g（ミコナゾールとして50mg）、5g（同100mg）および10g（同200mg）を単回投与した。投与方法は2.5g群は口腔内に、5g群は舌上に塗布し、10g群は、3分間口中に含んだ後に嚥下した。<u>2.5gおよび5g投与群では、いずれの被験者の血漿中にもミコナゾールは定量限界（0.1μg/mL）未満であった。</u>10g群では3名中2名の血漿中にミコナゾールが検出され、その最高血漿中濃度は投与2時間後に平均0.17μg/mLであったが、4時間後以降は検出されなかった。

この単回投与のデータを基に、フロリードはゲル製剤なら吸収をほとんど無視できる"安全な抗真菌薬"と思われていた時代があった。ところが、ワルファリンの作用増強の報告が散見される事態となった。

例えば次の症例報告[3]。69歳男性、不安定狭心症。ワルファリン 2～3mg/日を服用中にフロリードゲル 10g/日（MCZとして 200mg/日）を併用したところ、2.5前後でコントロールされていたINRが検出限界値9以上に上昇。そして、フロリードゲル中止後、INRが安定するまでに数カ月も要している。

同論文では、次のように考察している。

> 経口 miconazole ゲル製剤は、投与後の血中未変化体濃度は低いものの、warfarinの作用を著しく亢進し得るだけの十分な全身吸収が行われているものと考えられる。血中未変化体濃度が低いのはmiconazoleの肝への高い集積性が一因と推測され、またそれによってCYP2C9阻害作用の遷延化が表れるものと考えられる。経口 miconazole ゲル製剤とwarfarinの併用は、入院治療を要するほどのINR値上昇を引き起こし、またINR値への影響が長期間に及ぶことから、原則として避けるべきと考えられる。

2002年には、もうこのような報告がなされているのだ。併用禁忌となった今、轍を踏むわけにはいかない。相手がWFの場合、ミコナゾールの定量限界を設定すること自体が怪しいし、反復投与によって肝臓へ集積してしまっては手の打ちようがない。先のインタビューフォームのデータは、「定量限界未満」という言葉から「低用量なら安全だろう」と連想しかねず、僕はとても心配だ。決してうのみにしてはならない。

3）臨床薬理 2002;33:13-6.

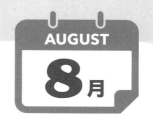

腎機能チェックはこれで完璧!

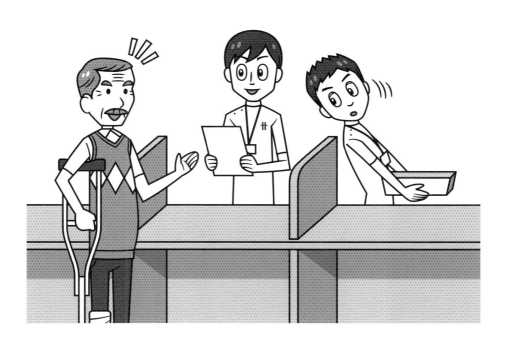

肝排泄型、肝代謝型、肝消失型の違いは？

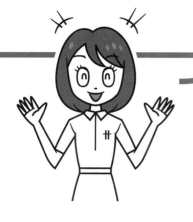

　8月某日。晴れ、37℃。ただただ暑い。とにかく暑い。体温より暑い、といったせりふを耳にすると余計に暑く感じてしまう。そんなことを考えながら108円セールのドーナツをぶら下げた僕は、駐車場から薬局までのわずかな道のりで、汗びっしょりになっていた。今週はこの暑さのためか患者も少なく、昼食を取りながら、第5回ソクラテス会を行うことになっていた。そして、一足先に薬歴を仕上げていた僕がお遣いを買って出たのだった。

　「わ〜、ありがとうございます」。礼儀正しくドーナツを受け取ったあゆみさんは、テーブルに用意した大皿にドーナツを移していく。「ユウさん、コーヒーはホットでいいんですよね」

　「お疲れっス」。調剤室から休憩室に戻ってきたタンクトップ姿のケンシロウは白衣を椅子に引っ掛けて席に着く。「あっ、ドーナツありがとうございます。ゴチになります」

　さて、今回は腎臓をテーマに勉強していくことにしよう。そこで、まずは腎機能低下時に注意が必要な薬剤を押さえておこう（**表1**）。以前、日経DIの特集に載っていたものだ。使用頻度の高そうな薬剤が並んでいる。薬局にあるアイテムは、逐一この表を見なくとも済むように把握しておいてもらいたい。

「肝代謝型薬剤ってややこしいですよね」

　あゆみさんは砂糖がいっぱい付いた人差し指をピンと立てる。「代謝物に活性があるかどうかを確認しないと、腎排泄なのか、肝排泄なのか分からないですからね」

　言わんとすることは分かる。あゆみさんが言う"肝排泄"とは、"非腎排泄"を意味しているのだろう。ただ、言葉の問題ではあるが、現実には"肝排泄"というものは存在しない。あ

表1

腎機能低下時に特に注意が必要な経口薬の例

分類	一般名	主な商品名	尿中未変化体排泄率（一部除く）	減量法の記載※	腎機能障害に関する禁忌
抗リウマチ薬	メトトレキサート	リウマトレックス	90%	なし	腎障害患者は禁忌
尿酸合成抑制薬	アロプリノール	ザイロリック	活性代謝物 70%	なし	
抗精神病薬、潰瘍治療薬	スルピリド	ドグマチール	90%	なし	
抗うつ薬（SNRI）	ミルナシプラン	トレドミン	60%	なし（高齢者への減量法あり）	
抗てんかん薬	ガバペンチン	ガバペン	ほぼ100%	あり	
抗パーキンソン病薬	プラミペキソール	ビ・シフロール	90%	あり	
強心配糖体	ジゴキシン	ジゴシン	75%	なし	
抗不整脈薬	シベンゾリン	シベノール	60%	なし	透析中の患者は禁忌
抗不整脈薬	ピルシカイニド	サンリズム	90%	なし	
抗不整脈薬	ジソピラミド	リスモダン	50%以上	なし	徐放錠：透析患者を含む重篤な腎機能障害のある患者は禁忌
フィブラート系薬	ベザフィブラート	ベザトールSR	70%	あり	人工透析患者（腹膜透析を含む）、腎不全などの重篤な腎疾患のある患者、SCr 2.0mg/dL以上の患者は禁忌
炭酸脱水酵素抑制薬	アセタゾラミド	ダイアモックス	90%	なし	無尿、急性腎不全の患者は禁忌
H_2ブロッカー	ファモチジン	ガスター	80%	あり	
ビグアナイド系薬	メトホルミン	メトグルコ	80〜100%	なし	中等度以上の腎機能障害、透析患者（腹膜透析を含む）は禁忌
ニューキノロン系薬	レボフロキサシン	クラビット	87%	あり	
抗結核薬	エタンブトール	エサンブトール	85%	なし	
抗真菌薬	フルコナゾール	ジフルカン	77〜81%	あり	
抗ウイルス薬	アシクロビル	ゾビラックス	75%	あり	
抗ウイルス薬	バラシクロビル	バルトレックス	アシクロビルとして85%	あり	
抗ウイルス薬	オセルタミビル	タミフル	70%*	あり	
抗ウイルス薬	アマンタジン	シンメトレル	90%	あり	透析を必要とするような重篤な腎障害のある患者は禁忌

※ 腎機能に応じた具体的な用法の目安が添付文書に記載されている薬剤。ただし、減量法が記載されていなくとも体内動態データが記載されているものがあり、それを用いて腎機能に応じた処方であるかを確認する必要がある。
＊ 尿中未変化体排泄率99％、尿中未変化体＋活性体排泄率62〜70％などと報告によって異なる。

（調剤と情報 2008;14:1046-54.、日経ドラッグインフォメーション 2008年12月号、日本腎臓病薬物療法学会特別号［グリーンブック］を基に筆者まとめ）

るのは、肝消失もしくは胆汁排泄だ。また、後者はそれほど多くはない。

「えっ、肝排泄型薬剤って普通に言うじゃないですか」。当惑気味のあゆみさんはさらに続ける。「でも確かに、わざわざ胆汁排泄型ってうたっている薬もありますね。もしかして、私の理解が足りてません?」

では、1つずつ確認していこう。まずは薬剤の排泄、そこから復習してみる。

薬剤は、水溶性と脂溶性に大きく分けられる(**図1**)。水溶性薬剤の排泄は至ってシンプルで、そのまま腎臓から尿中へと排泄される。ほとんど代謝を受けないものも多い。

6、7月のソクラテス会でも扱った、ジゴキシン(商品名ジゴシン他)やメトホルミン塩酸塩(メトグルコ他)の尿中未変化体排泄率(fu)は高く、ほとんど代謝を受けずに腎から排泄される。以前はfu≧70%を腎排泄型薬剤とすることが多かったが、そうするとシベンゾリンコハク酸塩(シベノール他)のような、特に注意すべき腎排泄型薬剤を見落としてしまう。そのためだろう。今ではfu≧60%を腎排泄型とすることが多くなったようだ。

図1

薬剤の解毒反応と排泄経路

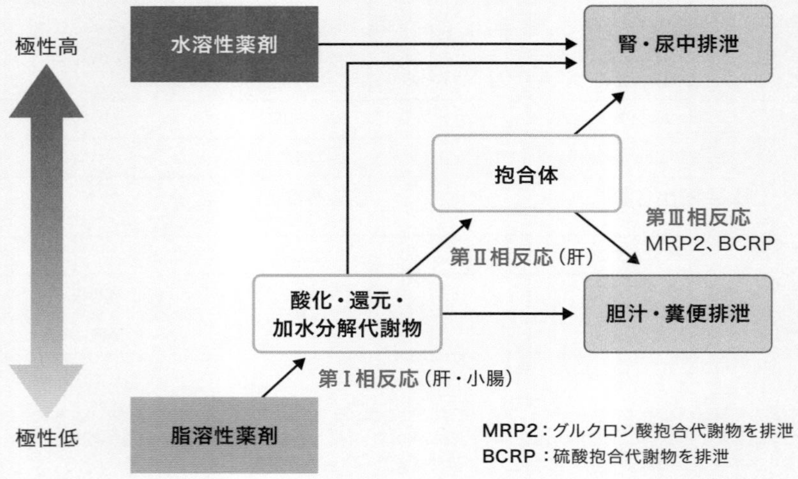
極性高
水溶性薬剤
腎・尿中排泄
抱合体
第Ⅲ相反応
MRP2、BCRP
第Ⅱ相反応(肝)
酸化・還元・
加水分解代謝物
胆汁・糞便排泄
第Ⅰ相反応(肝・小腸)
極性低
脂溶性薬剤
MRP2:グルクロン酸抱合代謝物を排泄
BCRP :硫酸抱合代謝物を排泄

(月刊薬事2007;49:1307-14. より引用)

次に、肝臓で代謝や抱合を受ける薬剤について。これらは概して脂溶性が高い。脂溶性薬剤は腎臓で糸球体濾過されても、近位尿細管の刷子縁膜で速やかに再吸収されてしまうため、腎・尿中から排泄されることはない[1]。故に代謝や抱合を受けるわけだ。これらは極性化反応、つまり極性を高めることで胆汁排泄を促し、腎臓では再吸収を受けないようにしている。

そうやって肝臓で代謝を受けた後の、活性を持たない代謝物や抱合体は、胆汁もしくは尿中から排泄される。その場合、当然ながら、尿中に排泄されるからといって、腎機能に応じて減量する必要はない。これらの薬剤は、その消失自体が肝臓の代謝によるために、"肝消失型薬剤"と呼ぶのが正しいのだ。

肝消失型薬剤の一例として、アダラートCR（一般名ニフェジピン徐放錠）の添付文書を見てみよう。

> **【薬物動態】**
> **吸収・排泄**
> 健康成人に20、40mgを単回経口投与したときの血中未変化体濃度の推移は図の通りである。（図略）
> 尿中には未変化体は検出されず、投与後60時間までに約60％が代謝物として排泄された。

ニフェジピンは脂溶性がとても高い。CYP3A4で代謝を受け、極性を高めることで、その約60％が代謝物として尿中に排泄される。いいや、尿中に回収されるのだ。紛らわしい。

活性を持たない代謝物の行方が胆汁と尿中のどちらであろうと、この"尿中回収率"が大きかろうと、薬剤の投与設計において、これらの情報は関係ない。僕らにまず必要なのは「尿中には未変化体は検出されず」、つまり、fuが0％であること。たったこれだけなのだ。尿中回収率の約60％に惑わされてはいけない。

次に、活性代謝物を生じる薬剤。あゆみさんが「ややこしい」と表現していたのはこのタイプだろう。ここでは、アロプリノール（商品名ザイロリック他）を見ていく。アロプリノールは肝臓で代謝を受けるが、その代謝物は活性を失うことなく（肝臓で消失することなく）、腎臓から排泄される。これは腎排泄型薬剤として扱うべきだ。

---

[1] もちろん例外もある。fuの高いアマンタジン塩酸塩やプラミペキソール塩酸塩、ミルナシプラン塩酸塩は、実は脂溶性が高い。これらは尿細管分泌によって腎排泄されている。アマンタジンとプラミペキソールは有機カチオントランスポーター（OCT）の基質であり、ミルナシプランの輸送系は明らかになっていない。

アロプリノール本体のfuは約10％にすぎないが、肝臓で代謝されて生じる活性本体のオキシプリノールのfuは約70％にもなる。実はこうした情報が添付文書では拾えないこともある。以下はザイロリックの添付文書からの引用。

> **【薬物動態】**
> **1. 吸収**
> 健康成人に本剤（アロプリノールとして200mg）を単回経口投与したとき、未変化体であるアロプリノールは、約2.1時間後に最高血中濃度が平均1.48μg/mLに達し、半減期は約1.6時間であった。
> 一方、主代謝物であるオキシプリノールは、約4.6時間後に最高血中濃度が平均4.10μg/mLに達し、半減期は約17.1時間であった。
> **2. 代謝・排泄**
> アロプリノールはキサンチンオキシダーゼにより酸化されて、大部分オキシプリノールとなる。
> ^{14}C-アロプリノール169mgを単回経口投与した場合、一部は未変化のまま尿中に排泄され、残りの大部分はオキシプリノールに代謝されて、48時間で投与量の約40％が尿中に排泄される。また、投与量の20％が未吸収のまま48時間で糞便中に排泄される。
> 注）外国人における成績。

　アロプリノールからオキシプリノールになることで半減期が1.6時間から17.1時間に延長しているので、活性本体はオキシプリノールであると読み取れるが、肝心のfuについて記載はない。このままでは、投与設計には全く役に立たない数字が並んでいるだけだ。
　インタビューフォームまで開けば、「腎機能が正常な患者3名にアロプリノール600mg/日を経口投与した場合、尿中へは服用した76％が排出され、排泄物の割合は、アロプリノール10.4％、オキシプリノール73.6％」とあり、やっと使える数字を手に入れることができる。現場でそんな余裕はない。だから、あらかじめ把握しておきたいのだ。
　最後は胆汁排泄型薬剤だ。例えば、テルミサルタン（ミカルディス）は「胆汁排泄型持続性AT受容体ブロッカー」、リ

ナグリプチン（トラゼンタ）は「胆汁排泄型選択的DPP-4阻害剤」と、そうと分かるような薬効分類名が付いている。それぞれの薬効分類の中で、他のARBやDPP-4阻害薬とは違う排泄経路だから、その特徴を有するものが少ないから、わざわざそのように表現しているのだろう。これらはそのほとんどが代謝を受けることなく、つまり肝臓で消失することなく、胆汁から未変化体のまま排泄される。

　要するに、全ては言葉の問題なのだ。言葉の正しい理解とその運用。肝排泄なんてものは実際には存在しておらず、あるのは胆汁排泄型薬剤か、肝代謝により薬効自体が消失した代謝物の胆汁もしくは尿中への排泄。そして、肝代謝型薬剤と表現すると活性代謝物の有無が問題になってくる。だから、肝代謝型といった表現を採用せずに"肝消失型"とすればいい。いや、本当はそう表現すべきなのだ。

　僕はなるべくそういった言葉を使わないように気をつけている。言葉には概念が、イメージがまとわりついている。それらを振り払うためには、より深い理解が必要となるからだ。後に続く者に、同じ苦労、必要のない苦労をさせることはない。そして、こういった言葉を正しく運用し、また浸透させていくことも、薬剤師ならではの役割なのかもしれない。

　「大学でこういうふうに教えてくれれば苦労はないんですけどね」。あゆみさんは不満を口にする。そして、一口サイズにドーナツをちぎってはぱくぱくと頬張るのだった。

　「薬剤師国家試験で問えばいいんッスよ。肝排泄型・肝代謝型・肝消失型、最も適切な表現はどれかって」

　まあ、難しいだろう。論文なんかでもまだまだごちゃごちゃの状態だ。さて次は、その薬剤師国家試験を題材に取り上げてみよう。

第100回薬剤師国家試験に異議あり！

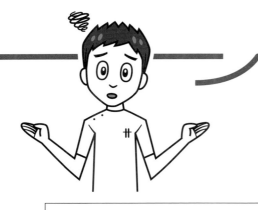

第100回薬剤師国家試験

問334　65歳男性。体重72kg。非弁膜症性心房細動との診断で下記の処方薬を服用していた。数日前から、めまい、ふらつき、冷汗、手の震え、軽度の意識障害にて昨日入院となった。本日病室を訪問した薬剤師は、下記の処方薬を日頃欠かさず服用していたことを付添いの家族から聴取した。また、カルテから入院時検査結果が血清クレアチニン値は2.0mg/dL、BUNは39mg/dL、空腹時血糖は40mg/dLであることを確認した。

シベンゾリンコハク酸塩錠100mg　　　1回1錠（1日3錠）
ベラパミル塩酸塩錠40mg　　　　　　1回1錠（1日3錠）
ニコランジル錠5mg　　　　　　　　　1回1錠（1日3錠）
　　　　1日3回　朝昼夕食後
ダビガトランエテキシラートメタンスルホン酸塩カプセル110mg
　　　　　　　　　　　　　　　　　　1回1カプセル（1日2カプセル）
ニフェジピン徐放錠10mg（12時間持続）　1回1錠（1日2錠）
　　　　1日2回　朝夕食後

　担当の薬剤師は、入院時の不快症状と検査値から薬の副作用を疑い、医師に薬剤の変更を提案しようと考えた。該当する薬剤はどれか。1つ選べ。

1　シベンゾリンコハク酸塩錠
2　ベラパミル塩酸塩錠
3　ニコランジル錠
4　ダビガトランエテキシラートメタンスルホン酸塩カプセル
5　ニフェジピン徐放錠

「この問題は、覚えてます！ 私が受けたときのやつです。今の国試は難しいんですよ」と、なぜかあゆみさんは自慢げに続ける。「この低血糖はシベンゾリンですよ。覚えましたもん」

65歳男性、72kg。身長の記載はないから、体格は分からない。72kgっていうのは、CG式で計算しやすくするための親切なんだろう。それにしても72kgだし、肥満傾向ならCG式は当てにならないわけだから、腎排泄型薬剤を問うものとしては"不親切"ともいえる。

おさらいしておこう。腎機能の指標となるのは本来、糸球体濾過量（GFR：mL/分）だ。健康な人のGFRはおよそ100mL/分である。しかし、GFRを実測するには、イヌリンを用いた検査や24時間蓄尿などを要する。そこでGFRの代わりに用いられるのが、クレアチニンクリアランス（CCr：mL/分）や推算腎糸球体濾過量（eGFR：mL/分）だ。

CCrは、年齢、体重（kg）、血清クレアチニン（SCr：mg/dL）から、CG式（Cockcroft-Gaultの式）を用いて算出する。「CCr＝（140－年齢）×体重／（72×SCr）」で表される。女性はこの値に0.85を乗じる。この式からも分かるように、体重が2倍になればCCrも2倍になる。CG式は簡単に腎機能を推測できる半面、肥満患者の場合は腎機能を過大評価してしまうのだ。

肥満かどうかはさておき、この設問の患者について、CG式で推算CCrを計算してみると、37.5mL/分となる。「腎機能を指標としたシベンゾリン初期投与ノモグラム」に照らし合わせると、シベンゾリンの投与量の目安は100mg/日となる[1]。設問に提示されている300mg/日は明らかに過量で、低血糖やQT延長からのTdPが出てもおかしくない。

「簡単じゃないですか」。ケンシロウは若干拍子抜けしつつ、残りの処方薬を読み上げていく。「ふむふむ、リズムコントロールにシベンゾリン、レートコントロールにベラパミル。ニコランジルも出てるのか。で、抗凝固療法はダビガトラン……って。ん？もしかして、これは廃問になった問題？」

「第99回の国試は廃問が多かったみたいですけど、これは違います。何かおかしいですか？」と、あゆみさんは不思議そうにこちらを見ている。

低血糖を起こした原因薬は、確かにシベンゾリンだろう。それは間違いない。しかし、これだけの情報があるのなら、現

1）9月④添付文書に書かれていないシベノールの初期投与量（218ページ）参照

場的にはもう1つ、医師に薬剤の変更を提案しないわけにはいかない。

「答えがもう1つあるんですね。ちょっと待ってください」。あゆみさんは手のひらをこちらに向けて僕を制止する。「もう1つと言われれば、ダビガトランしかないんですけど」と、あゆみさんがいつものようにスマホで添付文書情報を呼び出す。

> 【用法・用量】
> 通常、成人にはダビガトランエテキシラートとして1回150mg（75mgカプセルを2カプセル）を1日2回経口投与する。なお、必要に応じて、ダビガトランエテキシラートとして1回110mg（110mgカプセルを1カプセル）を1日2回投与へ減量すること。
>
> 【用法・用量に関連する使用上の注意】
> 1. 以下の患者では、ダビガトランの血中濃度が上昇する恐れがあるため、本剤1回110mg1日2回投与を考慮し、慎重に投与すること。
>   - 中等度の腎障害（クレアチニンクリアランス30〜50mL/分）のある患者
>   - P糖蛋白阻害薬（経口薬）を併用している患者
> 2. 以下のような出血の危険性が高いと判断される患者では、本剤1回110mg1日2回投与を考慮し、慎重に投与すること。
>   - 70歳以上の患者
>   - 消化管出血の既往を有する患者

「推算CCr 37.5mL/分だとすると、中等度の腎障害で、1回110mgへ減量。ダビガトランの用量は合っていますよ？」

それは、その推算CCrが信頼に足る値だったら、の話だ。前述のように、肥満患者の場合、CG式では腎機能を過大評価してしまう。仮に、この男性の身長が僕と同じ161cmだったとしよう。BMIは27.8、なかなかの肥満体型だ。こういうときは、CG式は使えない。

より正確に腎機能を知るためには、eGFRを算出する。eGFRは指数計算しなければならないので、暗算はできない。ここでは日本腎臓病薬物療法学会の「eGFR・CCrの計算」のウェブサイトを使って計算してみよう。161cm、72kg、65歳、

男性、SCr 2mg/dLを入力すると、eGFR（体表面積未補正）[2]は27.91mL/分となり、ダビガトランの投与は禁忌となる。

ちなみに、肥満患者でCG式を使うのなら、理想体重を用いるべきだ。日本腎臓病薬物療法学会のウェブサイトで表示される161cm、72kg、65歳、男性の理想体重は57.79kg。それを用いてCG式で算出すると、CCrは30.1mL/分となる。

では、この値をもって減量規定範囲内としていいかどうかというと、答えは「NO」だ。そもそもダビガトランの代替薬はいくらでもある。CCrが30mL/分あるからセーフなんて、安易に考えてはいけない。

というのも、実はダビガトランの禁忌の基準「CCr＜30mL/分」というのは、日本と海外で共通しているが、SCrの測定方法が日本と海外では異なっているのだ。海外は「Jaffe法（ヤッフェ法）」という測定方法を用いているのに対し、日本ではより正確な「酵素法」を採用している。その結果、海外のCCrの正常値は100mL/分であるのに対して、日本のCCrの正常値は120〜130mL/分となる。つまり、海外で禁忌の基準が「CCr＜30mL/分」だったら、日本の添付文書では「CCr＜36〜39mL/分」としないと辻つまが合わない。

なお、eGFR（体表面積未補正）は理論的にはCCrと置き換

> [2] 薬物投与設計では体表面積未補正値であるeGFR（mL/分）を用いる。eGFR（mL/分/1.73m^2）は体表面積で補正した値で、慢性腎臓病（CKD）の重症度を判断する場合に用いる。

図2

CCrとeGFRの関係

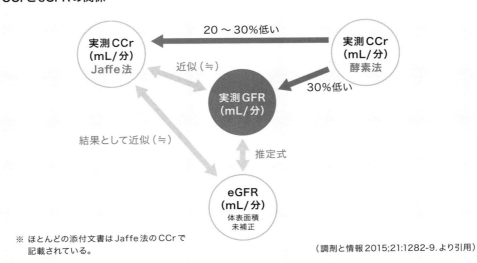

※ ほとんどの添付文書はJaffe法のCCrで記載されている。

（調剤と情報 2015;21:1282-9.より引用）

え可能なので、先ほどのeGFR 27.91mL/分は、素直に「投与禁忌に該当する」と判断できる。つまり、添付文書に記載されているCCrの値はeGFR（体表面積未補正）と考えていいわけだ（**図2**）。

「それにしても、eGFRが27mL/分の患者に対して、ダビガトランとシベンゾリンの組み合わせとは、なかなかハードな処方ッスね」

確かに。だが、この設問は、禁忌のeGFRをクリアしていたとしても、もっと重大な問題をはらんでいる。僕が黙っているのを見て、あゆみさんは再び設問に目を落とす。自分がくぐり抜けてきた国試だからだろうか、あゆみさんはいつになく真剣で、スマホという"カンペ"を利用しようとすらしない。

沈黙が続くこと3分。たった3分だったが、いまだ手付かずのドーナツを前に、僕のおなかが先に音を上げた。すると、まるでそれが号砲となったかのように、あゆみさんが突然大声を出した。

「あぁっ、ベラパミルって、P糖蛋白阻害薬でしたね！」

ご名答。ダビガトランは、P-gpの基質で、バイオアベイラビリティは6.5％しかない。P-gp阻害薬であるベラパミルと併用する際は、それだけで減量が必要となる。

その上で、中等度の腎機能低下があったとしたら？　そんな条件でのデータは存在しない。つまり、何が起こるか分からない。いや、出血リスクが禁忌レベルに高まると思った方がいい。もしこの条件で投与するなら、入院下で、ダビガトランのトロンビン抑制効果を反映するaPTT（活性化部分トロンボプラスチン時間）をモニタリングするくらいの厳密な対応を取ってほしいものだ。

ダビガトランは、発売から半年間で出血による死亡が15例に上り、2011年8月にブルーレター（安全性速報）が出されたことは記憶に新しい。この薬は腎排泄型薬剤の中でも"超ハイリスク薬"と捉えておかなければならない。事実、DOAC（直接作用型経口抗凝固薬）[3]を心房細動に用いる場合において、CCrが30mL/分未満で禁忌になっているのは唯一、ダビガトランだけ。他のリバーロキサバン（イグザレルト）、アピキサバン（エリキュース）、エドキサバン（リクシアナ）の禁忌基準は、いずれも15mL/分未満となっている。

以上のことを踏まえての僕の考えは、「超ハイリスク薬で危

[3] 10月（229ページ）参照

ない橋を渡る必要はない」。この一言に尽きる。患者の腎機能を把握できない状態や減量規定が2つもある状態でダビガトランを交付するなんてことは、薬剤師として避けなければならない。患者を危険な状態から連れ出し、セーフティーゾーンへ持っていくことが薬剤師の役割なのだ（byけだなの薬局［鹿児島市］開設者の原崎大作氏）。

「ふ〜ん」。ケンシロウが不満の声を漏らす。「結局、この問題はどれを選べばいいんスか？」

> 「教えてもらえる技術は、自分が飛ぶために必要な技術ではあるが、自分が飛ぶ事と同じではない。全然違う。」
> ── 森博嗣著『ダウン・ツ・ヘヴン』（中公文庫、2006）
> p.352

現状では、国試をパスするために「シベンゾリン」と答えておこう。晴れて薬剤師免許を取得し、患者を救おうとする薬剤師になったのなら、シベンゾリンとダビガトラン、どちらの薬剤についても医師に処方変更を提案できなければならない。そう考えると、案外、この問題は良い教訓になるだろう。

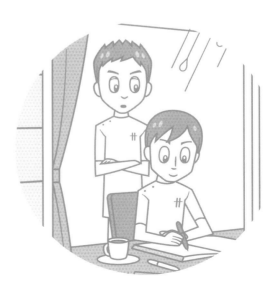

③ どうする？自力歩行できない高齢者への タミフル投与量

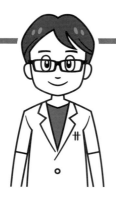

　ドーナツを食べ終えた僕らは大皿を片付け、スペースを作った。これからは薬歴をベースに話を進めたい。あらかじめ薬歴を3つ用意している。まずはこれだ。
　「あっ、今年の初めにQちゃん先生が依頼してきたお話ですね」。あゆみさんはよく覚えているようだ。あれは新年が明けて間もない頃だった。

　　　　　　　＊　　＊　　＊

　「ユウさん、どこ行ってたんですか～！ 今さっき、Qちゃん先生から電話がありましたよ」。薬局の裏口から休憩室に入ると、あゆみさんが薬歴簿を片手に駆け寄ってきた。
　僕はコンビニ弁当の入ったビニール袋を持った右手を挙げて、返事に代えた。"Qちゃん先生"とは、近隣の病院にバイトに来ている、僕と同級生のドクターだ。僕がQちゃんと呼んでいると、薬局のスタッフもQちゃん先生と呼ぶようになってしまった。ところで、Qちゃん先生の用件は何だったのだろう？
　「Tさんがインフルエンザにかかってしまって。Qちゃん先生がイナビル（一般名ラニナミビルオクタン酸エステル水和物）を薦めたらしいんですけど、『吸入薬は不器用だからできない、飲み薬にしてほしい』って。Tさん、頑固ですからね。それでタミフル（オセルタミビルリン酸塩）の処方を切ったそうです。もうすぐいらっしゃると思うんですけど」
　Tさんは小柄でお茶目な93歳のご婦人。足が悪く、いつも電動車椅子を使っている。家ではほとんど寝てばかりらしく、ペットボトルの蓋すら開けられない。いわゆるフレイル状態にあるのに、これがどうして、なかなかの頑固者だ。吸入薬の処方が来ていても、きっと指導が大変だったろうな。そんなことを考えながら、あゆみさんの話の続きを聞いていた。

「Qちゃん先生のお話では、
　腎機能は正常らしいんです。ただご高齢で、
　おうちではほとんど動かないというじゃないですか。
　さすがに先生も心配になったみたいで、
　『一応、タミフルを2カプセル・分2で出しておくけど、
　用量は調整しておいて』って。先生は今から胃カメラに
　入っちゃうから、事後報告でいいそうですよ」

　Qちゃんらしいご要望。ならば期待に応えないといけない。僕はやや冷めたドリップコーヒーを電子レンジで温め直しながら、あゆみさんにTさんの検査値を尋ねた。
　「ちゃんと教えてもらいましたよ。直近のSCrは0.4mg/dLです。確かに93歳にしては良いですよね」
　なるほど。93歳にしては良過ぎるからこそ、Qちゃんも心配になって電話してきたのだろう。
　「体重は、半年くらい前のデータですけど50kgです。身長は分からないので、CG式で計算してみますね」。あゆみさんは即座にスマホのアプリにデータを入力する。「CCrの計算は……SCr0.4、93歳、女性、体重50kgで、ポチっと。69.36！全然大丈夫ですね」
　タミフルの添付文書および『腎機能別薬剤使用マニュアル』（じほう、2010）によると、腎機能に応じたタミフルの1回投与量と投与間隔は次のようになっている。

CCr＞30　　　　1回75mg　1日2回（12時間間隔）
10＜CCr≦30　　1回75mg　1日1回（24時間間隔）
CCr≦10　　　　推奨用量は確立していない

　あゆみさんの「全然大丈夫」の意味は、SCrから求めたCCrが69.36だから、通常用量の「1回75mg　12時間間隔」で大丈夫ということなのだろう。だが、果たして本当にそうだろうか？
　このCG式を用いる際には、入力するパラメータに関して注意すべき点が幾つかある。
　今回のケースでまず問題になるのはSCrだ。そもそもこのSCrは、筋肉量のマーカーでもある。自力歩行できない患者の筋肉量は当然少ない。ということは、見掛け上、SCrの値がどうしても良く思えてしまうのだ。

注意すべきは、SCr＜0.6mg/dLのケース。CG式は分母にSCrが入っているので、SCrが小さいと、CG式で算出したCCr（およびeGFR）の値は大きくなりがちだ。例えば、仮に体重50kgのTさんのSCrが0.3mg/dLだったとしたら、CCrは実に92mL/分にもなってしまう。さすがに93歳の高齢者でCCr 92mL/分はなかなかないだろう。

　SCrがそれほどまでに低い患者に遭遇した場合は、本当に腎機能が良いからなのか、はたまた栄養状態が悪いからなのか、これは患者を見て判断するしかない。明らかに筋肉量が少ない場合、SCrに0.6を代入して補正すると、より実際の腎機能に近づく。今回のTさんのケースで、CG式にSCr 0.6を代入してみると、CCrは46.24になる。

　「CCrが46なら、まだ大丈夫じゃないですか」

　CG式を用いる場合の注意点はもう1つある。それは体重だ。169ページで見たように、CG式では、体重が重ければ重いほど、腎機能が良く見えてしまう。仮にTさんが、SCr 0.6mg/dLで体重100kgだったら、これまたCCrは92mL/分となる。ということは、肥満患者には実測体重ではなく、理想体重を用いるべきだろう。

　93歳で体重50kg、さらにペットボトルの蓋を開けられないとなると肥満サルコペニア状態にでもあるのだろう。仮に体重を30kgとして、SCrに0.6mg/dLを採用すると、CCrは27.7mL/分となる。

　「27.7ですか！　全然違いますね。もし、そうなら通常用量のタミフルなんてアウトです。『10＜CCr≦30　1回75mg　24時間間隔』ですから」。あゆみさんは首をぶんぶん横に振る。「どうしましょう？　何か打つ手はないんですか？」

　ないことはない。これはどんぐり工房の菅野彊先生に教わったものだが、年齢しか分からないケースでもCCrを予測する方法がある。

高齢者CCr＝
　　若年者CCr－若年者CCr×（［年齢－25］×0.01）

　「25歳を超えると、CCrが年に1％ずつ低下していく」といわれているが、この公式はそれを基にしたものだ。93歳の高齢者のCCr低下率は、(93－25)×0.01＝68％となる。つまり93歳の高齢者CCrは、若年者CCrを100mL/分とした場

合、100－100×0.68＝32mL/分となる。

「30を超えてますけど、やっぱりタミフルの投与量は、『10＜CCr≦30　1回75mg　24時間間隔』を採用するのが無難ですね。抗ウイルス薬は精神系の副作用が怖いですから」

僕も同意見だ。抗ウイルス薬の過量・蓄積による精神系の副作用はぜひとも避けたい。Tさんが頑固者でなければ、やはり吸入薬でいきたいところだ。

SCrが信用できない今回は別のモノサシを使用した。年を取ると、自然にこのくらいは腎機能が低下しているだろうという予測を立てるためのモノサシだ。このモノサシは、自力歩行可能な元気な高齢者に使うことはない。元気な高齢者には、もっと確実なモノサシを使えばよいのだし、元気な高齢者であれば、実際には腎機能はもっと緩徐に低下するといわれているからだ。

数式にはカラクリがある。だからこそ、数式・数値だけに頼り過ぎることなく、患者を観察して"想像"する必要がある。

> 「ところで、私の言う想像力とは、実在しないものを空想するようなあやふやなものではない。私の考える想像力とは、現実の基盤から遊離したものではなく、現実的な周知のものに照らして、物事を予想し、推測しようとすることなのだよ。」
> ──エッカーマン著、山下肇翻訳『ゲーテとの対話（下）』（岩波文庫、1969）p.299

知識は僕らに、想像力を与えてくれる。だから、知らなければならない。

　　　　　＊　　　＊　　　＊

「やっぱり高齢者はみんな腎機能が悪いと思っていた方がいいんスかね？」症例を確認したケンシロウが静かに唸る。少し頭が整理できていないのかもしれない。

「高齢者を見たら腎機能低下を疑え」という心構えは大切だが、もちろん高齢者の中にも腎機能が正常な人はたくさんいる。ただし、入力するパラメータが信用できないようなら、それから求めたCCr（およびeGFR）は参考にしてはいけない。まずは患者を視ることだ。

繰り返しになるが、フレイル患者の投与設計を行う場合、そ

のSCrは使える値なのか、と考えることは大切だ。ましてや、SCrをそのまま腎機能の評価に用いることがどんなに危険なことか。

　例えば身長150cm、体重50kg、SCrが1.2mg/dLの90歳の女性がいたとする。その女性のeGFRは26.7mL/分となる。

　また、筋肉隆々のケンシロウのSCrも同じく1.2mg/dLとする。eGFRは幾つになる？

　「えっ〜と、身長180cmで体重80kgの28歳だから、70.5ですね」

　そう、同じSCrが1.2mg/dLでも全然違う。患者を視ることなく、SCrだけで判断していたら、大変なことになる。高齢女性の腎機能は高度低下なのに対して、ケンシロウはもちろん正常。SCrは筋肉量に左右されるのだから当然だ。

　ここで思い出してほしいのが、メトホルミンの投与に関する注意点だ。日本糖尿病学会に属する糖尿病専門医らが策定した「ビグアナイド薬の適正使用に関するRecommendation」では、従来、「SCr値（酵素法）が男1.3mg/dL、女性1.2mg/dL以上の患者には投与を推奨しない」とされていた。それが2016年5月に改訂され、「腎機能を推定糸球体濾過量eGFRで評価し、eGFRが30（mL/分/1.73m^2）未満の場合にはメトホルミンは禁忌である」となっている。

　この改訂は、SCrは腎機能評価の適切な指標ではない、ということを物語っている。

4 減量だけで万全？腎障害時のリリカの副作用対策

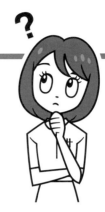

　さて、次は腎機能しか見ていなかったために、薬のキャラクターをつかみ損なった症例を紹介しよう。僕は2つ目の薬歴を2人の前に差し出す。あゆみさんが最近対応した事例だ。

　「リリカを飲んでいるYさんですね」。あゆみさんは薬歴を広げながら話し出す。「病院に向かう途中、めまいで転んじゃって。顔に青あざができてて、痛々しかったです。幸い、頭のCTとかは異常なかったみたいですけど」

　「Yさんは、足腰こそしっかりしていたとはいえ、ボンビバを打ってますからね。骨折もなかったみたいで一安心です。取りあえず、リリカの25mgカプセルを1日2回朝夕食後から、1日1回夕食後に減量しようっていうことになりました」。ケンシロウはあゆみさんの話を聞きながら、タブレット端末でリリカ（一般名プレガバリン）の腎機能に応じた推奨投与量（**表2**）を調べている。

　Yさんは70歳の女性で、身長145cm、体重42kg、直近のSCrは1.1mg/dL。eGFRは28.6mL/分しかない。重度腎機能障害のある小柄な高齢女性で、おまけに骨粗鬆症まである。プレガバリンの用量が添付文書通りであっても、転倒・骨折が心配だ。大腿骨近位部骨折でも起こしたら、寝たきりになっていたかもしれない。

　プレガバリンの副作用は用量依存的に発現する。また、最初の1週間はめまいや傾眠、服用後1〜2カ月後は末梢性浮腫や体重増加などの頻度が高いといわれている。

　Yさんは糖尿病性神経障害に対してプレガバリンを導入。初期用量として1回25mgを1日2回、朝夕食後の用法でスタートし、それから3カ月が経過したが、その間、副作用は全くなく、効果も上々だった。

表2

神経障害性疼痛に対するリリカの用法・用量

クレアチニンクリアランス（mL/分）	≧60	≧30～＜60	≧15～＜30	＜15	血液透析後の補充用量※
1日投与量	150～600mg	75～300mg	25～150mg	25～75mg	
初期用量	1回75mg 1日2回	1回25mg 1日3回 または 1回75mg 1日1回	1回25mg 1日1回もしくは2回 または 1回50mg 1日1回	1回25mg 1日1回	25または50mg
維持量	1回150mg 1日2回	1回50mg 1日3回 または 1回75mg 1日2回	1回75mg 1日1回	1回25または50mg 1日1回	50または75mg
最高投与量	1回300mg 1日2回	1回100mg 1日3回 または 1回150mg 1日2回	1回75mg 1日2回 または 1回150mg 1日1回	1回75mg 1日1回	100または150mg

※2日に1回、投与6時間後から4時間血液透析を実施した場合のシミュレーション結果に基づく。

実は、プレガバリンの用量を腎機能に応じて添付文書通りに減らしても、腎機能低下患者においては、そうでない群と比べて、有害事象の発生率が高いことが報告されている[1]。さらにこの研究では、有害事象発生群は非発生群に比べ、有意に体重が低かったことも報告されている。

この原因の1つに、日本における同薬の腎機能別投与量が、米国のそれと同じに設定されていることが挙げられる。確かに日本人は欧米人に比べると小柄なため、日本人には少し多いのかもしれない。今回のYさんのケースでも、腎機能だけでなく体格も考慮して、プレガバリンの用量をもっと少なめにしておけばよかったのかもしれない。

ケンシロウは腕組みをしてつぶやく。

「Yさんは腎機能低下に加えて、小柄だったから、
　有害事象が起きやすい状況にあったと
　いうわけですね。それにしても、これまでずっと
　何ともなかったのに、ここに来て急に転ぶなんて、
　何か引き金でもあったんでしょうか?」

1) 透析会誌 2015;48:55-61.

図3

食事摂取とプレガバリンの血中濃度の関係

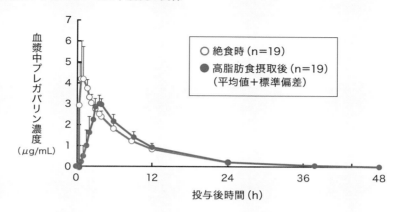

日本人健康成人男性19例において、絶食時および食後にプレガバリンを150mg単回経口投与した時のCmaxはそれぞれ4.95および3.22μg/mL、Tmaxは0.947および3.37時間、AUC_{0-48h}は31.2および28.8μg・h/mLであった。食後投与においてCmaxは約35%低下し、Tmaxは約2.4時間延長したが、AUC_{0-48h}の低下は約8%であり、食事の影響のないことを示す範囲内だった。また、浮動性めまいの発現率は、食後投与5.3%（1/19例）と比べ絶食時投与30.8%（12/39例）で高かった。　　　（リリカのインタビューフォームより引用）

「低血糖かな？って最初は思ったんですよ」。あゆみさんは人差し指をピンと立てて続ける。「Yさん、『採血があるから食事をしてない』って言ってましたから。でも、血糖値は大丈夫だったんですよね〜」

そう、そこなのだ。僕はケンシロウからタブレット端末を受け取ると、リリカのインタビューフォームを呼び出し、スクロールしていく。実は僕もケンシロウと同じことを考えた。何かきっかけがあったのではないか、と。そして、その原因と思しき現象を見つけたのだ。僕はお目当てのページを開き、2人の前に提示する（図3）。

絶食時と食後において、AUC_{0-48hr}はほとんど変わらないものの、その振る舞いは大きく変化している。そして、浮動性めまいの発現率は、食後投与の5.3%に比べて絶食時投与では30.8%と断然高い。絶食時はCmaxが高く、Tmaxが短くなっているのだから、当然の結果ともいえる。

なんてことはない。有害事象が起きやすい背景を有する患者が、空腹時に服用してしまったために転倒が起きた。そう、僕らの勉強不足がYさんの転倒を引き起こしたのだ。有害事象が心配な患者と分かっていながら、用量のチェックと画一的な服薬指導で満足してしまっていた。プレガバリンという

薬の特徴を、その副作用の特徴を知っていれば、防げた事故だったわけだ。

そして、プレガバリンのドラッグキャラクターに関してもう1つ付け加えておきたいことがある。プレガバリンを1日1回で投与する場合に、就寝前という用法をよく見掛ける。これも空腹時の服用になるが、すぐに床に就いてしまえば、浮動性めまいの問題はそれほど問題にはならないだろう。つまり、睡眠薬のような服薬指導をすればいい。本当に睡眠薬のように徐波睡眠が増えるという研究報告もある[2]。

また実際、入院患者にプレガバリンを就寝前処方する際、同時に睡眠薬を減薬する試みを実施している施設もあるという。つまり、プレガバリンの就寝前の追加処方も、睡眠薬の多剤併用を減じるチャンスと捉えることもできるわけだ[3]。

「面白いッスね。今度、提案してみますよ。そして、Yさんの件ではみんな反省ですね」。ケンシロウは手のひらに拳をぶつける。「薬の投与設計を腎機能に応じた減量だけで済ませない。薬のキャラクターを踏まえた上で、患者をよく観察する。肝に銘じます」

2）Sleep.2005;28:187-93.

3）関連記事は4月⑥睡眠薬の代わりになる催眠・鎮静系抗うつ薬（37ページ）参照

CCrとeGFRを
どう使い分ける？

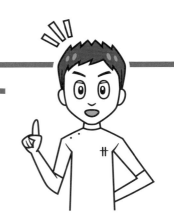

「ちょっと話を戻してもいいですか？」あゆみさんは恐る恐る手を挙げる。

「腎機能の評価でeGFRを使うこともあれば、
　CCrを使うときもあって、基準は何なんでしょう。
　分からなくなってしまいました……」

良い質問だ。CCrとeGFRのどちらを使うべきか？ まず大前提として、次の2つがある。

① 腎機能を正しく判断するためには、SCrよりCCr、CCrよりeGFR（体表面積未補正、mL/分）を使用する。

② セフェム系抗菌薬などの安全性の高い薬剤の用量を考える場合、CCrとeGFR（体表面積未補正、mL/分）のどちらでも構わない。どちらを使うか慎重に考えるべきは、ハイリスク薬を扱う場合。オセルタミビルリン酸塩（商品名タミフル）、プレガバリン（リリカ）、アロプリノール（ザイロリック他）、バラシクロビル塩酸塩（バルトレックス他）、H_2ブロッカー、直接作用型経口抗凝固薬（DOAC）、抗不整脈薬などだ。

さらに、必要なパラメータがそろっているか、という問題がある。CCr（CG式）の場合、必要なパラメータはSCr（mg/dL）と年齢、体重。つまり体格を勘定に入れているようで、実は体重しか考慮していない。その点、eGFR（体表面積未補正）では、SCr、年齢、体重、そして身長と、ちゃんと体格が反映されている。故に、eGFRが推奨されるのもうなずける。

ということは、身長というパラメータが手に入らないときしか、CCr（CG式）の出番はないのか？ 実はそうではない。患者さんの状態によって、CCrを積極的に使うこともあるのだ。

リリカの症例で登場したYさんは、足腰のしっかりした70歳のご婦人。そして、Yさんの腎機能の評価には、eGFRを採用した。

　一方、タミフルの症例のTさんは、自力歩行のできない、ふくよかだが小柄でほとんど寝たきりの患者さんだった。一般的には、前述した通り、身長というパラメータが加味されているeGFR（体表面積未補正）の方が、CG式で求めたCCrよりも正確に腎機能を把握できる。しかし、Tさんのようなケースでは、CCrの方がeGFRよりも予測精度が高くなるのだ。

　これは、長期臥床の高齢者や痩せた栄養不良の高齢者など、いわゆるフレイル患者では、eGFR（mL/分）、eGFR（mL/分/1.73m^2）ともに腎機能を過大評価してしまうため。一方、CG式で求めたCCrは加齢とともに腎機能を過小評価する傾向があるため、そのような患者において、eGFRよりも予測精度が高くなるという理屈になる（**図4**）。

　さらにTさんの腎機能評価には、CG式ではなく、年齢から算出したCCrを用いた（再掲）。

高齢者CCr＝
　若年者CCr－若年者CCr×（[年齢－25]×0.01）

図4

年齢とCCr、eGFRの関係

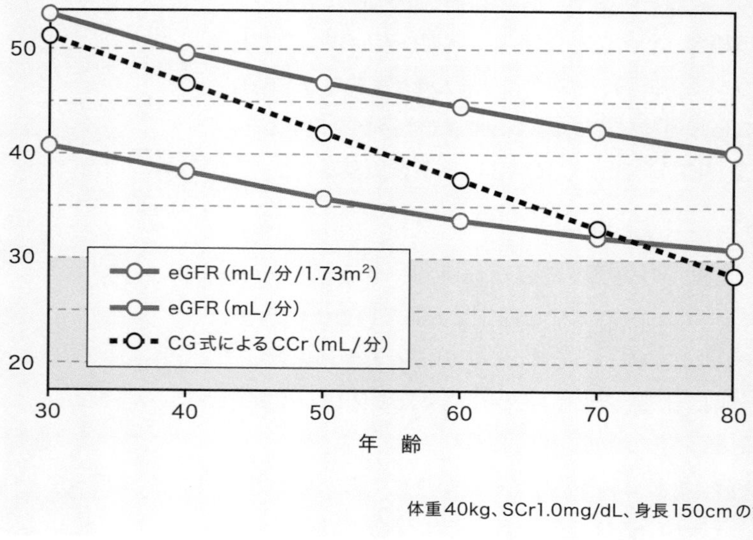

○─ eGFR（mL/分/1.73m^2）
○─ eGFR（mL/分）
○‥ CG式によるCCr（mL/分）

体重40kg、SCr1.0mg/dL、身長150cmの女性の場合。

これは、「25歳を超えると、CCrが年に1％ずつ低下していく」という考えによるもの。しかし、自力歩行のできる元気な高齢者はこんなスピードで腎機能が低下することはなく、もっともっと緩やかに低下する。先の考えは、自力歩行のできない患者や栄養状態の悪い患者、つまりCG式で算出したCCrが向くような患者において、当てはまる理論というわけだ。

　では、ここで練習問題。90歳の寝たきり状態の女性の患者Iさんにレボフロキサシン錠500mgが1日1回で7日分処方されたとしよう。レボフロキサシンは、通常500mgを1日1回投与するが、20≦CCr（mL/分）＜50であれば「初日500mgを1回、2日目以降250mgを1日1回投与」、CCr＜20であれば「初日500mgを1回、3日目以降250mgを2日に1回投与」することとされている。

　医師に確認すると、Iさんは身長148cm、体重36kg、SCr 0.4mg/dLだった。用量調節はどうする？

　「これらのデータを日本腎臓病薬物療法学会のサイトに入れると……」。あゆみさんがパラメータを打ち込んでいく。

```
eGFRcreat              107.38mL/分/1.73m²
体表面積未補正eGFRcreat   76.58mL/分
CCr（CG式）             74.49mL/分/1.73m²
体表面積未補正CCr         53.13mL/分
```

　「確かにレボフロキサシン500mg行けそうに見えますね。でも、SCr 0.4だと推算式自体が当てにならないから、0.6を代入するといいんですよね[1]」。あゆみさんがSCrを変更する。

```
eGFRcreat              68.91mL/分/1.73m²
体表面積未補正eGFRcreat   49.14mL/分
CCr（CG式）             49.66mL/分/1.73m²
体表面積未補正CCr         35.42mL/分
```

　「お〜、それっぽい数字になりました。で、どの値を使えばいいんでしょうか」

　まず、投与設計には体表面積補正値（mL/分/1.73m²）は使わない[2]。そして、普通はeGFR（mL/分）を用いればいいのだが、問題の患者Iさんは寝たきりのフレイル患者。すなわち、加齢による腎機能の低下が顕著である可能性が高い。故にCCrの35.42mL/分を採用する。よって、レボフロキサシン

1）SCr0.6mg/dL未満の場合、その数値だけからは、腎機能が良いのか悪いのかは分からない。自分の目で患者の体格を把握したい。痩せていてもフレイルではない場合、腎機能が良い可能性がある。フレイル症例では0.6を代入するとよい。

2）抗癌剤などで投与量の単位が「mg/kg」「mg/m²」などとなっている場合は体表面積補正値（mL/分/1.73m²）を用いる。

500mgの連用は明らかに過量なので、初日は500mg、2日目以降は250mgを提案すればいい、というわけだ。

　……と、色々触れてきたが、やっぱり複雑かもしれない。もはやこれは、その式や値の特徴をつかんだ上で慣れるしかない。薬局で目にする腎機能のパラメータは、SCr（mg/dL）、eGFR（mL/分/1.73m^2）、eGFR（mL/分）、CCr（mL/分）とたくさんあるわけだが、どれを使うかは、結局のところ、薬と患者さんを見て判断するしかない。

　「確かに、少しずつ慣れてきた気がします」。そう言いつつ、ケンシロウの表情はさえない。「目下のオレの心配は、ドクターがこういったことを理解していなかったら、疑義照会しても通じないんじゃないか、と……」

　ケンシロウは医師に対して、どこからどこまで説明すべきか、ということを迷っているのだろう。僕は思う。「薬剤師としては、こうしてはどうかと考えます」と、結果から提案すればいいのではないか。それに対して、理由を求められれば、かいつまんで答えればいい。後からいくらでもフォローできる。日本のマンツーマンの分業スタイルならば、普段から医局に出入りしていれば、それは簡単なことだし、大学病院などの大きな病院では、病院薬剤師の力を借りたいと思っている。

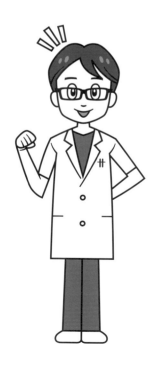

サインバルタが透析患者に禁忌なのはなぜ？

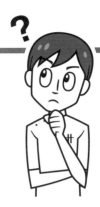

　さて、最後の症例。僕は2人の前に3つ目の薬歴を出す。
「あっ、その節はお世話になりました」。薬歴を見て、ケンシロウはすぐに察したようだ。

「サインバルタは肝代謝だから、てっきり透析でも
　大丈夫だと思って。まさか禁忌だったとは、
　このときは思いもしませんでしたよ」

　2型糖尿病から透析導入となった患者Sさん。下肢切断後の幻視痛に対し、サインバルタ（一般名デュロキセチン塩酸塩）が処方され、ケンシロウがスルーしたところを僕が最終鑑査で引っ掛けたのだ。
　「ほんとだ、肝代謝型じゃなくて肝消失型ですね」とあゆみさん。「サインバルタのインタビューフォームには、『これらの代謝物はヒトにおける薬効に寄与していないと考えられた』って書いてあります。それなのに、高度の腎障害のある患者に禁忌だなんて……。この系統の薬で、腎で禁忌って、どうしてですかね？」
　あゆみさんが疑問に思うのも無理はない。実は僕にも分からないのだ。でも、「デュロキセチンが高度の腎障害のある患者に禁忌である」ことは知っていた。
　具体的には、CCr＜30mL/分の患者では、CmaxとAUCがそれぞれ健康成人の約2倍に増大する（**図5**）。そしてサインバルタには、恐らく透析性が認められていない。さらに日本腎臓病薬物療法学会による『腎機能低下時、最も注意が必要な薬剤投与量一覧』の表では、CCr＜10mL/分、腹膜透析、透析には禁忌となっている。こういうことを知っていた。だから対応できただけだ。

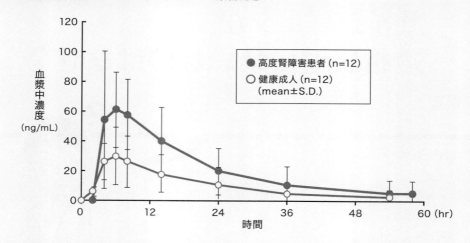

図5 高度腎障害患者におけるデュロキセチンの薬物動態

高度の腎障害患者（12例[男性10例、女性2例]：CCr＜30mL/分）および健康成人（12例[男性10例、女性2例]、CCr≧75mL/分以上）にデュロキセチン60mgを朝空腹時（承認外用法）単回経口投与した。高度の腎障害患者においては健康成人と比べて$t_{1/2}$には有意な差は認められなかったが、Cmax および $AUC_{0-\infty}$ はいずれも約2倍に増大し、それぞれ有意差が認められた。
（サインバルタのインタビューフォームより引用、一部改変）

「なんか、らしくないですね。それでいいんですか？ 解明しましょうよ」。ケンシロウは手指関節をポキポキ鳴らしながら、やる気満々だ。この症例は、例外的にこんなのもあるんだよ、くらいでサラッと流そうと思っていたのだが、この戦いは分が悪い。僕はなんとかケンシロウの説得を試みることにした。

ワーファリンって、高齢者ほど、腎機能が低下している人ほど、投与量が少ないよね？ 僕はケンシロウに問い掛け、書籍を取りに調剤室に行った。いきなりワーファリン（ワルファリンカリウム）に話が飛んだ上、唐突な質問にケンシロウは戸惑いの表情を見せた。

「確かに高齢者の方が量は少ない感じですけど、それと何か関係があるんですか？」

お目当ての本を見つけた僕は休憩室に戻り、ケンシロウに向かってうなずいてページをめくる。ワルファリンも肝消失型の薬剤だ。そして意外かもしれないが、ワルファリンも重篤な腎障害のある患者には禁忌になっている（実際には使われているが……）。ワルファリンによる大出血の頻度が腎機能低下に伴って増加することも示唆されている（特にCCr＜30mL/分）。

そして、注目すべきは、腎機能が低下してくると、少ない維持量でコントロールできるようになるという点。つまり、効きが良くなっているわけだ。それはケンシロウが直面しているデュロキセチンの問題に通じる。

ワルファリンの理由についてはどう言われているのか。僕は書籍[1]の該当箇所を広げて、ケンシロウに手渡した。

> **仮説1：腎機能低下患者ではCYP活性が低下する**
>
> 　腎機能低下に伴いCYP活性が低下するのであれば、ワルファリンの肝臓における代謝が低下し蓄積するはずです。事実、末期腎不全患者では肝機能にかかわらずワルファリンのS/R体比が増加することが報告されており、腎機能低下に伴うCYP2C9（ワルファリンのS体の代謝酵素）の活性低下が生じていることが示唆されています。
>
> **仮説2：腎機能低下患者では薬物の蛋白結合率が変化する**
>
> 　ワルファリンは極めて蛋白結合率が高い薬物です。腎機能低下で見られる蛋白濃度・性質の変化や血清に含まれる脂肪酸の変化が薬物の蛋白結合率を変化させ、遊離ワルファリン濃度を上昇させる可能性が考えられます。

1) 山下武志著『Old and New 心房細動の抗凝固療法』（メディカルサイエンス社、2012）p.62-63

仮説、つまり理由は後付けされたものにすぎない。ワルファリンは50年もの歴史がある故、現場の医師らはそれを経験上、知っている。知らぬは薬剤師ばかりなり、かもしれない。

そして、この仮説は他の非腎排泄型の薬剤にも適用できる。デュロキセチンもCYP（主にCYP1A2、一部CYP2D6）で代謝されるし、蛋白結合率が高い。蛋白結合率の高さから、ワルファリンと併用注意にもなっている。

「仮説では色々いわれているんですね〜。でも、こんな可能性をいちいち考慮していたら、大変じゃないですか？」と、あゆみさんの意見ももっともだ。

腎排泄型ではないけれど、腎機能低下患者への投与に気をつけた方がよい薬剤は他にもある。その一部を**表3**に示す。

でも、その数は決して多くはない。なぜなら、これらは「例外」だからだ。例外の定義から考えれば、数が少ないのは当然だ。数が多いとき、それらは例外と呼ばれない。だから例外に対応するには、数少ない例外を把握さえしておけばいい。

表3

末期腎不全（ESKD）で減量が必要な非腎排泄型薬剤

一般名（主な商品名）	尿中排泄率	ESKDでのクリアランス	ESKDの用量
デュロキセチン（サインバルタ）	0%	−62%	禁忌
メトクロプラミド（プリンペラン）	20〜30%	−66%	1/4に減量
ワルファリン（ワーファリン）	2%以下	−50%	禁忌
フェキソフェナジン（アレグラ）	11%	−65%	1/4〜1/3に減量
ロスバスタチン（クレストール）	10%	−67%	1/4に減量
ロキシスロマイシン（ルリッド）	7.5〜10%	−42%	1/2に減量
エリスロマイシン（エリスロシン）	12〜15%	−31%	1/2〜3/4に減量
インターフェロンα（イントロンなど）	不明	腎で代謝	1/5に代謝
シクロホスファミド（エンドキサン）	5〜25%	−30%	1/2〜3/4に減量
モルヒネ	2〜6%	−40%	1/2に減量

（薬局 2012:63;3061-6.より引用、一部改変）

> すべての一般的な命題には例外がつきものだということは、自明ではないか？
> —— ゲーテ著、竹山道雄訳『若きウェルテルの悩み』（岩波文庫、1978）p.80

　ウェルテルもこう言っている。スッキリしないこともままあるものなのだ。
　「例外ですか……。そう言われればそうですけど、スッキリしないもんですね」。ケンシロウはちょっぴりふに落ちない様子だったが、いったんは矛を収めたのだった。しかし、あゆみさんの質問に不用意に僕が応じてしまったために、再燃することになる。
　「ところでユウさん、さっきの仮説1と仮説2だったら、どっちだと思います？」あゆみさんは先ほどの書籍の引用箇所を指さしている。
　仮説2、腎機能低下で薬物の蛋白結合率が変化して、遊離ワルファリン濃度を上昇する、なんていうことは起こらないだろう。「あ、これは蛋白置換に起因する相互作用が起こらないの

と同じッスね」。ケンシロウはすぐ理解したようだ。説明には時間がかかるので、別の機会を設けよう[1]。

1) 196ページコラム参照

「え〜、ズルいズルい〜」とあゆみさんは口をとがらせる。「じゃあ、仮説1の『腎機能低下患者ではCYP活性が低下する』が答えってことですか？」

恐らくそうだろう。デュロキセチンの禁忌はCCr＜30mL/分の高度腎機能障害患者のみで、審査報告書には「正常〜中等度障害の腎機能の範囲では、本剤の血漿中未変化体濃度に対する腎機能の影響は大きくない」と記載されている。これはワルファリンの出血イベントがGFR＜30で極端に増加することとも通じている。

では、CCr＜30で、一体何が起きているのかというと、尿毒素の蓄積だ。そして、そのことがCYPやトランスポーターなどの機能性蛋白質の翻訳後修飾の阻害を引き起こし、結果として、デュロキセチンやワルファリンの代謝が遅延してしまう。つまり、それらの血中濃度が上昇するわけだ。

「なるほど、尿毒素の蓄積かぁ。だからCCr30がラインになってるんですね」と言いながらも、ケンシロウは新たな疑問を投げ掛ける。

「じゃあ、クレストールはどうなんですか？
　クレストールはCYPの代謝をほとんど
　受けないですよね」

やはりクレストール（ロスバスタチンカルシウム）が気になったか。汎用薬だし、そうなると思っていた。ただ最終的には、「例外だから」という同じ結論に落ち着くことになるのだが……。取りあえず、僕が理解できているところまで話を進めてみることにしよう。

7 高度腎障害患者でクレストールの血中濃度が上昇する理由

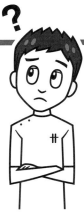

ロスバスタチンは、脂質親和性が比較的低く、CYPを介した代謝を受けにくい。そして、そのほとんどが未変化体のまま胆汁から排泄される、胆汁排泄型の薬剤だ。にもかかわらず、重度腎障害のある患者においては、血中濃度は健康成人に比べ、約3倍に上昇することが報告されている。一方、軽症から中等症の腎障害患者では血中濃度への影響は認められていない。

この傾向はデュロキセチンやワルファリンと同じだ。これもやはりCCr 30mL/分未満によって生じる尿毒素の蓄積が原因と考えられている。この蓄積した尿毒素が、肝臓の取り込みトランスポーターであるOATP1B1の働きを直接阻害してしまうからだ。さらに、OATP1B1およびOATP1B3の発現を低下させることも報告されている[1]。

OATP1B1の働きや発現が阻害されると、肝細胞に取り込まれなかったロスバスタチンが血中に溢れ出すことになる。これが重度の腎機能低下患者において、血中濃度が3倍にもなる理由と考えられる。

「やっぱり、分かっちゃってるじゃないですか〜」と、ケンシロウは意外にもあっさりと納得してしまった。あゆみさんも一生懸命メモを取っている。

2人は気づいていないようだが、実は何も解決はしていない。なぜなら、スタチン系薬剤は全てOATP1B1によって肝に取り込まれるからだ（ただし、フルバスタチンはOATP1B1の影響が少ない）[2]。つまり、スタチン全体に、ロスバスタチンと同様の現象が見られてもおかしくないはずなのだ。

スタチンの動きを追ってみよう（**図6**）[3]。水溶性のスタチンは基本的にトランスポーターの力を借りて移動している。ま

---

1) ファルマシア 2014;50: 300-4.

2) 6月①ネオーラルと併用できるスタチンはどれ？（80ページ）参照

3) 生体内での薬の動きをイメージすることを、筆者は「イメージトレーシング」と呼んでいる。メトホルミンのイメージトレーシングは91ページを参照。

図6
スタチン系薬の生体内での動き

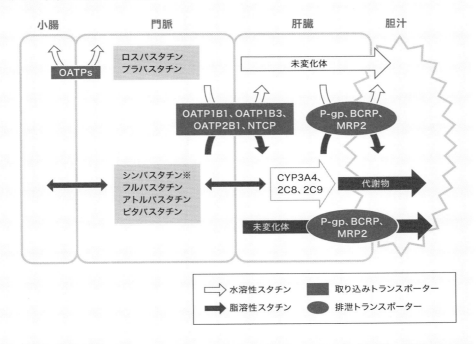

※シンバスタチン、代謝物のラクトン体、オープンアシド体（Xenobiotica.2011;41:639-51.より引用、一部改変。表4とも）

ず、OATPsを介して小腸から吸収され、主にOATP1B1を介して肝臓に取り込まれる。この肝臓こそがスタチンの標的臓器だ。そして、BCRPなどを介して主に胆汁に排泄される。ちなみに、メバロチン（プラバスタチン）のインタビューフォームによると、同薬はOATP1B1により門脈血から肝臓に取り込まれ、MRP2により胆汁に排泄され、消化管吸収にOATP2B1が関与していると記載されている。

では、脂溶性のスタチンはどのように動いているのか。脂溶性スタチンは脂溶性であるが故に、トランスポーターを介することなく吸収される。このときシンバスタチンとアトルバスタチンは小腸上皮細胞においてCYP3A4で代謝を受ける（両剤のバイオアベイラビリティはそれぞれ5％以下、12～14％と低く、グレープフルーツジュースの影響を大きく受けることに注意）。標的臓器である肝臓にそのまま移行するほか、OATP1B1を中心としたトランスポーターを介して肝臓に取り込まれるものもある。取り込まれた脂溶性スタチンはCYPの

表4

各スタチン系薬の分布と代謝に関わるトランスポーターや酵素

スタチン	排泄経路	酵素	トランスポーター
アトルバスタチン	代謝	CYP3A4	**BCRP**、MRP2、NTCP、OATP1A2、**OATP1B1**、OATP1B3、OATP2B1、P-gp
フルバスタチン	代謝	CYP2C8、2C9、3A4	BCRP、OATP1B1、OATP1B3、OATP2B1
ピタバスタチン	胆汁排泄	CYP2C9	BCRP、MRP2、NTCP、**OATP1B1**、OATP1B3、P-gp
プラバスタチン	非CYP代謝、胆汁および腎排泄	非CYP経路	**OATP1B1**、OATP1B3、OATP2B1、P-gp、MRP2、BCRP、**OAT3**（腎排泄）
ロスバスタチン	胆汁および腎排泄	CYP2C9	OATP1A2、**OATP1B1**、OATP1B3、OATP2B1、**BCRP**、P-gp、MRP2、**NTCP**、OAT3（腎排泄）
シンバスタチンおよびラクトン体	代謝	CYP2C8、3A4	**BCRP**、P-gp
シンバスタチン オープンアシド体（活性体）	代謝および胆汁排泄	UGT1A1、UGT1A3	**OATP1B1**

代謝を受け、胆汁中に排泄される（なお、スタチン系薬は腸肝循環もしているが、簡潔に解説するためここでは省略した）。

この流れを把握した上で、もう一度考えてみる。シクロスポリン（商品名サンディミュン、ネオーラル他）のようなOATP1B1阻害薬の影響は全てのスタチン系薬に影響していた[2]。しかし、CCrが30未満に低下して尿毒素が蓄積し、OATP1B1の作用が減弱した場合の影響が、なぜロスバスタチンだけに表れるのだろうか？

脂溶性スタチンはトランスポーターを介さなくても組織間を移行するから影響が少ない、という可能性も考えられるだろう。しかし、ロスバスタチンよりも水溶性の高いプラバスタチンでさえ、腎機能低下による血中濃度上昇は起きない。ということは物性が原因ではないということだ。

ロスバスタチンは、OATP1B1の影響がひときわ大きいのだろうか。しかし、各スタチン系薬が関与するトランスポーター（**表4**）を見ても、とてもそのようには思えない。

理屈を理解したとき、ロスバスタチンの謎は解けたかのように思えた。だがそれは、スタチン系薬の中でなぜロスバスタチンだけがそのような挙動を示すことになるのか、その肝

心な点の説明にはなっていなかった。そう、結局は"例外"なのであって、僕の思考は依然として、袋小路に迷い込んだままなのだ。

　長時間にわたって頭を使い過ぎたせいで、2人もさすがに疲れたようだ。僕が資料をそっと閉じると同時に、そろって窓の外に目をやり、夏の夕日が沈んでいくのを黙って眺めていた。きっと外に出れば、むっとする暑さが僕らを包むだろう。「どんなに突き詰めても、分からないことってあるんですよね」。あゆみさんはそうつぶやいた。

> 「われらのとりうるもっとも正当な態度は、理解しうべきものを理解し、理解しうべからざる事実に対しては、ただ敬虔の念をもって対することである」
> ── ゲーテ著、竹山道雄訳『若きウェルテルの悩み』（岩波文庫、1978）p.270

Column

蛋白結合置換が関与する相互作用は起こらない？

ADMEのD＝分布の相互作用として有名なのが、血漿蛋白結合置換に起因する相互作用だ。蛋白結合率（PBR）が90％（ないしは80％）以上の薬剤において考慮する必要があるといわれている。

薬剤は血液中において、アルブミンなどの血漿蛋白と結合した結合型と、結合していない遊離型で存在している。そして、薬効を発揮するのは遊離型の薬剤のみだ。

血漿蛋白との結合力は薬剤によって異なり、結合力の強い薬剤と弱い薬剤を併用すると、弱い薬剤は追い出されてしまい、その薬効が強く発揮されることになる。この相互作用を「血漿蛋白結合置換」と呼ぶ。一例を図S1に示す。

ベザフィブラート（商品名ベザトールSR他）は血漿蛋白結合率が94〜96％と高く、大部分はアルブミンと結合する。グリベンクラミド（オイグルコン、ダオニール他）とベザフィブラートを併用すると、結合型グリベンクラミドとベザフィブラートの間で蛋白結合置換反応が起こり、その結果、遊離型グリベンクラミドの血中濃度が増加し、グリベンクラミドの血糖降下作用が増強すると考えられる。さらに、ベザフィブラート自体が有する血糖降下作用が加わった可能性もあるが、詳細については不明である[1]。

なお、グリベンクラミドの代謝にはCYP2C9が関与することが知られており、ベザフィブラートとの相互作用の機序として代謝過程における競合作用は考えにくい。

一方で、こういった理論を裏打ちするような症例に出合うことは少ない。糖尿病専門医に尋ねてみても「経験がない」と口をそろえる。理論上はスルホニル尿素（SU）薬を過量に飲む

1）藤村昭夫編著『絶対覚えておきたい 疾患別薬物相互作用』（日本医事新報社、2013）p.35-39

図S1 グリベンクラミドとベザフィブラートの相互作用の発現機序

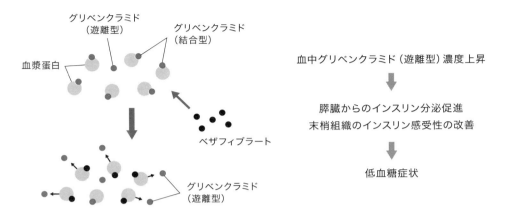

(藤村昭夫編著『絶対覚えておきたい 疾患別薬物相互作用』[日本医事新報社、2013] p.35-39より引用)

ようなものだから、もっと遭遇してもいいはずなのだが……。

それもそのはず、この蛋白置換が関与する相互作用は「経口投与では起こらない」と考えていいからだ。もし併用により低血糖が起きたとしたら、前に引用したように「ベザフィブラート自体が有する血糖降下作用が加わった」ためだと素直に考えていいだろう。ベザフィブラートは他のフィブラート系薬とは異なり、ペルオキシソーム増殖因子活性化受容体（PPAR）αだけでなく、インスリン抵抗性に関与するPPARγにも働くことから、ピオグリタゾンのようにPPARγの活性化を介してインスリン抵抗性を直接改善する可能性が示唆されている。実際、Bezafibrate Infarction Prevention（BIP）試験のサブ解析において、冠動脈疾患患者におけるインスリン抵抗性の進展が有意に抑制されたという報告がある。

話を元に戻そう。

なぜ経口投与において、蛋白置換が関与する相互作用は起こらないのか？ まずは本章にもあった「腎機能低下に伴う遊離型の増加」のケースから見ていこう。

CCr30mL/分未満によって生じる尿毒素の蓄積、これがアルブミンと薬剤との結合を阻害する。結果、理論上は、遊離型

図S2　尿毒症性物質の蓄積による蛋白結合率の変化

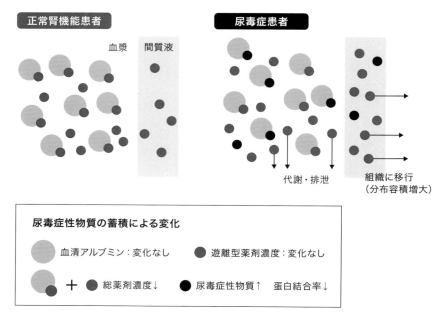

（平田純生他『透析患者への投薬ガイドブック 改訂2版』[じほう、2009] p.59より引用、図S3とも）

の薬剤が増加することになる。しかし、分布容積の大きな薬剤の場合、平衡状態を保とうと瞬時に組織に移行してしまう（分布容積が増大する）。そのため、遊離型の濃度にほとんど変化は見られない（**図S2**）。

一方、分布容積の小さな薬剤の場合も、一時的に遊離型が増加するものの、それが薬理作用の増強につながることはない。というのも、遊離型が2倍に上昇すれば、薬剤のクリアランスも2倍に上昇することになり、結果的に、遊離型薬剤の濃度はほとんど変化しないからだ。

例えばSU薬やワルファリン、フェニトイン、非ステロイド抗炎症薬（NSAIDs）といった弱酸性薬剤は、蛋白結合率は高く、分布容積は小さく、CYP2C9で代謝される消失能依存型の薬剤だ。蛋白置換反応を受けると、そのクリアランスが増大することになり、総薬物濃度は低下するが、遊離型濃度に変化は生じない。

図S3　低アルブミン血症における蛋白結合率の変化

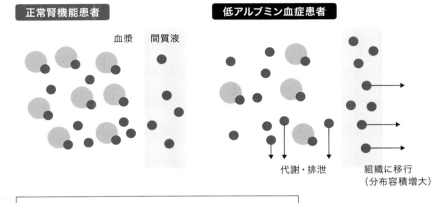

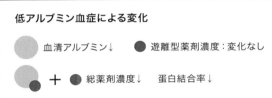

　では、肝硬変やネフローゼ、栄養不良などでアルブミンが減少した状態ではどうだろうか（**図S3**）。実はこれも説明はほぼ同じ。低アルブミン血症では、結合するアルブミンの量が減ることで、遊離型薬剤が増加する。しかし、それは瞬時に組織に移行する、もしくはクリアランスが増加することで、これも遊離型濃度はほとんど変化しない。

　では本題。蛋白結合率の高い2つの薬剤を併用したら、どうなるだろうか。これも理屈は同じ。AがBを追い出し、Bの遊離型が増加する。しかし、それは組織に移行するか、クリアランスの増大によって消失してしまう。つまり、経口投与において、蛋白結合置換が関与する相互作用は起こらないのだ。

　ワルファリンとフェニルブタゾン（販売中止）、トルブタミドやメトトレキサートとサリチル酸、フェニトインとバルプロ酸など、従来、この蛋白置換によって起こるとされていた相互作用はCYP阻害などの他のメカニズムによって引き起こされる

図S4　蛋白結合置換が臨床的に問題になるかどうかを判断するチャート

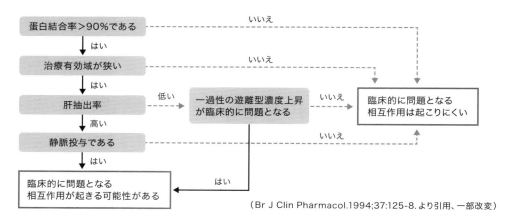

（Br J Clin Pharmacol.1994;37:125-8.より引用、一部改変）

2）Br J Clin Pharmacol. 1994;37:125-8.

ことが分かっている[2]。しかし、あくまでもこれは、繰り返してきたように"経口投与"の場合においてだ。静脈内投与では例外がある。

先ほど、「遊離型が2倍に上昇すれば、薬剤のクリアランスも2倍に上昇する」と説明した。これは多くの薬剤が消失能依存型薬剤であるからだ。問題は、肝抽出率（肝臓で初回通過効果を受ける薬物の割合）の高い血流律速型薬剤の場合だ。このタイプでも経口投与であれば、初回通過効果にて多く代謝されるようになり、バイオアベイラビリティが低下することで、遊離型濃度は上昇せずに済む。

一方で、静脈内投与の場合は事情が異なる。置換薬物が一気に血漿中に流れ込み、それが血流律速型薬剤だと遊離型濃度が高く保たれてしまうことになる。

つまり、モルヒネやハロペリドールといった肝抽出率の高い血流律速型薬剤を静脈内投与した場合において、蛋白結合置換による相互作用を考えておけばよい。幸い、このタイプの薬剤は少ない。血漿蛋白結合置換による相互作用が起きるかどうかを判断するフローチャート（**図S4**）が参考になるだろう。

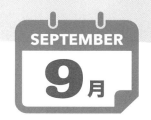

抗不整脈薬の副作用から患者を守れ

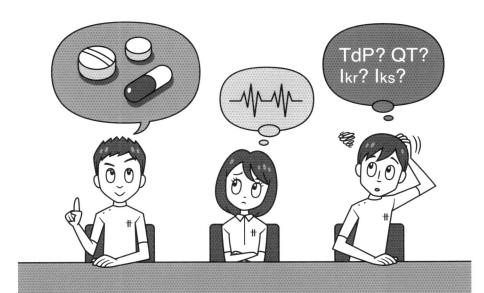

1 QT延長に伴う心室頻拍に注意すべき抗不整脈薬

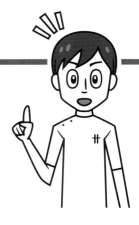

　9月某日。晴れ、33℃。9月も半ばに差しかかり、ようやく寝苦しい夜から解放されたと思ったのに、ここ数日は真夏の天気に逆戻りしている。連日の睡眠不足のせいで少しだるさの残る体を伸ばしながら休憩室に戻ると、珍しく僕より早く薬歴を仕上げたあゆみさんとケンシロウが既にスタンバイしていた。「お疲れっス」。ケンシロウは1リットルの紙パック入りの麦茶に直接ストローを突っ込んでごくごく飲んでいる。

　僕は、よし、と下腹部に力を入れ、気持ちを切り替えた。今日は抗不整脈薬について取り上げたい。先月の腎機能の話題の中で登場した薬効群のうち、別に時間を取って勉強したいと考えていたテーマの1つ。来月は直接作用型経口抗凝固薬（DOAC）を取り上げる予定だ。

　「ユウさん、不整脈の薬を独学で勉強したんですよね。どうやって勉強したんですか？」

　僕が抗不整脈薬について勉強して、まず驚いたのは、「不整脈の薬なのに、その副作用が危険な不整脈で、死に至ることがある」ということだった。それだけは何としても防がなければならない。だから、知りたいと思う。「そんなの、どんな薬だって同じだ」と言われるかもしれないが、僕にとってその驚きは、天の啓示レベルだったのだ。

> 　普通に人は、リンゴが落ちても驚かない。しかし、万人にひとりの変人が、リンゴが落ちるということに、「驚く」。驚いて、考え始めるのだ、「なぜだ」。驚く、これは意志ではない、宿命だ。人は意志によっては驚けない。
> ── 池田晶子『メタフィジカル・パンチ』（文春文庫、2005）p.114

ということで、本題に入ろう。まずはクイズ。

次の抗不整脈薬の中で、QT時間延長に伴う多形性心室頻拍（torsade de pointes）に最も注意が必要な薬はどれか？
　①ピルシカイニド塩酸塩水和物（商品名サンリズム他）
　②プロプラノロール塩酸塩（インデラル他）
　③アミオダロン塩酸塩（アンカロン他）
　④ベプリジル塩酸塩水和物（ベプリコール）

　ちなみに、QT時間（QT間隔）延長は、心室の脱分極から再分極が終了するまでの時間が延長する病態のこと（**図1**）。心拍数で補正したQTc（＝QT/RRの平方根）が0.50秒を超えると明らかな延長と考える。通常の調律時にT波の終末がRRの中間に近づくか、それを超えると注意が必要だ。

　QT間隔の延長は、相対不応期が延長することであり、triggered activity（誘発活動）またはreentry（興奮旋回）によって多形性心室頻拍（torsade de pointes：TdP［トルサード・ド・ポアンツ］）という特殊な心室頻拍を引き起こす。TdPでは、1拍ごとにQRSの形態と振幅が変化するため、心電図はQRS波が時間とともにねじれるように変化していく（**図2**、TdPはフランス語で「軸のねじれ」を意味する）。

　TdPは、心室細動に移行する可能性の高い極めて危険な不整脈であり、直ちに適切な治療が必要だ。突然死に至ることもあるので、原因となる薬剤（Kチャネル遮断薬）を直ちに中止し、入院の上、厳重な監視下に置く必要がある。

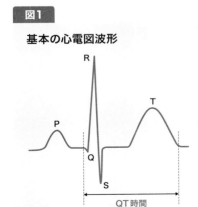

図1

基本の心電図波形

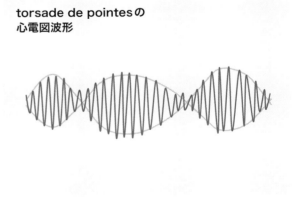

図2

torsade de pointesの心電図波形

図3

Naチャネル遮断薬およびKチャネル遮断薬の作用機序

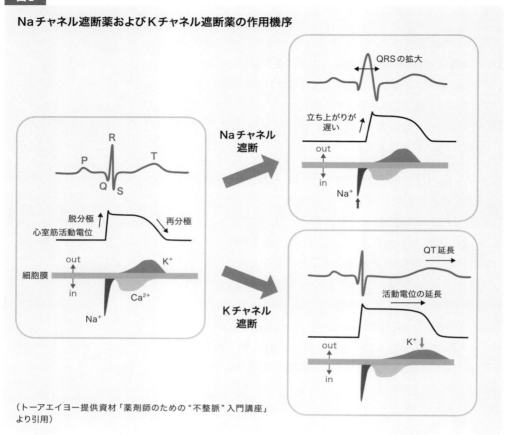

（トーアエイヨー提供資料「薬剤師のための"不整脈"入門講座」より引用）

　「抗不整脈薬、昔は苦手でしたけど」。ケンシロウは腕組みしたまま、冗舌に続ける。「この問題の選択肢はVaughan Williams（ヴォーン・ウィリアムズ）分類の順に並んでいますね。Ⅰ群のピルシカイニドは、ジソピラミドやシベンゾリンのようにKチャネルを遮断するわけではないから、リスクは低いですね。Ⅱ群のβ遮断薬や、Ⅳ群のカルシウム（Ca）拮抗薬は問題ないから、答えは順当にⅢ群のKチャネル遮断薬、③アミオダロンでしょ！　簡単じゃないですか」

　「私もアミオダロンだと思います」。あゆみさんもケンシロウと同意見のようだ。「前にも言いましたけど、毒薬だし、怖いイメージなんですよね」

　残念！　答えは④ベプリジルだ。このクイズを名付けるなら、"Vaughan Williams分類のワナ"といったところだろうか。

　「アミオダロンじゃないんですか。意外っス」とケンシロウが

うなだれた。

　ケンシロウはなぜ正解を導けなかったのか？　一番大きな要因は、Vaughan Williams分類に従って、ベプリジルをベラパミルやジルチアゼムと同じIV群薬（Caチャネル遮断薬）と判断したことにある（**表1**）。

　「アミオダロンはIII群だし、ベプリジルはIV群……。ここに"ワナ"があるわけですか！」ケンシロウはいつものように手指関節を鳴らしながら唸っている。

　そう。この古典的な分類が発表されたのは1970年代前半。当時は現在ほど抗不整脈薬が多くなく、電気生理学的な知識も乏しかった。さらに抗不整脈薬の中にはこの枠組みに当てはまらないものもある（その最たる例がアミオダロンであり、ベプリジルである）。故に、この古典的な分類を脱却し、不整脈の発生機序に基づく論理的薬剤使用を推奨するものとしてSicilian Gambit（シシリアン・ガンビット）の新分類が提唱されることになる（**表2**）。この新分類の臨床的価値は高い。

　先ほどのクイズの選択肢の薬剤を順に見ていこう。

　まずはピルシカイニド。これはVaughan Williams分類でI類、ピュアなNaチャネル遮断薬であり、Kチャネル遮断作用はほとんどない。ということは、QRS幅拡大に伴う催不整脈作用には注意は必要だが、QT延長のリスクは少ない（**図3**）。

表1

Vaughan Williamsによる抗不整脈薬分類

分類 （主たる作用）	I群薬 （Naチャネル遮断）	II群薬 （β受容体遮断）	III群薬 （Kチャネル遮断）	IV群薬 （Caチャネル遮断）
Ia （APD延長）	キニジン プロカインアミド ジソピラミド アジマリン シベンゾリン ピルメノール	プロプラノロール ナドロール	アミオダロン ソタロール ニフェカラント	ベラパミル ジルチアゼム ベプリジル
Ib （APD短縮）	リドカイン メキシレチン アプリンジン フェニトイン			
Ic （強い電動抑制）	プロパフェノン フレカイニド ピルシカイニド			

APD：活動電位持続時間　　『不整脈薬物治療に関するガイドライン（2009年改訂版）』より引用、一部改変

表2

Sicilian Gambitによる抗不整脈薬の新分類

薬剤	イオンチャネル						受容体				ポンプ	臨床効果			心電図所見		
	Na Fast	Na Med	Na Slow	Ca	K	If	α	β	M₂	A₁	Na-K ATPase	左室機能	洞調律	心外性	PR	QRS	JT
リドカイン	○											→	→	●			↓
メキシレチン	○											→	→	●			↓
プロカインアミド		●A			◐							↓	→	●	↑	↑	↑
ジソピラミド			●A		◐				○			↓	→	●	↑↓	↑	↑
キニジン		●A			◐		○		○			→	↑	●	↑↓	↑	↑
プロパフェノン		●A						◐				↓	↓	○	↑	↑	
アプリンジン		●I		○	○	○						→	↑	○	↑	↑	→
シベンゾリン			●A	○	◐				○			↓	→	○	↑	↑	→
ピルメノール			●A		◐				○			↓	↑	○	↑	↑	↑→
フレカイニド			●A		○							↓	→	○	↑	↑	
ピルシカイニド			●A									↓	→	○	↑	↑	
ベプリジル	○			●	◐							→	↓	○			↑
ベラパミル	○			●			◐					↓	↓	○	↑		
ジルチアゼム				◐								↓	↓	○	↑		
ソタロール					●			●				↓	↓	○	↑		↑
アミオダロン	○			○	●		◐	●				→	↓	●	↑		↑
ニフェカラント					●							→	→	○			↑
ナドロール								●				↓	↓	○	↑		
プロプラノロール	○							●				↓	↓	○	↑		
アトロピン									●			→	↑	◐			
ATP										■		?	↓	○	↑		
ジゴキシン									■		●	↑	↓	●	↑		↓

遮断作用の相対的強さ：○低　◐中等　●高　　臨床効果と心電図変化の方向：↑増大　↓減少　→不変
A＝活性化チャネルブロッカー　I＝不活性化チャネルブロッカー　■＝作動薬

（日本循環器学会『不整脈薬物治療に関するガイドライン（2009年改訂版）』より引用、一部表記を改変）

　ここはケンシロウの言う通りだ。ただし、QT延長が起こらないわけではない。Kチャネル遮断があるものよりリスクが低いというだけだ。

　続いて、プロプラノロール。β受容体遮断薬はVaughan Williams分類でⅡ類だ。高用量ではNaチャネル遮断作用を示すが、通常用量では純粋なβ遮断薬と考えてよい。頻脈性不整脈の治療や先天性QT延長症候群におけるTdPの予防などに用いられる。

表3

アミオダロンの薬理作用（Sicilian Gambit分類）

薬剤	イオンチャネル						受容体				ポンプ	臨床効果			心電図所見		
	Na			Ca	K	If	α	β	M₂	A₁	Na-K ATPase	左室機能	洞調律	心外性	PR	QRS	JT
	Fast	Med	Slow														
アミオダロン	○			○	●		●	●				→	↓	●	↑		↑
アミオダロン（急性作用）	●I			●	●※1		○	○				↓	↓→	○	↑	↑→	→
アミオダロン（慢性作用）				○	●※2		●	●			○	→	↓	●	→	→	↑

Naチャネルブロックは主として不活性化（I）状態で生じる。
※1　I_K (I_{Kr})、$I_{K,Ach}$、$I_{K,Na}$、$I_{K,ATP}$　　※2　I_K (I_{Ks})、I_{to}
（日本心電学会学術諮問委員会編『不整脈にアミオダロンをどう使うか 改訂版』（ライフメディコム、2007）p.20より引用、一部改変）

なお、アミオダロンは動態的特徴も押さえておきたい。まず分布容積の大きさと半減期の長さ。脂肪への分布が大きく分布容積は70～621L/kg、半減期が非常に長く、定常状態に達するまで250日もかかってしまう。そして、尿中未変化体排泄率0％の肝消失型薬剤であること。活性代謝物の1つであるデスエチルアミオダロンにはアミオダロンと同等の活性があるものの、腎機能低下においては減量を必要としない。また、CYP阻害薬でもありP-gp阻害薬でもある（97、129ページ参照）。

そして、ベプリジル。これはCaチャネル遮断薬というより、マルチチャネル遮断薬だ。副作用を考える上では、Vaughan Williams分類でⅣ群ではなくⅢ群と捉えた方が都合が良い。ベプリジルはKチャネル遮断作用[1]を有しており、投与量および濃度依存的に、QT延長に続くTdPのリスクを高めることが知られている。

最後にアミオダロン。アミオダロンはVaughan Williams分類ではⅢ群とされているが、Sicilian Gambit分類を見ると、Ⅰ群からⅣ群、全ての作用を有していることが分かる。つまりベプリジル同様、マルチチャネル遮断薬というわけだ。

また、アミオダロンの薬理作用は急性作用と慢性作用で違いがある。Sicilian Gambit分類で示すと**表3**のようになる。先に示したそれは、急性作用と慢性作用を併せたものなのだ。

投与初期、これは入院下ということになるだろうが、Kチャネル遮断作用は十分に発現しておらず、NaチャネルやCaチャネルの遮断作用が前面に出てくる。そのため、催不整脈作用の発現に注意する必要がある。一方、慢性期ではQT延長が認められるものの、TdPの発現頻度は他のⅢ群抗不整脈薬よりも少ない。むしろ心外性副作用が多く、中でも最も注意を払うべきは、死に至ることもある肺毒性（間質性肺炎、肺繊維症）であり、次に甲状腺障害だろう。

---

1) ベプリジルのKチャネル遮断について、Sicilian Gambit分類では中等度であるが、I_{Kur}、I_{Ks}、I_{K1}、I_{to}、$I_{K,Ach}$、$I_{K,ATP}$、$I_{K,Na}$とほぼ全てを抑制することが知られている。臨床におけるK遮断作用は高度、つまり"非常に強い"と考えておいた方がよい。

では、なぜアミオダロンでは、QT延長からのTdPが少ないのか？ ガイドラインには次のような記載がある。
「Ⅲ群薬に共通する重大な副作用としてQT時間延長に伴う多形性心室頻拍（TdP）がある。各Ⅲ群薬によってこの催不整脈作用の発現率には差があり、Kチャネル選択性や併せ持つ他の作用によるものと想像されている。中でもβ遮断作用を有するアミオダロンとソタロールでTdPの合併率が低いのが特徴である」（p.5）。
　一方、ベプリジルに関しては、「QT延長からtorsade de pointes（TdP）をもたらす副作用が少なからずあることが報告されており、心電図上のQT間隔を頻回にモニターし、慎重に投与する必要がある」（p.20）。
　さらに、『ベプリジルの基礎と臨床 改訂版』（ライフメディコム、2009）では、次のように詳説している（一部改変引用）。

> 　ベプリジルはその薬理作用から考えて、通常のⅠa群薬やⅢ群薬よりもQTの過剰な延長やTdPをもたらす危険性が高いと予想される。（中略）I_{Ks}の抑制を主な作用機序とするアミオダロンではTdPの発生頻度は極めて低く、0〜0.2％である。一方、I_{Kr}の抑制を主な作用機序とするd,l-ソタロール（ソタロール）での発生率は0.7〜1.7％と報告されており、ベプリジル（0.9％）よりもTdPのリスクが高い可能性がある。アミオダロンはベプリジルに比して、TdPの合併率が明らかに低いと考えてよい。

　実は、Kチャネルには幾つかのサブタイプがある。アミオダロン（の慢性作用）は、活動電位第2相から第3相にかけての再分極に関与する遅延整流K$^+$電流の遅い成分（I_{Ks}）を通過させるKチャネルを主に遮断するI_{Ks}抑制薬。ソタロールは、遅延整流K$^+$電流の速い成分（I_{Kr}）を主に抑制するI_{Kr}抑制薬。ベプリジルはI_{Ks}とI_{Kr}の双方を抑制する。つまり、I_{Ks}遮断作用を持つ薬剤（I_{Ks}優位の薬剤）はTdPを起こしにくいわけだ。詳しい解説は省くが、結果として、TdPの発生率は、アミオダロン≪ベプリジル≦ソタロールということになる。
　よって、今回のクイズ、「QT時間延長に伴うTdPに最も注意が必要な抗不整脈薬は？」の答えは、④ベプリジルとなる。
　なお、選択肢にはKチャネル遮断作用を有するⅠ群薬（ジ

表4

各抗不整脈薬の心筋Kチャネルに対する抑制作用

	薬剤	心筋K⁺チャネル抑制作用		排泄経路（％）	催不整脈要因
		I_{Kr}	I_{Ks}		
III群	アミオダロン急性（慢性）	＋	(＋)	肝	QT延長、徐脈
	ソタロール	＋	－	腎（75）	QT延長、徐脈
	ニフェカラント	＋	－	腎（50）、肝（50）	QT延長
I群 Ia	キニジン	＋	＋	肝（80）、腎（20）	QT延長、QRS幅拡大
	ジソピラミド	＋	－	腎（70）	QT延長、QRS幅拡大
	シベンゾリン	＋	＋	腎（80）	QRS幅拡大
Ib	アプリンジン	＋	－	肝	QRS幅拡大（QT延長）
Ic	フレカイニド	＋	－	腎（85）	QRS幅拡大
	プロパフェノン	＋	－	肝	QRS幅拡大
	ピルシカイニド	－	－	腎	QRS幅拡大
IV群	ベプリジル	＋	＋	肝	QT延長、徐脈

（『不整脈薬物治療に関するガイドライン（2009年改訂版）』より引用、一部改変）

ソピラミドやシベンゾリンなど）を採用しなかったが、それらの薬剤もI_{Kr}の抑制作用を持ち、TdPの発生リスクがある（**表4**）。

　Ia群誘発性のTdPの発生頻度は、ベプリジルよりも低いといわれている。ただし、Ia群誘発性のTdPは、治療域またはそれ以下でも発生することがある。加えて、Ia群は汎用薬のため、安易に、かつ長期に用いられることが多い。さらに、I群の抗不整脈薬の多くが腎排泄型であり、腎機能に応じた用量の調節が欠かせない。

　一方のベプリジルの使用は、専門医に限られることが多い上、低用量でのコントロールが主流になってきている。もしかすると実臨床では、ベプリジルよりもジソピラミドやシベンゾリンといった薬の方がTdPの発生が多い、なんてこともあるかもしれない。そんな懸念も考慮して、選択肢にはあえてピルシカイニドを入れたのだ。

　「ユウさん、そんなことまで考えていたんですね！びっくりぽん！」おどけるケンシロウを横目に、あゆみさんはスマホで何やら真剣に調べ始めた。

2 QT延長からのTdPを回避するためには?

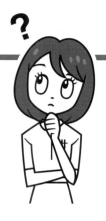

「ベプリコールはQT延長からのTdPに気をつける」。あゆみさんはベプリコール(一般名ベプリジル塩酸塩水和物)の添付文書を眺めながら不安そうに続けた。

「だけど、どう気をつけたらいいのか。ちょっと自信ないな……。最近、お薬手帳でベプリコールが処方されていることが分かった患者さんがいたんですけど、あまりなじみのない薬だし、適応もよく分かりません」

なるほど。では、ベプリジルの基礎知識から始めよう。
ベプリジルは1969年にCa拮抗薬としてフランスで開発され、海外では抗狭心症薬として使用されてきた。もっとも、19カ国で承認されながら、販売に至ったのはフランス(80年)、アメリカとベルギー(91年)の3カ国のみだった。日本では92年、狭心症と頻脈性不整脈(心室性)に対し承認を取得。その後、持続性心房細動に対する停止効果が明らかになり、2006年から医師主導治験(J-BAF試験)が行われ、08年に適応追加となっている(**図4**)。ちなみに、抗不整脈薬の適応を有するのは日本のみであり、情報発信が期待されている。

実際のところ、ベプリジルは狭心症に対して使われることはほとんどない。十中八九、不整脈で、中でも持続性心房細動の割合が高いと思われる。

ベプリジルはそもそもQT間隔を延長させることにより、その抗不整脈効果を発揮する。しかし、それが過度になると有害事象として表れてしまう。つまり、ベプリジルは持続性心房細動に優れた除細動効果を発揮するが、QT延長からのTdPのリスクも有する、"もろ刃の剣"というわけだ。

図4

心房細動の除細動

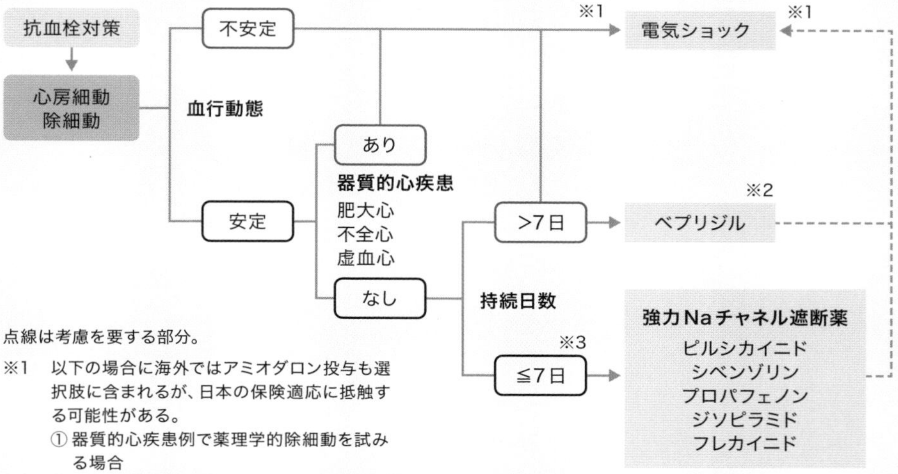

```
抗血栓対策
    ↓
心房細動   血行動態 ─── 不安定 ──────────→ 電気ショック ※1
除細動              └─ 安定 ─┬─ 器質的心疾患 あり ──→ 電気ショック ※1
                              │  肥大心
                              │  不全心
                              │  虚血心
                              └─ なし ─┬─ 持続日数 >7日 ──→ ベプリジル ※2
                                        └─ ≦7日 ※3 ──→ 強力Naチャネル遮断薬
                                                          ピルシカイニド
                                                          シベンゾリン
                                                          プロパフェノン
                                                          ジソピラミド
                                                          フレカイニド
```

点線は考慮を要する部分。

※1　以下の場合に海外ではアミオダロン投与も選択肢に含まれるが、日本の保険適応に抵触する可能性がある。
　① 器質的心疾患例で薬理学的除細動を試みる場合
　② 電気的除細動成功率を上げ、また除細動後の再発予防を目指す場合
※2　単剤で無効時にはベプリジルとアプリンジンや他のIc群薬の併用が奏効することがある。またアプリンジン単独でも有効なことがある。
※3　有効性と血栓塞栓症合併を減らす観点からは48時間以上にならないことが望ましい。

(『心房細動治療（薬物）ガイドライン（2013年改訂版）』より引用)

　ベプリジルを服用中にTdPを発症した患者の多くは、服用量は200mg/日、血中濃度は500ng/mLを超えていた[1]。つまり、ベプリジルによるTdPのリスクは血中濃度依存性に高くなると考えられる。

　加えて、薬物動態も見ておこう。ベプリジルは肝消失型（主にCYP2D6で代謝）で、腎不全や透析患者においても使用可能だ。特筆すべきは半減期で、約80時間と非常に長い。約3週間かけて定常状態に達する。ということは、薬が体から抜けるのにも同様の期間を要するわけで、この点を考えても、TdPの発生は是が非でも避けたい。

　「なるほど、副作用のモニタリングだけでなく、TdPを起こさないように注意していく必要があるわけですね」。ケンシロウが何度もうなずく。

　そういえば、あゆみさんがお薬手帳でベプリジルを確認したという患者さんはどんな処方だった？

　「うちの薬局は久しぶりなんですけど、どうも大きな病院でベプリコールが導入になった後、もともと通院していた病院に

1) 日本心電学会『ベプリジルの基礎と臨床 改訂版』（ライフメディコム、2009）p.91

紹介されたみたいです。この方です」

あゆみさんから薬歴を受け取る。ふむふむ。60歳、男性。当薬局は2年ぶりで、アルコールの量がちょっと多い方だったようだ。ベプリコール以外にイグザレルト（リバーロキサバン）も処方されており、やはり持続性心房細動で間違いない。この患者さんはベプリコール錠50mgを1回1錠、1日2回で投与されており、用量的にはTdPのリスクは低いと思われる。

続いて、用量以外の要因を見ていこう。抗不整脈薬による催不整脈作用は、単独より、別の要因が加わることで引き起こされることが多いからだ。

まずは、低カリウム血症。血清カリウム値4mEq/L以下ではTdPが起きやすくなる。アルコールの取り過ぎ（アルコール利尿）によるカリウムの喪失はもちろんだが、利尿薬やグリチルリチン製剤といった血清カリウム値を低下させる薬剤との併用に気をつけなければいけない。

HIVプロテアーゼ阻害薬のリトナビル（商品名ノービア）、サキナビルメシル酸塩（インビラーゼ）、アタザナビル硫酸塩（レイアタッツ）、ホスアンプレナビルカルシウム水和物（レクシヴァ）、さらにイトラコナゾール（イトリゾール）、テラプレビル（テラビック）、アミオダロン塩酸塩注射薬（アンカロン注）、エリグルスタット酒石酸塩（サデルガ）は併用禁忌となっている。そのほか、血清カリウム値を低下させる薬剤[2]、QT延長を

2）109ページ表S1参照

表5

QT延長を来す主な薬剤

抗不整脈薬	Ia群薬、Ic群薬、III群薬
抗うつ薬、向精神薬	アミトリプチリン、イミプラミン、クロルプロマジン、フェノチアジン、ドロペリドール、ハロペリドール、リスペリドン、フルボキサミン、セルトラリン
抗菌薬、抗真菌薬	マクロライド系、ニューキノロン系、ケトコナゾール、フルコナゾール、イトラコナゾール、メトロニダゾール、ST合剤
抗ウイルス薬、抗癌剤	リトナビル、インジナビル、サキナビル、アマンタジン、ホスカルネット、タモキシフェン
免疫抑制剤	タクロリムス
高脂血症薬	プロブコール
H_2ブロッカー	シメチジン、ラニチジン、ファモチジン

（心臓2006;38:16-20.より引用、一部改変）

図5
ベプリジルによるQT延長リスクを上昇させる可能性のある患者背景

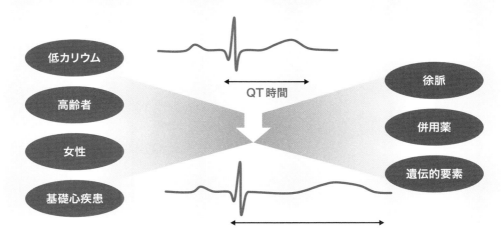

(第一三共提供資材、三田村秀雄監修『ベプリコールの副作用を回避するためのポイントと解説』p.4より引用)

来す恐れがある薬剤などとの併用にも注意が必要だ（**表5**）。

また、注意すべき患者背景も押さえておきたい（**図5**）。徐脈（50拍/分未満）の患者はもともとQT間隔が長いので、投与を控える。さらに、高齢者も既にQT間隔が延長していることが多く、女性の方がTdPの発生率が高い。心不全や基礎心疾患がある場合も要注意だ。また、遺伝的な要素も関係し、本人に失神の既往があったり、突然死の家族歴がある患者は、遺伝的にTdPを起こすリスクが高いことが知られている。

以上のことから、僕らが薬局窓口でできるのは、徐脈や副作用のモニタリング、そして低カリウム対策に、併用薬のチェックといったところだろう。

「この患者さんの場合、今分かっている情報だけですけど、年齢、性別、基礎心疾患、この辺は大丈夫そうですね」。あゆみさんはメモを取りながら続ける。「いらしたら、副作用モニタリングに加えて、まずは併用薬と飲酒状況をチェックします」

「確かに、『気の遠くなるようなめまい』とか『胸苦しさ』とかを確認するだけじゃ、間に合わないかもしれないし……。そうだ、自分で脈を採る習慣も付けてもらおう。漢方薬の漫然服用なんていうのも、甘草の量次第では怖いな」とケンシロウ。

さらに付け加えるなら、冬にかけて流行する胃腸炎にも注

意が必要だ。下痢や嘔吐があれば、カリウムが失われる。前述のように、ベプリジルは半減期が長いため、服用を中止しても、そのリスクが完全に消失するとは考えにくい。そういうときには受診してもらい、心電図検査や点滴などの処置をしてもらった方がいいだろう。「TdPの発生率は管理する側の要因にも大きく左右されることを忘れてはならない」[3]。

さあ、立派なオーディットができた。薬歴にケアプランを残しておこう。「了解！」ケンシロウが意気揚々と応える。「あゆみさんもまだまだ抗不整脈薬は勉強中だから、まだ今回の内容は難しいだろうね」

QT延長からのTdPは、何もベプリジルに限ったことではない。QT延長に注意が必要な他の薬剤にも応用できる。そして勉強というものは、特に現場での勉強は、基礎から順序立ててやっていく必要はないと僕は思う。むしろ一番難しい問題から取り組むことこそ、理解への近道なのかもしれないよ。

3）日本心電学会『ベプリジルの基礎と臨床 改訂版』（ライフメディコム、2009）p.93

> 「これは、一般論だけどね。最も困難な問題。最も複雑そうに見える問題を最初に解決すること。もしも、本気で問題を解決したいのなら、それが最も近道。どうしても、簡単な問題に逃避してしまうの。小さな問題を解決しても、それは前進に寄与しないことが多い」
> ── 森博嗣著『人形式モナリザ Shape of Things Human』（講談社文庫、2002）p.351-352

僕は不整脈をコントロールするはずの薬が、極めて危険な不整脈を引き起こすことに驚き、それがなぜなのかを知りたいと思った。だから、その問題に取り組んだ。驚きは僕の知識欲をドライブし、疑問を"明確な言葉"に変えた。だから、前進できたともいえる。

日々の業務を卒なくこなすだけなら、こんな疑問を抱く必要はない（いや、疑問すら抱かないかもしれない）。業務に必要なデータだけを覚えておけばいい。だが、効率とは無縁のこうした勉強は、すぐに役に立つことはあまりないけれど、今まで点々と孤立していた知識を架橋し、言葉としての知識に意味を持たせることになる。曖昧なものから、つながりのあるものに転じていく。これは実に楽しい。効率だけを追求した勉強では、こんな楽しさを味わうことは難しいかもしれない。

抗不整脈薬の動態学的相互作用、「併用禁忌」のカラクリ

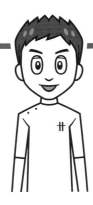

　さて、ここで7月に扱わなかった抗不整脈薬の薬物動態学的な併用禁忌について押さえておきたい。フレカイニド酢酸塩（商品名タンボコール）やプロパフェノン塩酸塩（プロノン他）はCYP2D6の基質薬であり、CYP2D6阻害薬であるミラベグロン（ベタニス）とは併用禁忌になっている。

　「ユウさん、いいッスか？」ケンシロウが片手を挙げ、CYP阻害薬の一覧表を取り出して続ける。「実は不思議に思っていたんですよ。中程度のCYP2D6阻害薬のベタニスがタンボコールやプロノンと併用禁忌なのに、強いCYP2D6阻害薬[1]のレグパラ、キニジン、パキシル、ラミシールはなんで禁忌じゃないんですか？」

　「そう言われれば、確かに」。あゆみさんはスマホで添付文書を次々に検索して僕らに見せた。プロノンの添付文書では、シナカルセト塩酸塩（レグパラ）、キニジン硫酸塩水和物（硫酸キニジン）、パロキセチン塩酸塩水和物（パキシル他）、テルビナフィン塩酸塩（ラミシール他）は併用注意にも記載されていない。タンボコールの方は、キニジンとパロキセチンが併用注意となっている。

　「う〜ん、なんだか釈然としませんね」

　2人がどこに引っ掛かっているかは大体分かった。では、問いの形を変えよう。CYP2D6阻害の強弱はまず横に置いておき、「なぜベタニスはプロノンとタンボコールを併用禁忌に指定したのか」を探っていくことにしよう。

　こういうときは審査報告書の出番だ。まず、復習を兼ねて、心血管系へのリスクについて要点をピックアップする。

[1] 強いCYP阻害薬との併用を避けるべき薬剤の1つに、デキストロメトルファン臭化水素酸塩水和物（メジコン他）がある。同薬はシナカルセトとの併用により、AUCが11倍にも上昇したことが報告されている。代替となる鎮咳薬を提案したい。

- 本薬の薬理作用はβ₃アドレナリン受容体刺激作用に基づくものであり、心血管系への影響が懸念される。（p.87）

- 本薬のQT延長リスクに関し、専門委員より、本薬はQOL改善薬であり致死的な有害事象が発現する可能性に対しては慎重に対応する必要があり、単に注意喚起のみでは不十分との意見が出された。また、本薬を投与するOAB患者に一律に定期的な心電図検査の実施を義務付けることは、実臨床では困難であり、泌尿器科医に心電図検査の要否を判断させることにも困難が予想されるとの意見も出された。（p.100）

- 国内外の臨床試験においては、本薬投与時にTdPやQT延長に基づく可能性のある有害事象は見られていないが、対象からQT延長を生じる薬剤を併用している患者、QT延長症候群の患者は除外されている。（p.101）

　そう、QT延長を生じる薬剤は、臨床試験の併用薬からは既に除外されていたのだ。OAB治療薬で危険な橋を渡る必要はないというわけだ。

- 本薬は β₃アドレナリン受容体刺激作用があるが、弱いながら心拍数を増加させる程度の β₁および β₂刺激作用があり、潜在性QT延長症候群を顕在化させる可能性も否定できないこと等が挙げられ、本薬はQOL改善薬であることを踏まえ、当該リスクに関するリスク・ベネフィットバランスについて協議した。（p.101）

　その結果、次のような注意喚起の必要性について専門委員の意見が一致した。

① QT延長症候群の患者、QT延長を来すことが知られている薬剤を併用している患者では、投与前および投与中の定期的な心電図検査によりQT間隔をチェックすることが必要である。

② 基礎心疾患を有する患者や低カリウム血症患者を慎重投与

にすることが必要である。

③ 女性でQT延長のリスクが高い可能性を情報提供するために、QT/QTc評価試験の成績を示す必要がある。

④ 製造販売後調査でQT延長、TdPに関連する有害事象の発現状況についての情報収集が必要である。

「おお！ QT延長の良い復習になりますね」。ケンシロウが薬局のタブレット端末でベタニスの添付文書を開く。「おっ、添付文書に『QT/QTc評価試験』が載ってる。今まで気にもしなかったな」

審査報告書の続きを見ていこう。

・さらに、本薬はCYP2D6阻害作用を有することから、CYP2D6の基質である抗不整脈薬のフレカイニド酢酸塩やプロパフェノン塩酸塩を併用禁忌とすべきとの機構の判断については、専門委員より、現在不整脈薬物治療に関するガイドラインにおいて他の薬剤の選択肢もあり、リスク・ベネフィットバランスの観点からあえて注意して併用することはない、両薬剤を継続して使用したい場合には本薬以外の治療薬を選択することで対応可能であるとの意見が出され、機構の判断は専門委員より支持された。

つまり、単にCYP2D6の基質薬と阻害薬の関係だけではなく、併用により薬力学的にQT延長のリスクが高まる、代替薬があるため、あえて併用する必要がない——といった理由もあったわけだ。

しかし、キニジンにもQT延長の副作用があることから同様の注意が必要だろう。パロキセチンとテルビナフィンに関しても薬物動態学的な相互作用は起こり得るわけだから、やはり他の薬剤をチョイスしたいところだ。今後、研究報告や副作用報告が集積すれば、これらの薬剤も併用禁忌と設定される可能性はある。

また、QT延長のリスクに最も注意が必要な薬であるベプリジルも、CYP2D6で代謝されることも覚えておきたい。

4 添付文書に書かれていない シベノールの初期投与量

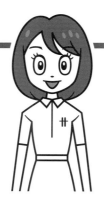

　一区切りがついたところで、薬局の自動ドアのチャイムが鳴った。患者さんが来局したようだ。あゆみさんが対応、ケンシロウが調剤するため調剤室へ戻っていった。ミニキッチンで3人分のコーヒーを入れる。切りもいいことだし、今日はこれでお開きにするか——机の上に広げていた資料を片付けながら、そんなことを考えていると、「お大事に」というあゆみさんの声が聞こえると同時に、薬歴を小脇に抱えて小走りに戻ってきた。

「今の患者さん、今日からシベノールが始まったんです。不整脈の勉強中に偶然！って思ったんですけど、なぜか半量の150mg/日だったんです。シベノールって、1日300mgから始めることになっていますよね。でも、うちで出るシベノールの初期投与量は1日100〜200mgがほとんどで、300mgから始める人って、まず、いませんよね」

　あゆみさんに続いてケンシロウも戻ってきた。「72歳、男性Yさん。背は高いし、血清クレアチニンも正常です。やっぱり高齢者だから半量にしているんスかね？」

　今日の最後のテーマはこれにしよう。

　確かに、シベノール（一般名シベンゾリンコハク酸塩）の用法・用量は、「通常、成人にはシベンゾリンコハク酸塩として、1日300mgより投与を始め、効果が不十分な場合には450mgまで増量し、1日3回に分けて経口投与する。なお、年齢、症状により適宜増減する」となっている。

　中でも、腎機能低下者や高齢者（特に低体重）に関しては、ただし書きが付いている。

> **用法・用量に関連する使用上の注意**
> 1. 本剤は下記の通り腎機能障害患者では血中濃度が持続するので、血清クレアチニン値（SCr）を指標とした障害の程度に応じ投与量を減じるなど用法・用量の調整をすること。なお、透析を必要とする腎不全患者には投与しないこと。（本剤は透析ではほとんど除去されない。）
>   - 軽度～中等度障害例（SCr：1.3～2.9mg/dL）：消失半減期が腎機能正常例に比し約1.5倍に延長する。
>   - 高度障害例（SCr：3.0mg/dL以上）：消失半減期が腎機能正常例に比し約3倍に延長する。
> 2. 高齢者では、肝・腎機能が低下していることが多く、また、体重が少ない傾向があるなど副作用が発現しやすいので、少量（例えば1日150mg）から開始するなど投与量に十分に注意し、慎重に観察しながら投与すること。

なるほど患者Yさんは72歳だが、すらっとしていて体格が良く、体重は60kg。血清クレアチニン（SCr）も0.90mg/dLと正常値だ。Cockcroft-Gaultの式[1]を用いてクレアチニンクリアランス（CCr）を計算すると、62.9mL/分と悪くはない。

「高齢者でも、Yさんくらい腎機能が正常なら、減量しなくてもいいのかなって思うんですけど……」とあゆみさん。

確かに添付文書だけを眺めていると、そう感じるのも無理はないだろう。だが、Yさんに対して、添付文書通りの300mg/日は明らかに過量で、150mg/日は適量なのだ。

シベンゾリンのような抗不整脈薬は、ほとんどが腎排泄型であり、過量投与を続けると、心抑制や精神神経系の副作用が発現しやすい。特に高齢者では注意が必要だ。

またシベンゾリンやリスモダン（ジソピラミドリン酸塩）が過量になると薬の分布が変化してしまう。膵臓に分布するようになると、Kチャネル遮断作用を有するために、低血糖を引き起こしてしまう。そして、最も怖いのは低血糖に引き続き生じることが多いといわれるQT延長だ（**図6**）。それは特殊な心室頻拍であるTdPを引き起こし、突然死に至ることもある。

1) 8月（161ページ）参照

2）腎排泄型の薬剤でありながら透析ではとても除去できない分布容積の大きな薬剤には、シベンゾリンのほか、アマンタジンやジゴキシンなどがある。

さらに、シベンゾリンの分布容積は6〜7L/kgと非常に大きく、透析による除去も期待できない[2]。低血糖までなら入院・点滴といった対症療法で対応できるが、それ以上となると難しい。それだけに処方時の投与設計が重要なわけだ。

2015年12月、アステラス製薬とトーアエイヨーは、シベノール錠の「適正使用のお願い」を出した。実は適正使用関連の案内は2012年3月の添付文書改訂、同年7月の「適正使用のお願い」に続き、3度目となる。

まず、2012年3月の添付文書改訂においては、「用法・用量に関連する使用上の注意」の欄に、「高齢者では、肝・腎機能が低下していることが多く、また、体重が少ない傾向があるなど副作用が発現しやすいので、少量（例えば1日150mg）から開始するなど投与量に十分に注意し、慎重に観察しながら投与すること」という記載が加えられた。

しかしそれ以降も、高齢の腎機能障害患者においてシベンゾリンの血中濃度上昇を伴う心停止が発現し、致命的な経過をたどった症例が新たに2例発生したことを受け、2012年の「適正使用のお願い」が発出された。

そして2015年12月、シベンゾリンを投与した高齢者・腎機能低下者において心停止・心肺停止に至った症例が3例報告されたのを受け、再度「適正使用のお願い」が発出されるに至っている。

心停止・心肺停止に至った3例はいずれも70歳代の患者で、体重は50kg台、1日シベンゾリン投与量は300mgであり、原疾患に腎機能低下の記載はない。つまり高齢患者に対して、

図6

抗不整脈薬のメカニズム

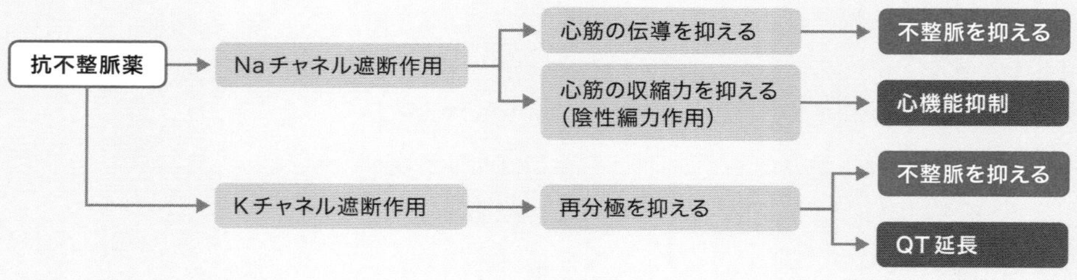

抗不整脈薬
- Naチャネル遮断作用
  - 心筋の伝導を抑える → 不整脈を抑える
  - 心筋の収縮力を抑える（陰性編力作用）→ 心機能抑制
- Kチャネル遮断作用
  - 再分極を抑える → 不整脈を抑える
  - → QT延長

小田倉弘典氏：日経メディカルOnline「プライマリケア医のための心房細動入門」第12回（2013年7月18日）

図7

腎機能（CCr）を指標としたシベンゾリン初期投与ノモグラム

CCr（mL/分）	体重		
	〜50kg	50〜70kg	70kg〜
0〜9	25mg/日		
10〜19	50mg/日	50mg/日	50mg/日
20〜29	50mg/日	100mg/日	100mg/日
30〜39	100mg/日	100mg/日	100mg/日
40〜49	100mg/日	100mg/日	150mg/日
50〜59	150mg/日	150mg/日	200mg/日
60〜69	150mg/日	150mg/日	200mg/日
70〜79	150mg/日	200mg/日	200mg/日
80〜	200mg/日	200mg/日	300mg/日

投与量は1日量（mg/日）を表す。クレアチニンクリアランス（CCr）はCockcroft-Gaultの推測式で算出。透析中患者は禁忌。

　明らかな腎機能低下が見られない（または確認していない）といった理由で、300mg/日での投与が続けられた結果、重篤な転帰に至ったものと考えられる。

　故に、明らかな腎機能低下患者だけではなく、潜在的な腎機能低下が疑われる高齢者（70歳以上）においては、150mg/日を目安とした初期投与量を検討すべきだろう。

　「適正使用のお願い」の中には、「腎機能を指標としたシベンゾリン初期投与ノモグラム」というものも記載されている（**図7**）。

　この表で、今回の症例の用量を見てみると、CCr 62.9mL/分で体重60kgのYさんに対する初期投与量は、150mg/日で適量であることが分かる。仮にYさんの体重が70kgだったとしても、CCrは73.5mL/分になるので、200mg/日でのスタートになる。

　つまり、シベンゾリンを通常用量の300mg/日で開始するためには、CCr 80mL/分以上かつ体重70kg以上という高いハードルを越えなければならず、高齢者では非常にまれなことなのだ。

図8

CKDのステージ分類とeGFRを指標としたシベンゾリン初期投与量

ステージ	eGFR（mL/分/1.73m²）	~50kg	50~70kg	70kg~
G5	<15	25mg/日	25mg/日	25mg/日
G4	15~29	50mg/日	100mg/日	100mg/日
G3b	30~44	100mg/日	100mg/日	150mg/日
G3a	45~59	100mg/日	150mg/日	150mg/日
G2	60~89	150mg/日	200mg/日	200mg/日
G1	≥90	200mg/日	200mg/日	300mg/日

透析中患者は禁忌　（診療と新薬 2012;49:347-53. より引用、一部改変）

　もしくは、もう1つ使えるツールがある。それが「CKDのステージ分類によるシベンゾリン初期投与量」だ（**図8**）。最近は処方箋にeGFR（mL/分/1.73m²）が記されているケースも少なくない。こちらであれば、CCrを計算する手間が省ける。

　シベンゾリンは最初が肝腎。ぜひ、これらのツールを活用してほしい。

　2つのノモグラムに目を落としたまま、あゆみさんはつぶやいた。「でも、もし添付文書だけを頼りに医師がシベノールを処方していたら、危なくないですか？ インタビューフォームにもこの情報は載ってないみたいですし……」

　あゆみさんの言うことはもっともだ。僕なんかは、いっそのこと添付文書を改訂し、開始用量を「通常150~200mg/日、必要に応じて適宜増減」とした方がいいのではとも思っている。

　製薬会社が添付文書の改訂に踏み切らない理由は分からない。だが、だからこそ僕ら薬剤師がいるのだ。僕らが疑義照会を重ねていくことで、医師が新たに行う処方はより安全なものになっていく。そうやって、医師が新たに行う処方の中に"薬学"を組み込んでいくことが、僕らの仕事なのだ。

9月 ── 抗不整脈薬の副作用から患者を守れ

リスモダンとサンリズム、腎障害時の減量法は？

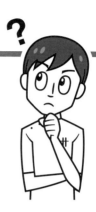

「そういえば、『腎機能低下例に特に注意が必要な経口薬剤の一覧表』の中に抗不整脈薬が3つ出てきましたよね。シベンゾリンとジソピラミド、ピルシカイニド。シベンゾリン以外にもノモグラムってあるんですか？」

スイッチが入ったケンシロウはさらに質問を重ねる。「尿中未変化体排泄率（fu）≧60％が腎排泄型薬剤なんですよね？ジソピラミドの50％以上って、なんか微妙ッスね」

確かにジソピラミド（商品名リスモダン他）のfuは50％程度だが、CYP3A4によって代謝されたモノ-N-デアルキルジソピラミド（MND）には活性がある。その活性代謝物MNDのfuは17〜30％であり、親化合物のジソピラミドと合わせると約80％にもなる。これはもう完全な腎排泄型薬剤といっていいだろう。

「そうなんですね。一覧表も約80％に書き直しておきます」。あゆみさんは赤ペンで書き込んでいく。

ジソピラミドは活性代謝物の濃度や遊離型濃度[1]を測定しないと投与設計ができないといった問題があり、治療薬物モニタリング（TDM）による投与設計も困難だ。残念ながら、ジソピラミドにはシベンゾリンのような便利なノモグラムは存在しない。ここでは日本腎臓病薬物療法学会の「腎機能低下時に最も注意が必要な薬剤投与量一覧」から紹介しておく（図9）。

また、MNDはジソピラミドの24倍という強力な抗コリン作用を有している。腎機能低下者や高齢者では抗コリン作用に

1）ジソピラミドは血中濃度が高くなるほど蛋白結合率が低くなる特徴を有する（濃度依存性）。よって、総濃度は低くとも遊離型濃度が高く、作用が強く表れる可能性がある。

図9

腎機能に応じたジソピラミドの用量

一般名 （主な商品名）	常用量 >80	GFRまたはCCr（mL/分） 70　60　50　40　30　20　10>			血液透析※ 腹膜透析
	正常または 軽度低下	軽度～高度低下	高度 低下	末期 腎不全	
ジソピラミド （リスモダン）	300mg 分3	150～200mg 分1～2 （20≦CCr＜50）	100mg 分1 （CCr＜20）	100mg 分1	
ジソピラミドリン酸塩 （リスモダンR[徐放]）	300mg 分2	徐放性製剤のため用量調節できないので使用を推奨しない		重篤な腎機能障害患者は禁忌（腎排泄で徐放性製剤のため適さない）	

※ CCrが50mL/分以上の患者でのジソピラミドの半減期は6～8時間であるのに対し、血液透析患者では10～20時間にまで延長する。（日本腎臓病薬物療法学会「腎機能低下時に最も注意が必要な薬剤投与量一覧」より引用）

図10

腎機能（CCr）を指標としたピルシカイニド初期投与ノモグラム

CCr（mL/分）	体重		
	～50kg	50～70kg	70kg～
0～19	（25mg/2日）		
20～29	25mg/日		50mg/日
30～39			75mg/日
40～59	50mg/日	75mg/日	100mg/日
60～79			
80～99	75mg/日	100mg/日	150mg/日
100～			

（日本循環器学会、日本TDM学会『2015年版 循環器薬の薬物血中濃度モニタリングに関するガイドライン』p.36より引用）

よる副作用が表れやすい。逆に言えば、その訴えが強いときはジソピラミドが過量になっているかもしれない。そんなふうに想像することが大切だ。

一方、ピルシカイニド塩酸塩水和物（サンリズム他）の初期投与量に関してノモグラムがある（**図10**）。通常用量は「ピルシカイニド塩酸塩水和物として、1日150mgを3回に分けて経口投与する」だが、ノモグラムを見ると通常用量を投与できる患者はごく一部であることが分かる。

ピルシカイニドはfu 90％の腎排泄型薬剤だ。健常成人では半減期が4～5時間と短いが、CCr 50mL/分未満では半減期が約2倍（8～10時間）に、CCr 20mL/分では半減期が約5倍（20時間）に延長する。そのため、潜在的に腎機能の低下した高齢者では定常状態になるまでに時間を要し、かつ血中濃度が高まる恐れがある。

　ノモグラムを見ると一目瞭然だが、ピルシカイニドを通常用量の150mg/日で始めるには、シベンゾリンと同様、CCr 80mL/分以上かつ体重70kg以上という高いハードルを越えなければならず、高齢者では非常にまれなことなのだ。

　「その点はシベノールと全く同じッスね」。ケンシロウはシベンゾリンのノモグラムと比べながら続ける。「シベノールは話題になったこともあるから、できているつもりですけど、ピルシカイニドは見逃しているかも……。体重50kg未満の人なんて、50mgカプセルなら1×までッスね」

　「これもシベノール同様、添付文書の開始用量を変更した方がいいんじゃないですか」。あゆみさんはスマホをスクロールさせながら続ける。「通常75～100mg/日、必要に応じて適宜増減、これくらいがちょうどいいかもですね」

　また、ピルシカイニドはNaチャネル以外の阻害作用がないため、シベンゾリンの低血糖や、ジソピラミドの低血糖や抗コリン作用による副作用のように先行する症状が表れることなく、刺激伝導障害（著明なQRS幅の増大など）、心停止、心不全、心室細動、心室頻拍（TdPを含む）、洞停止、徐脈、ショック、失神、血圧低下等の循環器障害をいきなり引き起こすこともある。

　「ある意味その方が怖いッスね」

　「やっぱり初期投与量の設定が大事ですね」

　2人は抗不整脈薬がハイリスク薬であることを実感できたようだ。早速、患者さんの安心・安全に活かしてほしいと思う。

Column

審査報告書を活用しよう

　215ページでは、ミラベグロン（商品名ベタニス）の併用禁忌の設定理由を探るために審査報告書を活用した。新薬のドラッグキャラクターを把握する上で、審査報告書は今や欠かせない資料となっているので紹介したい。

　添付文書は非常に整理された情報だが、紙面の制約があるため、なぜそのような書きぶりになっているのかが分からないことが多い。一方、2008年以降の新様式のインタビューフォーム（IF）は非常に使い勝手が良く、添付文書を補完する内容となっている。

　とはいえ、こと新薬になるとIFをひもといても、新薬が必要となっている背景や理由、根拠といったもの、さらにはその医薬品の評価が見えてこない。そこで重要な情報源が審査報告書だ。

　審査報告書には、申請企業と医薬品医療機器総合機構（PMDA）のやり取り（審議経過と結果）が記載されている。つまり医薬品の評価のプロセスが示されている。また、IFで示されているデータがどのように評価されているのかも読むことができる。審査報告書には図表がないので、IFと合わせて読むことで、ドラッグキャラクターを鮮明につかめるというわけだ。

　審査報告書を読むことは、とりもなおさず、医薬品の評価の仕方を学ぶことである。ひいてはそれが、医薬品情報を読み解くセンスにつながっていくことになる。

　最近の新薬の製造販売承認では、国際共同試験が増えている。例えば日本と海外での薬物動態データの差を知りたい

【審査報告書の構成】

1. 開発の経緯 ……… 現状の薬物治療で足りないもの、海外の使用状況など
2. 規格・安定性試験 …… 特許などに関わるため黒塗りが多い
3. 非臨床試験 ……… 薬理作用は用量依存性か？毒性は？
4. 臨床試験 ………… 線形性、性差、種差、胎児移行など。薬物動態を追える
5. 審査の概要 ……… 特に「本薬の臨床的位置づけ」からは、類薬との比較、他の治療法との使い分けなど、臨床上有益な情報が得られる

とすると、その情報は添付文書やIFにはないが、審査報告書にはあるのだ。

PMDAの医療用医薬品情報検索画面（http://www.pmda.go.jp/PmdaSearch/iyakuSearch/）において、審査報告書にチェックを入れた上で、薬剤名を入力、検索する。

ベタニスの審査報告書は111ページもあるが、慣れてくるとどこに何が書いてあるのかが大体分かるようになるので、読むのにそんなに時間はかからなくなってくる。IFと審査報告書があれば、新薬がどういう背景の中で登場してきたのか、どんな特徴があるのか、どう既存の薬剤と使い分けるのか、といったことが見えてくるだろう。

同僚の薬剤師と分担するのもいい。一人薬剤師なら、MRも読んでいないことが多いから、気になる薬剤の審査報告書を担当MRと読み込んでいく勉強会というのも面白いかもしれない。

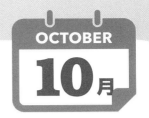

DOACの登場が
もたらしたインパクト

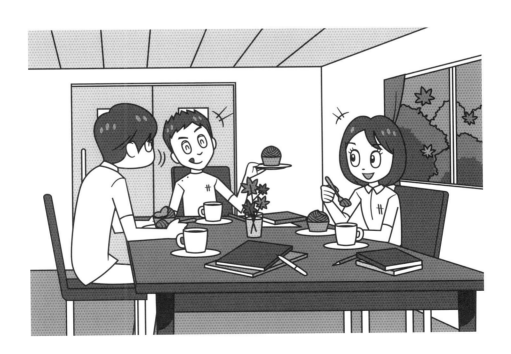

DOACの服用回数の不思議

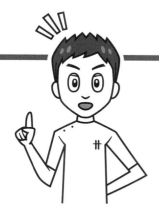

　10月某日。晴れ、22℃。暑くもなく寒くもないこんな日は、文庫本を手に、ゆったりと流れる川のほとりを散歩したくなる。薬局にこもって勉強会だなんて、よくもあの2人は嫌がらないものだ——。そんなことを考えながら休憩室に戻ると、ケンシロウが追いかけてきた。

　「今日のテーマはNOACですよね？ オレ、めっちゃ楽しみにしてたんっス」。そう、今月はNOAC、もといDOACについて取り上げたい。実に50年もの間、抗凝固薬といえばワーファリン（一般名ワルファリンカリウム）しか存在していなかった。そこへ、最初のDOACであるプラザキサ（ダビガトランエテキシラートメタンスルホン酸塩）が登場した。

　「待ってくださーい！」あゆみさんが裏口から小走りに入ってくる。「今日、角のケーキ屋さんで今年の栗を使ったモンブランが新発売されたんです。早速買ってきました！」

　さて、3人そろったところで始めるとしよう。まずは用語について。NOACはDOACで行こうと思う。「まだなじみがなくて、変な感じがしますね」とあゆみさん。

　当初、新規抗凝固薬（new oral anticoagulant）だったNOACは、ダビガトランに続き、イグザレルト（リバーロキサバン）、エリキュース（アピキサバン）、そしてリクシアナ（エドキサバントシル酸塩水和物）と一気に増えた。おのずと、もう新規ではなかろうといった声が上がり、NOACが非ビタミンK拮抗経口抗凝固薬（non-vitamin K antagonist oral anticoagulant）の略称として使われるようになる。

　その一方で、直接作用型経口抗凝固薬（direct oral anticoagulant）の略称としてDOACと呼ばれることもあった。そんな中、2015年4月に国際血栓止血学会（ISTH）より、

「DOACに統一すべき」との勧告が発表されたのだ。ということで、当薬局では今後、DOACで統一したい。

さて、今回はDOAC同士、そしてDOACとワルファリンを比べていこうと思う。比べることで各DOACのキャラクターが浮かび上がってくる。もちろんワルファリンもだ。対比の中でこそ、物事はより良く理解されるのだ。そこで僕はふと疑問に思うのだ。ワルファリンへの理解が足りなかったのは、比べるものがなかったからなのか。それとも製薬会社がPRしないから、勉強できなかった（しなかった）なんてことは……（後略）。

さてさて、ワルファリンしかなかった時代から今も変わらず、抗凝固薬は僕らが最も警戒すべき薬効群の1つだ。

2007～09年に米国の高齢者における薬の副作用による緊急入院率を調べた研究では、67％がワルファリン、インスリ

表1

DOACの薬物動態プロファイル

一般名 （商品名）	ダビガトラン （プラザキサ）	リバーロキサバン （イグザレルト）	アピキサバン （エリキュース）	エドキサバン （リクシアナ）
通常の 用法・用量※	1回150mgを 1日2回	1回15mgを 1日1回	1回5mgを 1日2回	1回30mgを1日1回 （体重60kg以下） 1回60mgを1日1回 （体重60kg超）
標的因子	トロンビン	Xa因子	Xa因子	Xa因子
半減期	12～14時間	5～13時間	8～15時間	10～14時間
最高血中濃度 到達時間	0.5～2時間	0.5～4時間	1～4時間	1～3時間
バイオアベイ ラビリティ	6.5%	＞80% （15mg投与時 ほぼ100%）	約50%	62%
クリアランス	約110mL/分	約80mL/分	約55mL/分	約350mL/分
分布容積	60～70L	50L	21L	107L
蛋白結合率	35%	92～95%	87%	54%
腎排泄率	80%	36% （活性体として）	27%★	50%
代謝経路	加水分解、グルク ロン酸抱合	CYP3A4、 CYP2J2	CYP3A4/5	加水分解・抱合、 CYP3A4
相互作用に関 わる主な因子	P-gp	**CYP3A4**、P-gp、 BCRP	P-gp、CYP3A4、 BCRP	**P-gp**＊

※非弁膜症性心房細動患者に対する用法・用量　　★全身クリアランスに占める未変化体の尿中排泄率
＊エドキサバンはBCRPの基質ではないためにP-gp阻害薬の影響が相対的に大きくなっている。

各薬剤の添付文書およびインタビューフォーム、脳神経外科速報 2014;24:298-303.を基に作成。

1) N Engl J Med. 2011; 365:2002-12.

ン、抗血小板薬、経口血糖降下薬の単剤投与または併用に起因していたという[1]。中でもワルファリンとインスリンは断トツだった。もちろんDOACも、同じようなリスクを抱えている。

だから、知っておかなければならない。どんなときがリスクなのか、ということを。そして同時に、飲まないリスクや不適切な減量によるリスクも視野に入れておきたいところだ。

ここからが本題。まずは各DOACを比較してみよう。

DOACの薬物動態プロファイルをまとめた一覧表がある（**表1**）。これを鑑査台のデスクマットの下に入れておくと便利だ。

「おぉ、いいッスね。これを参考にまたハイリスク薬のチェック表を見直しておきます」。ケンシロウは当薬局のあんちょこ作成係なのだ。

「私、不思議なことに気がついちゃいました」。あゆみさんが表をのぞき込みながら小さく手を挙げる。

「**用法は1日1回と2回で違いがあるのに、半減期はみんな同じくらいなんですね**」

「ほんとだ。イグザレルトの半減期が一番短そうなのに、1

図1

リバーロキサバンとアピキサバンのXa因子阻害活性の比較

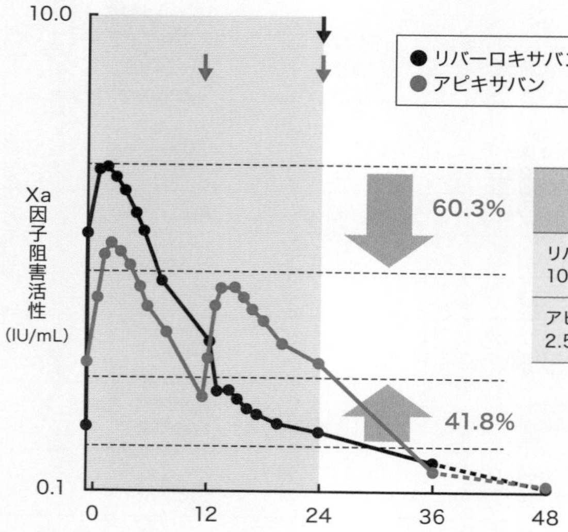

	ピーク (IU/mL)	トラフ (IU/mL)	ピーク/トラフ比
リバーロキサバン 10mg（1日1回）	2.82	0.17	16.5
アピキサバン 2.5mg（1日2回）	1.12	0.24	4.7

アピキサバンのピーク期のXa因子阻害活性はリバーロキサバンより約60％低く、トラフ期は約40％高い。

（Clin Pharmacol.2014;6:179-87.より引用）

日1回でいいんスね。これって何か秘密があるんですか?」ケンシロウも続ける。

そう、DOACの半減期はどれも大して変わらない。リバーロキサバンより、むしろダビガトランの方が長いくらいだ。それなのに、用法は、ダビガトランとアピキサバンが1日2回であるのに対して、リバーロキサバンとエドキサバンは1日1回。確かに不思議と言われればそうかもしれない。

まず、1日1回のリバーロキサバンと1日2回のアピキサバンのXa因子阻害活性を比較したデータを見てみよう(図1)。アピキサバンのピーク時のXa因子阻害活性はリバーロキサバンの約60%以下に低下しているのに対し、トラフ時は約40%上昇していることが分かる。Xa阻害活性はDOACの血中濃度と相関することが知られている。つまり、ピークとトラフの振れ幅が狭いアピキサバンの1日2回投与は、薬物動態学的に安定しているといえそうだ[2]。もう1つの1日2回のDOACであるダビガトランも同様であると考えられる。

今度は、1日1回投与のエドキサバンに関して見ていく。これについては、心臓血管研究所(東京都港区)所長の山下武志医師が著書の中でヒントを与えてくれている[3]。

> 一般的に、分布容積が大きくなると、血中濃度の半減期は、血液からの代謝・排泄という要素(速い半減期)以外に、組織から血液への薬物移行(遅い半減期)が生じ、血液で作用する薬物ではその効果が長時間維持されやすくなります。エドキサバンの1日1回というコンセプトは、この分布容積の大きさにも理論根拠がありそうです。

すごい着目点だ。これは負けていられない(?)、ということで、分布容積(Vd)に根拠を求めて考えてみよう。

Vdは、薬が血中濃度と同じ濃度で各組織に分布したと仮定した場合の容積なので、Vdが大きい=血液から組織に薬剤が移行しやすい=ピークが上がりにくい=(薬剤が体内から抜けるときに)トラフが下がりにくい、というわけだ。つまり、Vdは"ピークとトラフの振れ幅"を規定するパラメータといえる。

仮にある薬が、クリアランス(CL)はそのままに、Vdが約2倍になったとする。その血中濃度の推移は、次のようなイメージになる(図2)。Css(定常状態の平均血中濃度)、F(バ

2) Jpn J Electrocardiology.2014;34:149-56.

3) 山下武志著『New and New 心房細動の抗凝固療法』(メディカルサイエンス社、2014) p.89

イオアベイラビリティ）、CL_{tot}（全身クリアランス）の関係は、$Css=(Dose×F×係数)/CL_{tot}$で表される。薬のCL_{tot}が同じと仮定すれば、Vdが異なっても平均血中濃度は同じ。Vdが大きいほどピークは低下し、トラフは上昇し、ピークとトラフの振れ幅は小さくなる。

　ダビガトランとアピキサバンは、1日2回の用法とすることでピークとトラフの振れ幅をできるだけ小さくしようとした。それに対し、エドキサバンは他のDOACに比べてVdが107Lと大きい。Vdが大きければ、おのずとピークとトラフの振れ幅は小さくなる。それは結果的に、ダビガトランやアピキサバンが目指したものと同じ方向性となった。これがエドキサバンの1日1回投与の理論根拠と考えられる。

　「う～ん、ユウさん。分かんないッス」。顎を引いて腕を組んだまま椅子の背もたれに体重を預け、ケンシロウが唸った。あゆみさんも眉間にしわを寄せて難しい顔をしている。

　ここで述べたことは、あくまで承認用量を理論的に意味付ける試み、仮説にすぎない。ただ、それぞれのパラメータに対するぼんやりとしたイメージは、持っておいて損はしない。

　CLが2倍になれば、Cssが1/2になる。Vdが2倍になると、ピークとトラフの振れ幅が1/2になる。例えば、ピークが高い薬剤というのは、Vdが小さいのだろうと予想できる。CLは年齢や体格、腎・肝機能などによる個人差が大きいが、Vdは個

図2

分布容積と血中濃度推移の関係

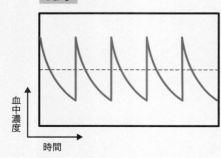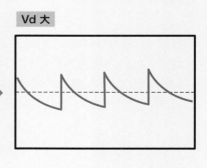

Css（定常状態の平均血中濃度）、F（バイオアベイラビリティ）、CL_{tot}（全身クリアランス）の関係は、$Css=(Dose×F×係数)/CL_{tot}$で表される。薬のCL_{tot}が同じと仮定すれば、Vdが異なっても平均血中濃度は同じ。Vdが大きいほどピークは低下し、トラフは上昇し、ピークとトラフの振れ幅は小さくなる。

人差が少ない。こういったことを知っておくと、パラメータを見て血中濃度の推移を思い描くことができるし、その逆もまたしかりなのだ。

「ということは！」あゆみさんが何かをひらめいたようだ。「リクシアナを1日2回で飲めば、さらに理想的な動態になるんじゃないですか？」

僕も最初はそう考えた。しかし、さにあらず。エドキサバンの1日1回の本当の理由は「結果」にある（**図3**）。

エドキサバンの第Ⅱ相試験では、エドキサバン30/60mgの1日1回ないし2回投与した際の出血イベントの発現率を、ワルファリン群（PT-INR 2.0〜3.0）と比較している。その結果、60mg 1日2回だけではなく、30mg 1日2回でも、ワルファリン群に比べ出血の発現率は有意に増加した。ところが30mgも60mgも1日1回の投与ではワルファリン群との差は見られなかったのだ。これがエドキサバンの1日1回投与の根拠となっている。

理論的な要因としては、1日2回投与時のトラフ濃度の上昇

図3

エドキサバンの用量と大出血または臨床的に重要な出血の発現率（外国人データ）

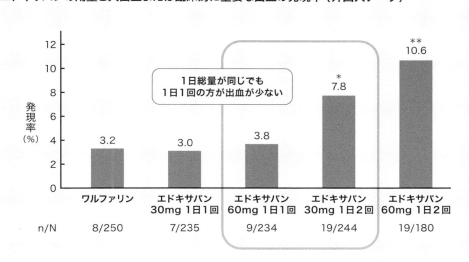

観察期間：12週
*p＜0.05　**p＜0.01　vsワルファリン　Fisherの直接確率計算法
対象：非弁膜症性心房細動もしくは脳卒中のリスクがある患者1146例
方法：エドキサバン30mg1日1回群または1日2回群、60mg1日1回群または1日2回群、もしくはワルファリンナトリウム（国内未承認、PT-INR2.0〜3.0）群の5群に無作為化し、12週間観察した。
（リクシアナインタビューフォームの第Ⅱ相試験の結果より引用）

が考えられている。1日2回投与ではピーク濃度を低くすることはできるが、当然トラフ濃度が高くなってしまう。するとエドキサバンの場合、出血イベントが増えてしまった。もしかすると、DOACの出血リスクをワルファリンよりも低くするためには、ある程度のトラフが必要ということなのかもしれない。

「う〜ん、これでますます、イグザレルトがなぜ1日1回なのか気になります。分布容積もそこまで大きくないし……」

なぜリバーロキサバンは1日1回投与なのか？この問いに対する一般的な解というか、結果は聞いている。

リバーロキサバンはその用法・用量の設定試験において、1日1回でも2回でも効果は変わらなかったが、1日2回にすると出血の副作用が増えてしまった。そのために1日1回になったのだという。そしてROCKET AFやJ-ROCKET AFという大規模臨床試験で、1日1回投与の有効性と安全性が実証されている [4]。

これを理論的に説明するには？── 半減期でも分布容積でもないとすれば、僕らの薬物動態学の知識だけでは考察できそうにない。恐らく、「原則通りにいかない薬物動態学のワナ」（5月）のときのように、理論的に何か秘密があるはずだ。

実は、それらしきことに触れているパンフレット [5] がある。

4）ROCKET AFは外国人非弁膜症性心房細動患者1万4264例、J-ROCKET AFは日本人非弁膜症性心房細動患者1280例を対象とした大規模臨床試験のこと。

5）イグザレルト製品パンフレット「日本人のために用量設定が行われたイグザレルトへの期待－J-ROCKET AFの結果を踏まえて－」（矢坂正弘氏による文献紹介 [Circ J.2012;76:2086-7.]）

"短い半減期で1日1回投与を実現"

■ 半減期が約10時間程度であるにもかかわらず、1日1回で十分な効果が得られるのは？

　イグザレルトの血中消失半減期は約10時間程度ですので、次の服用前には血中からほぼ消失していると考えられます。しかし、ROCKET AFやJ-ROCKET AFでは、イグザレルト1日1回投与による十分な効果が確認されています。

　このような結果を見ると、生体では24時間抗凝固作用を維持させる必要はなく、1日のうち1回でも強い抗凝固作用を与えれば十分だということになります。これはイグザレルトと生理的凝固阻止因子の協調作用で説明できるでしょう。

　イグザレルトはそのピーク時にトロンビン産生を強く抑制し、結果として生理的凝固阻止因子であるアンチトロン

> ビンやプロテインC、プロテインSおよび線溶系が温存されます。イグザレルトの血中濃度がトラフとなり、その抗凝固作用がなくなったとしても、温存されていた生理的凝固阻止因子と線溶系が血栓形成を抑制するものと考えられます。
>
> このように、イグザレルトによる抗凝固療法は、イグザレルトと生理的凝固阻止因子の両者の働きによる抗凝固療法（ハイブリッド抗凝固療法）として理解できるでしょう。

「イグザレルトと生理的凝固阻止因子の両者の働きによる抗凝固療法（ハイブリッド抗凝固療法）」らしい。

ただ、元文献をたどれば、この理論はもともと、ワルファリンと比較したDOACの作用を説明したもの[6]。この総説によると、ワルファリン療法が「持続的抗凝固療法」であるのに対し、DOACは「間歇的抗凝固療法」であるとされている。つまり、薬物血中濃度にピークとトラフを持つDOACにおいて、トラフであっても血栓が生じない理由を説明している。

件のイグザレルトのパンフレットは、より高いピークがあれば、それだけより多くの生理的凝固阻止因子と線溶系が温存できるといいたいのだろう。それを"ハイブリッド抗凝固療法"と呼んでいるわけだ[7,8]。

「より高いピーク……。それに関連して、心配なことがあるんです」。あゆみさんは不安そうに語を継ぐ。

「イグザレルトを静脈血栓塞栓症（VTE）に使うときって、『初期3週間はリバーロキサバンとして15mgを1日2回食後に経口投与し、その後は15mgを1日1回食後に経口投与する』ってなっていますよね。そんなに初期量を増やしたら、危ないんじゃないですか？　それとも、これくらいまでは実は許容範囲なんですか」

なるほど。確かにその用量を心房細動（af）に用いたら、重大な出血イベントにつながりかねない[7]。しかし、この場合は病態自体が異なる。簡単にいえば、afは凝固系がフラットな状態にあるのに対して、VTEは凝固系が亢進していて、"過凝固"の状態になっている。この病態の違いこそが用法・用量の違いに表れている。

凝固系がフラットなafであれば、アドヒアランスを重視した

6) 治療 2012;94:1099-104.

7) エドキサバンの出血リスクはトラフ濃度、リバーロキサバンの出血リスクはピーク濃度に相関しているといわれている。

8) 山下武志氏は、「個人的には、この半減期の短い薬物で1日1回の服用を実現したことはイノベーションと言ってよいと感嘆します」と述べている（『New and New 心房細動の抗凝固療法』[メディカルサイエンス社、2014] p.42）。

1日1回で十分だけれども、過凝固のVTEであれば1日2回と、強い血栓病態においてはトラフを作らないようにしているわけだ。つまり、リバーロキサバンは適応病態に応じた用法・用量を設定した薬剤ともいえる[9]。

「なるほど。最後のところは納得です」。ケンシロウは感心とも不満ともつかぬため息を漏らした。「途中まではちんぷんかんぷんッス」

つまるところ、DOACは1日1回がいいのか1日2回がいいのかについては、薬物動態学だけでは論じることはできないし、患者のアドヒアランスが重要になってくるのは間違いない。アドヒアランスに特に問題があるのなら、DOACではなく、やはりワルファリンを使うべきだろう。

9）海外では、急性冠症候群（ACS）発症後のアテローム血栓性イベント抑制に対して、リバーロキサバン超低用量2.5mgを1日2回と、標準的な抗血小板療法との併用も行われている。

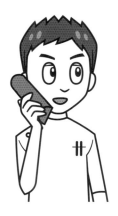

10月 — DOACの登場がもたらしたインパクト

DOACの投与量から患者背景を推測する

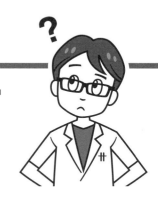

　DOACの違いは、用法や相互作用だけにとどまらない。ちょうど昨日、Qちゃんから電話で相談された内容を紹介しよう。
　「S病院からの紹介の新患なんだけどね。75歳、女性。たぶん来週くらいに受診予定なんだけど。ところで、エリキュースって何の薬?」
　Qちゃんは淡々と話す。「あ〜、イグザレルトと同じ仲間ね。でも、これは1日2回か。イグザレルトにしてもいいかな。エリキュースって使ったことないし、1日1回の方が患者も喜ぶやろうし」——と、要約するとこんな内容の電話だった。S病院で処方されていたのは、エリキュース（一般名アピキサバン）2.5mgを2錠分2だという。ケンシロウだったら、どうする?

「エリキュース2.5mgの2錠分2なら、
　イグザレルト10mgの1錠分1に
　変更すればいいんじゃないですか?」

　ケンシロウが即答する。「使い慣れた薬がいいっていう気持ち、何となく分かりますし」
　「それで、ユウさんはどう答えたんですか」と、あゆみさんが先を急かす。
　僕はQちゃんに、DOACは確たる理由もなく変更しない方が無難だと伝えた。その理由の1つが、「DOACの減量基準に統一性がないこと」だ。
　例えば、イグザレルト（リバーロキサバン）15mgを服用している患者さんが紹介されてきたとする。ところが、1日1回タイプのDOACはリクシアナ（エドキサバントシル酸塩水和物）しか在庫していなかったので切り替えようと思った（あくまで仮の話だ）。この場合、リクシアナは何mgを提案する?

「イグザレルト15mgだったら、リクシアナ60mgでしょ？」ケンシロウは即答した直後に、慌てて首を振った。「あっ、でも体重が60kgなかったら、30mgになるのか！」

そう、体重が分からなければ提案できないわけだ。

この一例からも分かるように、DOACでは、患者背景も分からないままでのクラスエフェクト的な対応は好ましくない。僕はそう考えている。良くない例を挙げてしまったが、在庫だけを理由にした変更提案なんて、もってのほかだ。

「確かにDOACの減量基準って、バラバラで覚えるのが大変ッス」。ケンシロウは首をひねりながら続ける。「ところでさっきのQちゃん先生から相談された患者さん、ユウさんは具体的に何を想定してエリキュース継続を薦めたんスか」

確かにDOACの減量基準は一律ではない（**表2**）。しかし、見方を変えれば、その減量基準から患者背景をある程度、逆算することが可能だ。

「患者背景を逆算……」。あゆみさんは表の減量基準を指でなぞりながら続ける。「75歳の女性でしたね。ということは、体重60kg以下で、SCrが1.5mg/dL以上ってこと？」

そういうことになる。恐らくCCrも30mL/分以下だろう。

エリキュースは発売当初、新規処方の半数が2.5mg錠の処方といわれていた。また、エリキュースの特定使用成績調査（長期使用）の中間報告（2013年9月1日〜2015年5月17日）によると、一次予防群の約40％、二次予防群の約50％が2.5mg錠の処方となっている。

なぜエリキュース錠2.5mgの処方数が多いのか？　これには色々な理由があると思われるが、1つ念頭に置いておいた方がいいことがある。それは、アピキサバン2.5mgを服用している患者さんは腎機能がかなり悪いかもしれない、ということだ。

抗凝固薬は腎機能が低下するほど出血リスクが増加する傾向がある。ワルファリンでは昔から指摘されており[1]、この傾向はDOACでも同じだ。ただし、アピキサバンは腎機能が低下している患者ほど、ワルファリンと比較した相対的な安全性が高まることが報告されている（**図4**）。このデータを根拠に、医師が腎機能低下患者に対するDOACとしてアピキサバンを選択する可能性が考えられる。

加えて、アピキサバンは、代謝経路に特徴がある。CYP3A4

1）8月⑥サインバルタが透析患者に禁忌なのはなぜ？（187ページ）参照

表2

DOACの通常用量と減量基準

一般名 （商品名）	ダビガトラン （プラザキサ）	リバーロキサバン （イグザレルト）	アピキサバン （エリキュース）	エドキサバン （リクシアナ）
通常の用法・用量[※]	1回150mgを1日2回	1回15mgを1日1回	1回5mgを1日2回	1回30mgを1日1回（体重60kg以下） 1回60mgを1日1回（体重60kg超）
減量時の用法・用量[※]	1回110mgを1日2回	1回10mgを1日1回	1回2.5mgを1日2回	1回30mgを1日1回
減量基準（併用薬を除く）	・中等度の腎障害（CCr30～50mL/分）のある患者 ・P糖蛋白阻害薬（経口薬）を併用している患者 ・70歳以上の患者 ・消化管出血の既往を有する患者	・CCr15～49mL/分の患者（CCr15～29mL/分の患者は投与の適否を慎重に検討）	・80歳以上 ・体重60kg以下 ・血清クレアチニン1.5mg/dL以上 ──の2つ以上に該当する患者	・体重60kg以下 ・CCr15以上50mL/分以下の患者（CCr15以上30mL/分未満の患者は投与の適否を慎重に判断）
減量基準（併用薬）	減量を考慮：ベラパミル、アミオダロン、キニジン、タクロリムス、シクロスポリン、リトナビル、ネルフィナビル、サキナビル	減量を考慮：フルコナゾール、ホスフルコナゾール、クラリスロマイシン、エリスロマイシン	減量を考慮：アゾール系抗真菌薬（フルコナゾールを除く）、HIVプロテアーゼ阻害薬	減量：キニジン、ベラパミル、エリスロマイシン、シクロスポリン 減量を考慮：アジスロマイシン、クラリスロマイシン、イトラコナゾール、ジルチアゼム、アミオダロン、HIVプロテアーゼ阻害薬等
併用禁忌	イトラコナゾール経口薬	HIVプロテアーゼ阻害薬、オムビタスビル・パリタプレビル・リトナビル（商品名ヴィキラックス）、コビシスタット含有製剤、アゾール系抗真菌薬（イトラコナゾール、ボリコナゾール、ミコナゾール）の経口薬・注射薬	なし	なし

※非弁膜症性心房細動患者に対する用法・用量
（各DOACの添付文書を基に作成）

図4
ワルファリンとアピキサバンの大出血発現率とeGFRの関係

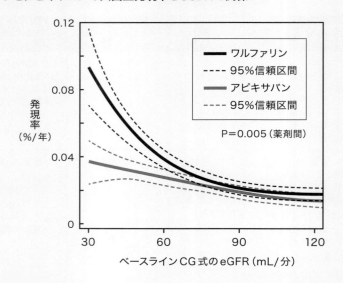

（Eur Heart J.2012;33:2821-30.より引用）

2）腸管からの排泄にはP糖蛋白やBCRPといったトランスポーターが関与している。

による肝消失、腎排泄、これらのメジャーな排泄経路に加え、腸管からも排泄されているのだ（**図5**）。この腸管排泄は他のDOACにはない排泄経路であり、腎機能や肝機能には影響されない[2]。実際、腎機能低下例や肝機能低下例において、それほど大きな変化は生じないことがエリキュースのインタビューフォームに記されている。

　これらが、僕がエリキュース錠2.5mgの処方箋を受け取ったときに、腎機能低下を疑う理由だ。

　……と、ここまではあくまで適切な用量設定がなされている場合の話。ひょっとすると、減量規定に基づかない、安易で不適切な減量もあるかもしれない。これはアピキサバンだけではなく、全てのDOACが抱える問題点の1つだろう。DOACは適切に用量設定されているかどうかが、その効果を左右する。

　さらに懸念される点がもう1つ。DOACは、大規模臨床試験の結果からしか、その効果を知ることができない薬効群であるといえる。なぜならワルファリン投与時のPT-INRのように、効果をモニタリングするバイオマーカーがないからだ。しかし、アピキサバンのARISTOTLE試験を見ると、2.5mgの症

図5
アピキサバンの吸収・代謝・排泄経路

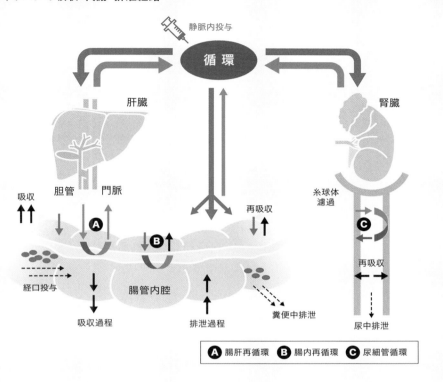

Ⓐ 腸肝再循環　Ⓑ 腸内再循環　Ⓒ 尿細管循環

（Drug Metab Dispos.2013;41:906-15.より引用、一部改変）

例数は全体の約5％にすぎず、少々心許ない。減量のエビデンスは乏しいといっていいだろう。

「なるほど、DOACは奥が深いですね。血圧とかコレステロールの薬と同じように考えない方がいいっスね」

> 新規抗凝固薬はすべてが異なる特徴（強みや弱み）を持つ。クラスエフェクトとして済まされない歴然とした差異がある[3]。

3）山下武志 著『New and New 心房細動の抗凝固療法』（メディカルサイエンス社、2014）p.5

「納豆OK」だけじゃない！
DOACの本当の利点

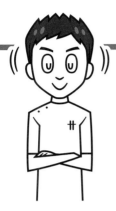

ここまで、DOAC同士の違いを見てきた。では、DOACとワルファリンの違いといえば何だろうか？

「そりゃあ、納豆が食べられるかどうかでしょう。
あとは薬価ですね」

あゆみさんは続ける。「今日もFさんがワーファリンからエリキュースに変更になって、『納豆が食べられるのはうれしいけど、高いのね〜』って驚いてましたよ。先生が説明してくれていなかったら、拒否されてたかもですね」

確かにDOACは薬価が高い（**表3**）。ワルファリンに比べて、

表3

抗凝固薬の薬価の比較（2018年7月30日現在）

商品名	単価	1日薬価※	28日分 1割負担	28日分 3割負担
ワーファリン錠1mg	9.60	28.8（3錠）	84	252
プラザキサカプセル75mg	136.40	545.6（4カプセル）	1540	4620
プラザキサカプセル110mg	239.30	478.6（2カプセル）	1344	4032
イグザレルト錠15mg	524.30	524.3（1錠）	1456	4368
イグザレルト錠10mg	368.50	368.5（1錠）	1036	3108
エリキュース錠5mg	257.20	514.4（2錠）	1428	4284
エリキュース錠2.5mg	140.80	281.6（2錠）	784	2352
リクシアナ錠60mg	545.60	545.6（1錠）	1540	4620
リクシアナ錠30mg	538.40	538.4（1錠）	1512	4536
リクシアナ錠15mg*	294.20	294.2	812	2436

単位：円　28日分の負担額は単位薬剤料（点）を用いて算出した。
※ワーファリンの1日量は1mgを3錠、DOACの1日量は非弁膜症性心房細動に対しその規格を用いる通常用量とした。
＊リクシアナからワルファリンへの切り替え時

その負担額は少なくとも10倍以上になる。経済的に服用が難しい人も多いだろう。

「私だったら、納豆を我慢するな〜。高過ぎですもん」。あゆみさんはそうつぶやきながら休憩室から出ていったかと思うと、Fさんの薬歴を持って戻ってきた。

どれどれ。Fさんは腎機能がかなり悪い。CCrは20mL/分しかないし、血圧のコントロールも苦戦している。今日の血圧は140/80mmHgもあり、降圧薬が増量されている。納豆うんぬんではなく、医師がDOACを薦めるのもうなずける。

「え、DOACを使うメリットって、納豆を食べられるようになることだけじゃないんですか？」あゆみさんの目が真ん丸だ。「Fさんに、どうしてDOACがお薦めなんですか？」

あゆみさんのように、"DOACイコール納豆OK"と真っ先に思い浮かべる薬剤師は少なくない。納豆を食べられるかどうか、好きかどうかは、確かに大事な問題ではある。しかし、よほどの納豆好き（医者がダメと言っても納豆を食べずにいられないとか）でない限り、ワルファリンかDOACかという問題において、納豆は大して重要な因子ではないのだ。

なぜFさんにDOACが薦められるのか。1つずつ見ていこう。

まず、Fさんが重度腎機能障害であるということ。これは先ほど扱った内容でもあるが、重度腎機能障害の患者にワルファリンは禁忌となっている。「あっ、そうでしたね。もう忘れてました」。あゆみさんは自分にゲンコツする。

実に腎臓専門医の80％以上がこのことを把握していないというデータもある[1]。現実には、PT-INR（プロトロンビン時間国際標準比）を測定し、出血傾向に注意しながらもワルファリンが使用されているわけだが、この点において、ワルファリンよりもアピキサバンやエドキサバンの方が安全だろうと思われる（もっとも、この2剤もCCr 15mL/分未満の患者には禁忌となっている）。

次に注意すべきは、血圧のコントロール状況だ。抗凝固療法中の血圧コントロールは重要で、2016年9月に報告された我が国のJ-RHYTHMレジストリの事後解析において、収縮期血圧136mmHg以上は、血栓塞栓症や大出血の独立した危険因子となることが報告されている[2,3]。これはワルファリンだけではなく、DOACでも同様だ。

つまり、Fさんは今、頭蓋内出血リスクの高い状態にある。

1) 日病薬誌2008;44:32-4.

2) J Am Heart Assoc. 2016;5:e004075.

3) ワルファリン服用患者では130/81mmHgを超えると頭蓋内出血のリスクが上昇するという報告もある（Stroke.2010;41:1440-4.）。

ワルファリンとDOAC全体を大まかに比べると、脳梗塞の予防効果は同等と考えてよいが、安全性の中身は随分異なる。DOACでは消化管出血が多くなるという報告はあるものの、頭蓋内出血は半減するとされる[4]。故に医師は安全性を考慮して、降圧薬の増量とともにワルファリンからDOACへの変更を試みているわけだ。

「なるほど。でも不思議なのは」。ケンシロウが質問する。「どうしてDOACは頭蓋内出血を減らすんです？」

これは誤解だ。確かに相対的にDOACはワルファリンと比べて頭蓋内出血のリスクを減らすが、DOACが頭蓋内出血のリスクそのものを減らすわけではない。話は逆で、ワルファリンが頭蓋内出血のリスクを高めているのだ。つまり、ワルファリンには頭蓋内出血を高める副作用があるのに対して、DOACにはその副作用がないと考えると分かりやすい。

「じゃあ、ワーファリンはどうして頭蓋内出血を増やしてしまうんですか？」あゆみさんは人差し指を立て、質問を重ねる。

この質問には引用で答えに代えよう[5]。

4）山下武志著『New and New 心房細動の抗凝固療法』（メディカルサイエンス社、2014）p.122

5）山下武志著『Old and New 心房細動の抗凝固療法』（メディカルサイエンス社、2012）p.106-107

凝固カスケードの活性化は、生体内では通常、組織因子から始まります。組織因子は血管内膜下にあり、内膜が損傷（血管が損傷）を受けたときにすぐにその姿を現せるようにスタンバイしています。一方、血管内を流れる血液の中には第VII因子があり、露出した組織因子がないかパトロールしています。血管・内皮が損傷を受け、内皮下の組織因子が露出すると、パトロールしている第VII因子がすぐに組織因子に結合し、凝固カスケードが開始され、止血に至るという過程が生体内に備わっている防御機構です。

組織因子の発現は、脳、心臓、肺、腎臓、脾臓、消化管、皮膚に多いことが分かります。（中略）ところで、ワルファリンは第VII因子の量を減少させる薬物でした。つまり、ワルファリンでは、パトロール隊である第VII因子の減少が、この組織因子から開始する止血機構を働きにくくさせ、これらの臓器で大出血が増加する可能性が考えられます。この中で、実際の臨床で観察されるイベントが頭蓋内出血だと思われます。

第Ⅶ因子を抑えるか否か、それが問題だ（**図6**）。

さらに、頭蓋内出血を起こしてしまった場合。ワルファリン服用中は、やはり第Ⅶ因子を抑えているために血腫拡大が起こりやすい。一方、DOACではパトロール隊の第Ⅶ因子がしっかり働いているため、血腫拡大は起こりにくいと考えられる。

DOACはワルファリンに比べ、頭蓋内出血リスクを半減させ、血腫拡大も起こしにくい。従来、抗凝固療法中に頭蓋内出血を発症すると極めて予後が不良だったことを考えると、ワルファリンとの比較におけるDOACの本当の利点、最大のメリットはこの点にあるといってもよいだろう。

「納豆だけじゃないんですね。頭蓋内出血と血腫拡大か……。なんか、DOACというよりワーファリンのことを全然知らなかったような気がします」

図6

凝固カスケードの模式図

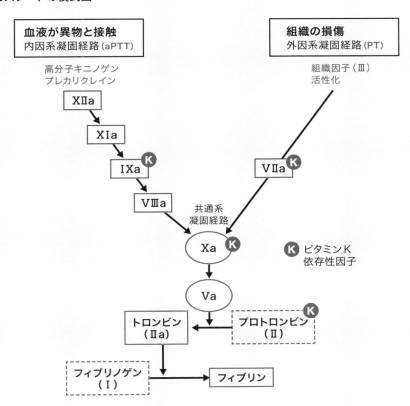

（山下武志著『Old and New 心房細動の抗凝固療法』［メディカルサイエンス社、2012］p.21より引用、一部改変）

あゆみさんは鋭い。そう、DOACを勉強して痛感するのは、今まで僕たちがいかにワルファリンというものを理解していなかったかということだ。とはいえ、現実問題、DOACを選択できるか否かの最大の要因は、患者が薬剤料を負担できるかどうかということ。従来の薬よりも利点はあるけれど、高いから飲めない──。心房細動というコモンディジーズにおいて、こういう事態が起きていることに、僕は正直、戸惑いを隠せない。

「1つ質問です」。ケンシロウは手を挙げたまま続ける。「凝固カスケードを見ると、パトロール隊の第Ⅶ因子を抑えようと抑えまいと、ワーファリンもDOACもその効果が続いている限り、止血機構そのものが働かないんじゃないですか。第Ⅶ因子の抑制うんぬんにかかわらず、トロンビンからフィブリンの重合が起こらなければ血液凝固は起こらないわけですから」

なるほど。しかし、仮にケンシロウの言う通りなら、抗凝固薬は危険極まりないだろう。いったん出血したら中和薬がないと止血できないことになるからだ。だが実際はそういうわけでもない（もちろん中和薬が必要なケースもある）。カスケードというものは、in vitroの実験結果をつなぎ合わせ、理解を助けるために作られたと考えた方がいい。1つのカスケードだけで全てを説明できるほど、生体での仕組みは単純ではない。ということで、このカスケードから脱出して考えてみよう[6]。

血栓形成のメカニズム（細胞性凝固反応）は大きく分けて、開始期、増幅期、増大期の3段階から成っている。フィブリンは、開始期に産生される初期トロンビンから形成されるわけではなく、増大期に産生される膨大なトロンビンの産生（トロンビンバースト）から形成されるのだ（**図7**）。このような複雑なことを先のカスケードでは表せていない。

ワルファリンは細胞性凝固反応の開始期の第Ⅶ因子、増幅期の第Ⅸ因子、増大期の第Ⅹ因子およびトロンビンの原料となるプロトロンビンの量を減らすことで、トロンビンバーストを防いでいる。

トロンビン阻害薬のダビガトランは初期トロンビンと増幅期にポジティブフィードバックをかけている少量のトロンビンを阻害することで、トロンビンバーストを防いでいる。一方、Xa因子はプロトロンビンをトロンビンにするだけでなく、プロトロンビナーゼ複合体を形成することで、フリーのXa因子の10〜30万倍の速度でトロンビンを産生している。つまり、

6）「カスケードからの脱出」は5月②リバロは"隔日投与"でも効く？（57ページ）でも試みている。

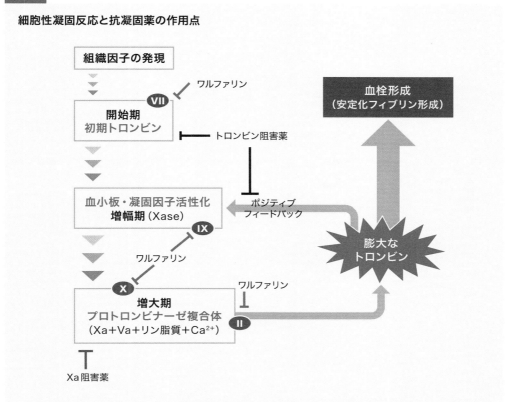

図7 細胞性凝固反応と抗凝固薬の作用点

ワルファリンは開始期の第Ⅶa因子、増幅期の第Ⅸa因子、増大期の第Xa因子およびトロンビンの原料となるプロトロンビンの量を減らすことでトロンビン産生総量を低下させる。トロンビン阻害薬は初期トロンビンおよび増幅期にフィードバックする少量のトロンビンを阻害することで増幅期を阻害し、トロンビン産生速度を遅延させる。Xa阻害薬は増大期であるプロトロンビナーゼ複合体の第Xa因子を阻害し、トロンビン産生総量および産生速度を遅延させる。

（Jpn J Electrocardiology 2014;34:149-56.より引用、一部改変）

Xa因子を阻害することでトロンビンバーストを抑えられる。すなわち、抗凝固薬は"トロンビンバースト抑制薬"といえる。

これを踏まえて、薬効と止血機構を分けて考えると分かりやすいかもしれない。例えば、Xa阻害薬の至適濃度において、総トロンビン量は約60〜95％に減少している。しかし実は、Xa阻害薬のピーク濃度においても微量のトロンビンは生産されている。つまり、生理的に必要な血小板活性化に必要な量は担保されており、血小板血栓による止血機構は働く。その際に大事な因子がパトロール隊の第Ⅶ因子であって、その存在下で止血機構は働くことになる。言葉はちょっと悪いが、ワルファリンは"ウラの顔"を持つというか、第Ⅶ因子という余計なところまで抑えてしまっているわけだ。

心房細動の治療は抗凝固薬だけでいい？

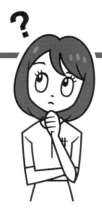

「ワーファリンの裏の顔か……」。あゆみさんは思案顔で続ける。「ワーファリンって、説明しないといけないことがいっぱいあるし、薬歴もちゃちゃっと書けちゃうから、ワーファリンを飲む理由を聞き忘れちゃうことがあるんですよね」

それのどこが裏の顔なの、と突っ込もうとしたが、断念せざるを得なかった。あゆみさんは思い当たる患者の薬歴を取りに薬歴棚の方に行ってしまうし、ケンシロウはケンシロウで、オレもそれよくあるんッスよ、とあゆみさんの意見に同調する始末だ。

休憩室の窓から見える空にはいつの間にか灰色の分厚い雲が広がっていて、10月だというのに夕立でも来そうな、重苦しく透明感のないものに変わっていた。それは僕の心情を代弁しているかのようだった。

戻ってきたあゆみさんは、薬歴を僕に差し出すと同時に頭を抱える。そこに書かれている処方は、ワルファリンのみというシンプルなものだった。「なんでワーファリンを飲み始めることになったのか、肝心なところを聞き忘れました……」と、あゆみさんはボールペンを持ったままがっくりとうなだれる。

75歳の男性Mさん。高血圧にて通院中。本日よりワルファリン開始。薬歴には、「S：納豆食べたらダメってね？　めったに食べることはないけど、禁止されるとね」とあり、「O：」は空欄のままだった。ボールペンを持っているところを見ると、なんとか取り繕おうとしたのかもしれない。が、作文はダメだぞ。

「定型文で書こうと思ったら、ワーファリンはさくっと書けるんですよ。Oはワーファリン、Aは初回服薬指導、Pで納豆とか出血傾向とか……」

心房細動じゃないの？　65歳以上の20人に1人は心房細

動っていうからね、と僕が事も無げに答えると、あゆみさんはさも納得がいかないといった表情で、こう反論した。

「プラザキサなら適応が心房細動しかないですけど。それに、レートコントロールやリズムコントロールもなくて、ワーファリンだけでいいんですか？」

なるほど、あゆみさんの頭の中では、心房細動のコントロールは1階がレートコントロール（心拍数維持）orリズムコントロール（洞調律維持）、2階が抗凝固療法という、2階建て構造になっているわけだ。だが残念ながら、それは全くの逆。基本的には、器質的心疾患がない心房細動においては、まず抗凝固療法があって、必要に応じて不整脈へのアプローチが行われるのだ。

そもそも、心房細動における不整脈それ自体は良性のものであり、守るべきは心臓ではなく脳。心原性の脳梗塞から脳を守る。だから、心房細動でまず考えるべきは抗凝固療法だ。

また、心房細動患者におけるレートコントロールとリズムコントロールの有効性を比較したAFFIRM試験によると、いずれの治療法でも生命予後に差は生じなかった。そこで、レートコントロールで十分と普通は考えるわけだが、そもそもレートが遅いが故に無自覚な場合も多い。だから、頻拍傾向のない無自覚性の心房細動に対して、ワルファリンだけ、DOACだけというのは十分に考えられるのだ。

「そうなんスね。でも、そうなると不思議なのは、発作性心房細動に対してワーファリンやDOACが出なくて、抗不整脈薬だけ頓服で出るケースもありますよね。あれは、脳梗塞を起こしたりしないんスか？」

まず、持続性心房細動の方が発作性心房細動よりも脳梗塞を起こしやすいのかというと、そうではない。実は発作性も持続性も、脳梗塞の発症頻度は変わらない。

心房細動による脳梗塞のリスクを測るものは、心房細動の持続時間ではない。リスクのモノサシになるのは、$CHADS_2$（チャッズ・ツー）スコアだ（表4）。

実際、$CHADS_2$スコアが高いほど、脳梗塞の年間発症率が上昇することが示されている（図8）。日本循環器学会などから成る合同研究班による『心房細動治療（薬物）ガイドライン（2013年改訂版）』においても、非弁膜症性心房細動に対し

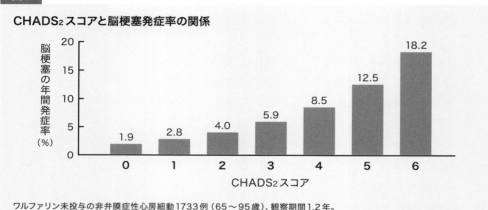

表4 CHADS₂スコア

C	Congestive heart failure/LV dysfunction：心不全、左室機能不全	1点
H	Hypertension：高血圧症	1点
A	Age≧75y：年齢75歳以上	1点
D	Diabetes mellitus：糖尿病	1点
S	Stroke/TIA：脳梗塞、一過性脳虚血発作の既往	2点

図8 CHADS₂スコアと脳梗塞発症率の関係

ワルファリン未投与の非弁膜症性心房細動1733例（65～95歳）、観察期間1.2年。
（JAMA. 2001; 285:2864-70.を基に作成）

ては、CHADS₂スコアを用いて脳梗塞リスクを評価した上で、適切な抗血栓療法を選択するよう推奨している（図9）。

ここにもワルファリンとDOACの違いが表れる。

DOACはCHADS₂スコアが1点から推奨されているのに対して、ワルファリンは2点以上。CHADS₂スコア1点の場合、ワルファリンは、大出血や頭蓋内出血のリスクと脳梗塞予防効果のベネフィットが拮抗するために「考慮可」となっている。一方、DOACはワルファリンと比較して、脳梗塞予防効果は同等かそれ以上、かつ大出血は同等かそれ以下、さらに頭蓋内出血は大幅に低下し血腫拡大は起こりにくい[1]。

そのためガイドラインでは、同じ推奨レベルの場合はまずDOACを考慮するように勧めているし、CHADS₂スコア1点の場合もダビガトランとアピキサバンは「推奨」となっている（リ

1）247ページ参照

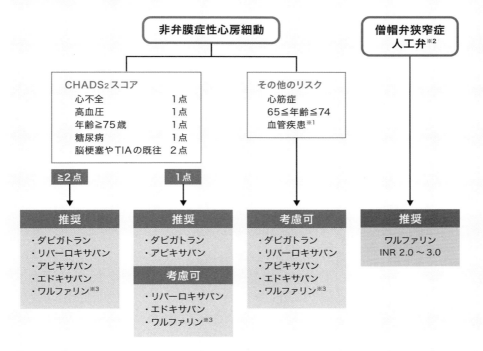

図9

心房細動における抗血栓療法

同等レベルの適応がある場合、DOACがワルファリンよりも望ましい。
※1 血管疾患とは心筋梗塞の既往、大動脈プラーク、および末梢動脈疾患などを指す。
※2 人工弁は機械弁、生体弁をともに含む。
※3 70歳未満 INR 2.0〜3.0、70歳以上 INR 1.6〜2.6

（『心房細動治療（薬物）ガイドライン（2013年改訂版）』より引用）

バーロキサバンとエドキサバンでは第Ⅲ相試験にCHADS$_2$スコア1点の症例が対象に含まれていなかったために「考慮可」となっている）。

しかし、ガイドライン通りにワルファリンからDOACへの切り替えが行われたりしたら、処方箋単価はフェニトインの血中濃度のごとく上昇していくことになるだろう。

また、CHADS$_2$スコアに示された因子が、心房細動の持続時間よりも影響力を持つ理由として、興味深い記述がある[2]。

> この不思議な理由の背景には何があるかというと、時間よりももっと影響力の大きい因子が関与している、ということです。それがCHADS$_2$なんですね。CHADS$_2$が表しているファクターというのは主に内皮機能の問題なので

2) 三田村秀雄編著『心房細動クルズス』（メディカルサイエンス社、2013）p.44

> す。CHADS₂スコアが高いということは血栓を作りやすい病的な内皮機能になっているということです。そこに心房細動が加わると時間が短くても一気に血栓ができる。内皮機能の良い人は心房細動になってもすぐに血栓はできない。多分そういうことがあるのだと思います。ですからCHADS₂スコアを見ることがとても重要です。これによって脳卒中の年間発症率を予測できるので便利です。

あゆみさんやケンシロウが疑問に思った、抗凝固薬を必要としない心房細動というのは、pill in the pocket（例えばサンリズム［ピルシカイニド塩酸塩水和物］100mgを一度に服用する）のようなケースだろう。これには器質的心疾患がなく、発作直後（48時間以内）という前提条件がある[3]。

つまり、器質的心疾患がない発作性心房細動で、発作直後（48時間以内）で、CHADS₂スコアが0点かつ「その他のリスク」のない症例ならば、血栓リスクは低い＝抗凝固療法を必要としていないわけだ。CHADS₂スコアが0点とは、内皮機能に問題がなく、すぐには血栓を生じにくいことを表している。具体的には生活習慣病のない若い人といったところだろう。

「CHADS₂スコアってそういう意味だったんですね。確かに抗不整脈薬を頓服している人って、若い方が多いですよね。なんか一気に分かってきました。もっと頑張って力を付けなきゃ！」

目をキラキラさせて答えるあゆみさん。彼女が欲している力とはどんなものなのだろうか。僕は再び、あの厚く重い透明感のない空を眺めながら、先日、出張先で読んだ小説の一節を思い出していた。

> 霧のなかで自分の視力はどこまで届くのだろうか、と彼は独語する。まったく届かなくても、かまいはしない。いま切実に欲しいと彼が念じているのは、闇の先を切り裂いてあたらしい光を浴びるような力ではなく、「ぼんやりと形にならないものを、不明瞭なまま見つづける力」なのだから。
> ── 堀江敏幸著『河岸忘日抄』（新潮文庫、2008）p.105

3）三田村秀雄編著『心房細動クルズス』（メディカルサイエンス社、2013）p.102

Column

パラメータが意味するもの

　薬物動態学とは、薬剤の血中濃度を指標として、体内での薬の動きを捉える学問だ。まず覚えておきたいのが、血中濃度（C）と体内に入った薬剤の量（X）の関係だ。

　$X = Vd \cdot C$

　と、ここで唐突に分布容積（Vd）が登場する。実はこれ、比例定数なのだ。体内に入った薬剤の量と血中濃度は比例するので、当然そうなる。初回投与量（X_0）を用いて表す。

　$Vd = X_0/C_0$

　Vdとは、薬剤が見掛け上、血中濃度と等しい濃度で均一に分布するような体液の容積、すなわち分布する場所の大きさを表している。例えば、体重60kgの僕がアジスロマイシン水和物（商品名ジスロマック他）を服用すると、そのVdは1998L（33.3L/kg）にもなる。レボフロキサシン水和物（クラビット他）なら66L（1.1L/kg）。Vdは薬剤固有の値を示す。
　つまり、Vdは体内の薬剤量と血中濃度を結び付ける換算定数であり、薬剤の組織移行性を表すパラメータなのだ。脂溶性の高い薬剤は組織に移行しやすいため、Vdは大きくなる。またVd＝X_0/C_0だから、そうした薬剤の血中濃度は低くなる。
　また、Vdと単回投与時の最高血中濃度（Cmax）から初回投与量を求めることができる。

　$Cmax = F \cdot S \cdot Dose/Vd$
　（F：バイオアベイラビリティ、S：塩係数、Dose：投与量）

こういった式を用いて、実際に計算をする。保険薬局に勤務しているとそんな場面は少ないかもしれない。しかし、知っておけば推測できるようになり、センスが培われる。

ここで、薬剤の極性の違いに基づく薬物動態の一般的な特徴を並べてみる。

まず、極性が高い水溶性薬剤。これはそもそも代謝される必要がなく、腎臓から排泄されることで消失する。また、代謝を受けにくいということは、用量の個人差が少ない[1]。水溶性薬剤のバイオアベイラビリティ（BA）が低ければ、それは消化管吸収されにくいことを意味し、取り込まれた薬剤も組織移行性が低いためにVdは小さい。よってCmaxは大きくなる。一般的に蛋白結合率（PBR）は低い。

一方、極性の低い脂溶性薬剤は、極性を高めるために代謝を受ける必要があり、肝代謝により消失する（もしくは活性代謝物に変換される）。必然的に相互作用は多くなり、CYPの遺伝子多型や加齢の影響などで、用量の個人差が大きくなる。BAが低ければ、それは初回通過効果が大きいと考えられる。また、脂溶性薬剤は組織移行性が高いためにVdは大きくなる。よってCmaxは小さくなる[2]。一般的にPBRは高い。

もちろん例外はある。例えば、ジゴキシン（ジゴシン他）は極性化合物で腎排泄型だが、Vdは5〜8L/kgと大きい。これは移行した組織への親和性が高いためだろう。心筋内の濃度は血中濃度の20〜60倍にもなる（図S1）。脂溶性薬剤のワルファリンはPBRが高く、蛋白にトラップされて血管外に出ることができないためにそのVdは小さい。

このジゴキシンやワルファリン、そしてVdが15.0L/kgもあるアミトリプチリン塩酸塩（トリプタノール他）といった薬剤は透析で除去できない（もっとも、ワルファリンには拮抗薬があるため、そもそも血液浄化法の適応ではない）。

ちなみに、アマンタジン塩酸塩（シンメトレル他：Vd5〜10L/kg）とシベンゾリンコハク酸塩（シベノール他：Vd6〜7L/kg）もジゴキシンと同様、Vdが大きいために透析では除去されない。こういったVdの大きな腎排泄型薬剤の中毒時には対症療法しか打つ手がない。薬剤が透析で除去できるかど

1）例えば、CYPの活性は加齢に伴い低下するし、遺伝子多型の問題もある。

2）脂溶性薬物の血中濃度の問題はCYPやP-gpが関わる相互作用にも関係してくる。例えば、ジゴキシンとP-gp阻害薬の併用では、P-gp阻害薬の血中濃度が高いほど相互作用が強く表れる（103ページ表6参照）。

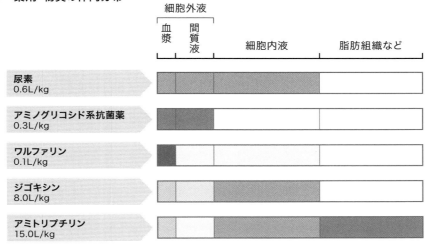

図S1 薬剤・物質の体内分布

濃色部分には薬物が高濃度で分布しており、薄い部分ほど薬物濃度が低いことを表す。尿素は水溶性だが分子量60と小さいため、細胞膜を自由に通過でき、細胞内液、細胞外液を加えた体の総水分量、つまり体重の60％に均等に分布するため分布容積は0.6L/kgとなる（このため、体内水分量のことをurea spaceと呼ぶ）。

（平田純生、和泉智、古久保拓編著『透析患者への投薬ガイドブック 改訂2版』[じほう、2009] p.13 より引用）

うかは、PBRとVdから判断できる。

① PBR90％以上は除去できない。80％未満であれば除去できる。
② Vdが2L/kg以上あると除去できない。
③ PBR80〜90％、かつVd 1〜2L/kgだと除去できない。

クリアランス（CL）とは単位時間当たり（mL/分など）に薬剤を消失させる能力のこと。CLの変動要因は、肝機能、腎機能、心機能、併用薬、血清アルブミン濃度、年齢、体重などたくさんある。本編で解説したように、CLが定常状態の平均血中濃度（Css）を規定し、Vdが定常状態のピークとトラフの振れ幅を規定している。Vdが大きくなれば半減期は延長し、連続投与によって血中濃度の振れ幅が小さくなる。またCLが大きくなれば半減期は短縮し、連続投与によってCssが低下する。これらを理解しておくと、VdとCLから、血中濃度の推移がイメージできる[3]。そう、そもそも薬物動態学とは血中濃度を指標として、体内での薬の動きを捉える学問なのだから。

3) ピークとトラフの振れ幅については234ページ図2参照。

$Kel = CL/Vd$
$t_{1/2} = \ln 2 / Kel$
$\phantom{t_{1/2}} = 0.693 / Kel$
$\phantom{t_{1/2}} = 0.693 \times Vd / CL$
$Css = (Dose \times F \times 係数) / CL_{tot}$

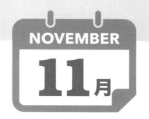

新旧PPIの比較から見えてくること

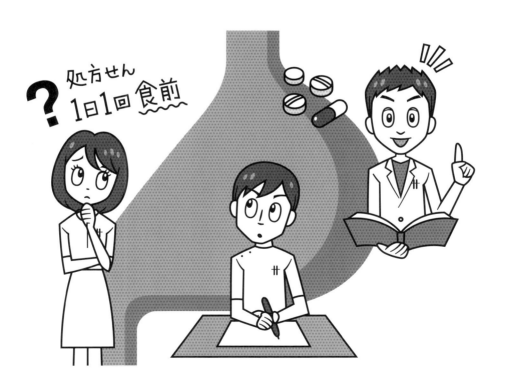

1

"PPI抵抗性GERD"には こう対処！

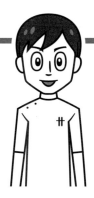

　11月某日。晴れ時々曇り、19℃。日中はそうでもないが、朝晩はめっきり寒くなった。僕は早速、クリーニングから仕上がったばかりの長袖の白衣に袖を通した。急性疾患の患者さんも一気に増えている。僕らも体調管理に気をつけないと。

　閉局時間を30分過ぎたところで、ようやく薬局は落ち着きを取り戻す。バタバタしていたせいだろう、僕は少し汗をかいていた。薬局を閉める前に、窓を開けて空気を入れ替える。

　「気持ちいいッスね」。ケンシロウは半袖の白衣のままだ。「ユウさん、長袖まだ早いんじゃないですか」

　「病院閉まったみたいですよ」。あゆみさんが薬局玄関の鍵を閉め、ブラインドを下ろす。「そういえばユウさん、新しくいらっしゃった消化器のK先生に会いましたか？」

　あゆみさんに聞かれて、僕は先月から近隣病院に赴任した消化器内科のK先生にまだ挨拶していないことを思い出した。

　「K先生、PPIの使い方が独特なんですよね。食前だったり食後だったり、1×だったり2×だったり。一度、疑義掛けたんですけど、『そのままで』って言われてしまって」

　なるほど。新しいドクターはかなり勉強しているようだ。早いところ挨拶に行かなくては――。僕が真顔で黙っているのを見て、あゆみさんは取り繕うように慌てて語を継いだ。

「やっぱり、PPIは用法にもちゃんと
　意味があるんですよね。変更か増量か、
　くらいだと思ってましたけど」

　高齢社会の到来に加え、食生活の欧米化に伴う肥満の増加、そして、ヘリコバクター・ピロリ菌（*H.pylori*）の感染率の低下などを背景に、胃食道逆流症/逆流性食道炎（GERD）の

有病率は増加の一途をたどっている。今後ますますプロトンポンプ阻害薬（PPI）の使用量は増えていくだろう。ちょうど良い機会だ。今日のソクラテス会はPPIをテーマに取り上げることにしよう。

薬局の片付けを終え、休憩室に移動した僕らは、いつものように勉強会の準備を整える。テーブルの真ん中は今日もスナック菓子が占拠している。僕は熱いコーヒーを一口すすり、今日のソクラテス会をスタートさせた。

＊　　＊　　＊

まず、PPIの用法・用量を整理しよう。PPIは2つの世代に分類できる（表1）。オメプラゾール（商品名オメプラゾン、オメプラール他）とランソプラゾール（タケプロン他）は第1世代。ラベプラゾールナトリウム（パリエット他）とエソメプラゾールマグネシウム水和物（ネキシウム）は第2世代。

第1世代と第2世代の違いはどこにあるのか。1つは、CYP2C19遺伝子多型の影響の受けやすさだ。第2世代は第1世代に比べて、遺伝子多型による影響が少ない。第1世代PPIで症状の改善が見られない場合、患者はCYP2C19活性の高いhomo EM[1]である可能性が高い。その場合は、第2世代に変更してみるのが常套手段だ。

加えて、第2世代の中でラベプラゾールだけは、逆流性食道炎の治療で効果不十分な場合に、1日2回の用法でさらに8週間の投与が可能だ。

「そこまでは私も分かります。今までにもそういう処方変更

1) 日本人の約35％が、このhomo EM（homozygous extensive metabolizer）で、約20％がPM（poor metabolizer）、残りがhetero EMといわれている。

表1

GERDおよびNERDに対する各PPIの用法・用量（維持療法を除く）

	一般名	主な商品名	逆流性食道炎（GERD）		NERD
			通常用量 （8週間まで） 1日1回	効果不十分の場合 （さらに8週間） 1日2回	通常用量 （4週間まで） 1日1回
第1世代	オメプラゾール	オメプラゾン、オメプラール	20mg/回	なし	10mg/回
	ランソプラゾール	タケプロン	30mg/回	なし	15mg/回
第2世代	ラベプラゾール	パリエット	10～20mg/回	10～20mg/回	10mg/回
	エソメプラゾール	ネキシウム	20mg/回	なし	10mg/回

NERD：非びらん性胃食道逆流症

はよくありましたから」とあゆみさん。

「でも、新しい先生の処方は、食前服用の
　指示があったり、1日量は変わらないままで
　投与回数が1日2回になったりしているので、
　ちょっと面食らってしまって」

あゆみさんの疑問に順に答えていこう。

まずは投与回数について。前述のように（厳密にはラベプラゾール以外は適応外処方になってしまうが）、PPIが効果不十分のときに、1日2回にするのは有効だ。実際、同じ1日量でも投与回数を増やした方が、酸分泌抑制効果は高くなることが報告されている。これは、新たにできたプロトンポンプを阻害するためと考えられている。

「そうなんですか。そういえば、ピロリ除菌の場合はどれも1日2回ですね。じゃあ、残るは食前の謎ですか」

あゆみさんは"謎"と表現したが、そもそもこれは彼女の思い込みにすぎない。PPIの添付文書には、「1日1回投与する」とだけ書かれており、食前とも食後とも明記されていない。しかしながら、日本におけるPPIの処方は「1日1回朝食後」の指示が圧倒的に多いのが現状だ。生活習慣病薬の多くは1日1回朝食後の処方であることから、服用時点をそろえることでアドヒアランスを向上させる狙いだと思われる。

もっとも、食後だろうと食前だろうと、効果が得られれば問題はない。問題となるのはPPI抵抗性GERDの場合だ。効果不十分な場合の策として、これまで見てきたように、第2世代に変更する、1日2回に分けて投与するほか、食前30～60分の服用を試みるというのも1つの手立てとなる。

なぜ食前が有効なのか。これを理解するためには、胃酸分泌機序とPPIの動態を押さえておく必要がある。

まず、ターゲットとなるプロトンポンプ。これは胃の壁細胞に特異的に発現している（図1）。そして壁細胞は、酸分泌の休止期と分泌期では大きな構造変化を起こしている。休止期にはプロトンポンプの大部分が管状小胞にあり、PPIが届きにくくなっている。

つまり、食べ物などの刺激によってプロトンポンプが分泌細管の膜状に移動している分泌期でなければ、PPIは効率良くアタックできないわけだ。

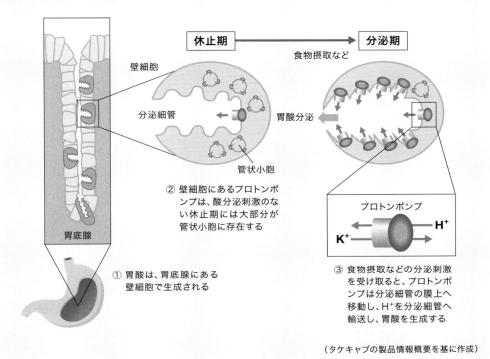

図1 胃酸分泌機序のイメージ

① 胃酸は、胃底腺にある壁細胞で生成される

② 壁細胞にあるプロトンポンプは、酸分泌刺激のない休止期には大部分が管状小胞に存在する

③ 食物摂取などの分泌刺激を受け取ると、プロトンポンプは分泌細管の膜上へ移動し、H^+を分泌細管へ輸送し、胃酸を生成する

（タケキャブの製品情報概要を基に作成）

次にPPIサイドから考えてみよう。そもそも、PPIはどうやって壁細胞までたどり着くのか。

PPIは全て腸溶製剤であることから明らかなように、同薬は腸粘膜から吸収され、門脈を通過し肝臓へと運ばれる（この時、代謝酵素の影響を受けることになる）。そして血流に乗って、胃の壁細胞に届く。ここでPPIが活性化するためには、分泌細管内に高濃度のH^+が存在している必要がある[2]。つまり、壁細胞が分泌期の状態であるとベストなのだ。

PPIは立ち上がりに空腹時で2時間ほど要することを考えると、経口摂取したPPIが壁細胞まで運ばれ、効率良く活性化されるためには、食前の服用は理にかなっている。

以上のことから、食前30〜60分という用法は、分泌期のプロトンポンプに活性化したPPIがアタックする上で理想的といえる。

従って、朝食をほとんど取らない場合の朝の服用や就寝前

2）PPIは、それ自体は阻害作用を持たないプロドラッグだが、弱塩基性物質のため、生体内で唯一強酸性環境にある胃腺の壁細胞の酸分泌側管腔に高濃度に蓄積し、活性化（プロトネーション）を受けてSH基修飾能を持つスルフェナミド体に変化する。このスルフェナミド体がプロトンポンプを不可逆的に阻害する（クリニシアン 1998;470:402-3.）。

の服用というのは、胃酸分泌の休止期にPPIを服用することになり、十分な効果が得られない恐れがある。効果不十分の場合、ただPPIを飲んでいるかどうかではなく、服用状況の確認と改善指導が重要となる。

「あ、そういえば就寝前に飲んでいる患者さんがいたと思います。どなただっけ。H_2ブロッカーの就寝前服用が結構あるから、その習慣のまま……」と、あゆみさんの視線が宙をさまよう。

確かにそういう人もいるだろう。効果不十分のケースに関しては、PPIの就寝前投与は避けた方がよさそうだ。

繰り返しになるが、食後や就寝前服用でも症状がうまくコントロールできているのなら、それはそれで問題ない。問題なのは"PPI抵抗性GERD"の場合だ。

最後に、「PPI抵抗性GERD症例におけるPPI投与法の工夫」をまとめよう[3]。

3) 参考：医学と薬学 2014;71:553-61.

PPI抵抗性GERD症例におけるPPI投与法の工夫

1. 服薬アドヒアランスの確認（指示通りに服用しているか）
2. 第2世代PPI（ラベプラゾール、エソメプラゾール）への切り替え
3. 1日1回食前30〜60分に服用（夕食前）
4. 標準量を1日2回（朝食前・夕食前）投与※
5. 倍量を1日2回（朝食前・夕食前）投与※

※4・5の投与が保険適用されているPPIはラベプラゾールのみ

「あれ？ そういえば、何年か前にネキシウムも1日2回投与の追加申請をしてましたよね。もう承認されたんでしたっけ？」と、ケンシロウは質問するや否や、既にタブレット端末で調べている。「ありました、2014年10月31日ですね。もうとっくに通っていいはずッスよね。でも、承認されたっていう記事は見当たらないな……」

追加の承認申請がいまだに通っていない経緯は不明だが、通っていれば今ごろ、「第2世代PPIは効果不十分時に1日2回の用法でさらに継続投与できる」と言えたのに、ちょっぴり残念だ。

そんなことよりもこの情報には続きがある。いや、新情報による訂正といってもいい。PPI投与の最適化の条件に当てはまらない既存PPIがあったのだ。

❷ PPIの食前投与 vs 食後投与、どちらが有効？

欧米において、PPIの服用タイミングといえば食前投与が一般的だ。対して日本では、前述の通り、食後投与が圧倒的に多い（もちろん、効いていれば問題はない）。この実情を鑑みて、日本人においてPPIは本当に食前投与がよいのかどうかを確かめた試験が行われ、その結果が2015年12月にパブリッシュされている[1]。

1) Digestion.2015; 93:107-16.

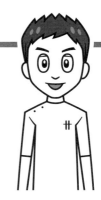

対象はピロリ菌陰性の健康成人15人（homo EM：2人、hetero EM：11人、PM：2人）。少なくとも1週間の休薬期間を設け、次の5-wayクロスオーバー試験を無作為の順序で実施し、それぞれ投与7日目の胃内pHを測定している。

① プラセボ　朝食前30分の投与
② エソメプラゾール20mg　朝食前30分の投与
③ エソメプラゾール20mg　朝食後30分の投与
④ ラベプラゾール10mg　朝食前30分の投与
⑤ ラベプラゾール10mg　朝食後30分の投与

結果は**表2**のようになった。有意差があったのは、以下の3つだ。

a：日中のエソメプラゾールの食前投与 vs 食後投与（pH＞4 HTR）
b：日中の食前投与におけるエソメプラゾール20mg vs ラベプラゾール10mg（pH＞3 HTR）
c：夜間の食後投与におけるエソメプラゾール20mg vs ラベプラゾール10mg

食事の前後において、PPIの効果に差があるかどうかを確認するためには、表2の網掛け部分の数字を見てほしい。エソ

表2

各レジメンにおける胃内pH

		①プラセボ	エソメプラゾール		ラベプラゾール	
			②食前	③食後	④食前	⑤食後
pH中央値						
	24時間	1.2 (1-1.7)	4.2 (2-7.1)	3.5 (0.7-7.1)	3.8 (1.5-6.1)	3.8 (1.3-7.2)
	日中	1.4 (1.1-1.8)	4.9 (2.9-7.2)	4.1 (0.6-6.8)	4.3 (1.7-6.4)	4.2 (1.5-7.3)
	夜間	1.0 (0.8-2.0)	2.8 (1.2-7.2)	2.3 (0.8-7.8)[c]	2.3 (0.9-4.1)	3.2 (1.1-6.4)[c]
pH＞4 HTR						
	24時間	9.8 (1.7-22.1)	54.4 (33.1-99.9)	45.3 (1.6-100)	44.6 (25-70.1)	49.2 (10.4-100)
	日中	13.4 (1.9-28.6)	66.5 (40.3-99.9)[a]	51.4 (2-100)[a]	54.1 (2.9-81.9)	52.4 (15-99.9)
	夜間	0 (0-22.4)	27.0 (1.4-100)	24.4 (0.5-100)	28.7 (0-50.8)	44.5 (0-100)
pH＞3 HTR						
	24時間	14.3 (4.5-31.4)	65.4 (41.7-100)	57.9 (7.9-100)	56.2 (32.9-80.7)	59.3 (13.5-100)
	日中	19.2 (4.4-31.7)	76.0 (49.4-99.9)[b]	64.1 (4.3-100)	64.4 (28.6-88.1)[b]	62.7 (19.3-100)
	夜間	0.2 (0-39.2)	43.1 (6-100)	33.7 (11.8-100)	37.8 (0.1-72.3)	52.3 (0.2-100)

日中6:30～22:30、夜間22:30～6:30
HTR：holding time ratio、pH＞4またはpH＞3に保たれている時間の割合（％）

（Digestion.2015;93:107-16.より引用、一部改変）

2）原著論文には、さらに胃内pHの日内推移を示したグラフも載っている。ラベプラゾールでは食前投与と食後投与のグラフがほぼ重なっているのに対し、エソメプラゾールでは食前投与の方が日中のpHの低下を抑えていた。

3）Eur J Gastroenterol Hepatol. 2001;13:S35-41.

メプラゾールでは食前投与の方が効果が高い。このことから、PPI抵抗性GERDへの対策として期待できる。一方のラベプラゾールでは、食前投与でも食後投与でもその効果に大差がないことが分かる[2]。

では、なぜラベプラゾールの食前投与は、理論通りに胃酸抑制効果が増強されなかったのだろうか。その理由としてpKa（酸解離定数：プロドラッグの数とプロネーションを受けた活性体の数が同じになるpH）の違いが考えられている。

PPIは食事による胃酸分泌によって活性化される。ラベプラゾールはpKa＝5であるのに対し、他のPPIはpKa≦4[3]。つまり、エソメプラゾールは分泌期（プロトンポンプ活性のピーク）のタイミングに合わせて活性化するよう早く飲んだ方が効果的であるのに対し、ラベプラゾールは弱い酸（プロトンポンプ活性のピークではない）状態でも十分な活性体を作ることができる。だから最適なタイミングでなくとも大丈夫。そういうことなのかもしれない。

「パリエットは食前でも食後でも効果に差はないってこと、覚えておきます！」ケンシロウが元気良くまとめた。

　日本では多くのPPI服用患者が食後投与である現状を考えると、ラベプラゾールは日本人に適したPPIといえるだろう。また、エソメプラゾール20mgはラベプラゾール10mgとほぼ同等の効果を示すが、エソメプラゾールは用法を食後から食前に変えることで、さらに効果がアップする、ともいえる。表現次第で印象が随分変わるものだ。

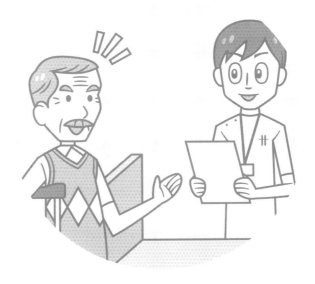

③ タケキャブと既存PPIはどう違う？

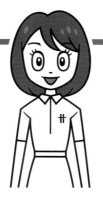

「そういえば！」あゆみさんが思い出したように口を開く。「K先生が赴任してから起こった変化といえば、ランサップ、動かなくなりましたね」

言われてみれば、確かにそうだ。これまで当薬局では、ピロリ除菌に対するパック製剤としてランサップ（一般名ランソプラゾール・アモキシシリン水和物・クラリスロマイシン）が出ていたが、今や、ランソプラゾールの代わりにタケキャブ（ボノプラザンフマル酸塩）を用いたボノサップに切り替わりつつある。

「除菌率が圧倒的だからね、コイツは」。なぜかケンシロウが自信満々に説明する。「一次除菌の成功率は、どのPPIを使っても70%台っていうから、てっきりクラリスロマイシンの

図2

ボノプラザンまたはランソプラゾールを用いた3剤併用療法による一次除菌率の比較

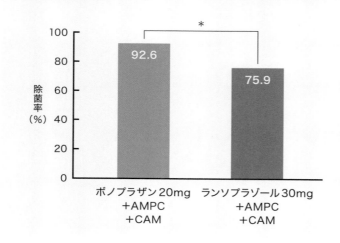

ピロリ菌陽性の胃潰瘍または十二指腸潰瘍瘢痕患者を対象に、ボノプラザン20mg（n＝324）またはランソプラゾール30mg（n＝320）、アモキシシリン水和物（AMPC）750mg（力価）およびクラリスロマイシン（CAM）200mgまたは400mgの3剤を1日2回7日間経口投与した二重盲検比較試験の結果、ランソプラゾール使用群に対するボノプラザン使用群の非劣性が認められた（*：$p<0.0001$）。
（タケキャブのインタビューフォームを基に作成）

耐性だけが問題だと思っていたんだけど、酸分泌抑制の方も成功率と関係があるみたいだね」(**図2**)。

「クラリスロマイシン耐性株にも、以前のレシピよりタケキャブの方が効くんですよね?」と質問しつつ、あゆみさんは腰を上げ、僕らにコーヒーのお代わりを用意する。

程なくしてあゆみさんは、コーヒーとともにどこかから引っ張り出してきたクッキーの箱を持って戻ってきた。「クラリスロマイシン耐性株の場合でも除菌率82%だ。すごい!」と、クッキーを頬張りながら資料を見ていたあゆみさんが声を上げる(**図3**)。「それにしても、クラリスロマイシン耐性株の人の除菌成功率って、ランソプラゾールではこんなに低いんですね」

すると、ケンシロウがすかさず質問を重ねてきた。

> 「**ユウさん。そもそも、どうしてピロリ除菌の時に胃酸を抑えておく必要があるんですか?**」

やれやれ。それくらいは知っているものだと思っていた。

アモキシシリンやクラリスロマイシンは、ピロリ菌の増殖期に作用する。そして、ピロリ菌はpH≦5.0では、ほとんど増殖しなくなる。つまり、ピロリ除菌に必要な酸分泌抑制レベルはpH>5となる。

さらに、アモキシシリンやクラリスロマイシンの抗菌力は、pH7.2の中性条件に比べてpH5.5の酸性条件下で低下するこ

図3

クラリスロマイシン耐性株を有する患者における一次除菌率の比較

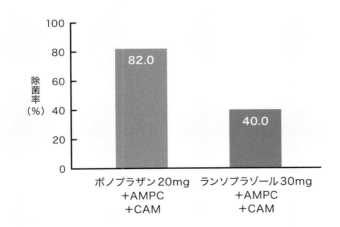

CAM耐性株(CAM最小発育阻止濃度1μg/mL以上のピロリ菌株)を有する患者において同様のレジメンで治療を行った結果、投与終了4週間後の除菌率はボノプラザン使用群(n=100)で82.0%、ランソプラゾール使用群(n=115)で40.0%だった。
(タケキャブの製品情報概要を基に作成)

とが分かっている[1]。つまり、胃内のpHを高く保ち抗菌薬の活性低下を防ぐことが重要であり、ボノプラザンの強力かつ持続的な酸分泌抑制作用が、クラリスロマイシン耐性株においても、その除菌率を高めているわけだ。

ちなみに、既存のPPIの反復投与でのpH＞4 HTR（胃内pH＞4に保たれている時間の割合）は、ランソプラゾール30mgで55.1±14.4％、エソメプラゾール20mgで56.3±7.4％、ラベプラゾール10mgで51.2±13.1％、オメプラゾール20mgで48.7±20.5％[2]であるのに対し、ボノプラザン20mgのpH≧4 HTRは83.4％[3]にも上る。

これらの数字は、＞（より大きい）と≧（以上）の違いがあり、単純には比較できない。ただ、ボノプラザンの同試験のpH≧5 HTRのデータ（20mgの反復投与）は73.2±18.9％であり、やはり既存PPIに比べ胃内pHを高く保てている。

「なるほど」。猫舌のケンシロウはコーヒーの香りをかぎながら質問する。「じゃあ、胃潰瘍や逆流性食道炎の場合のpHレベルも分かってるんですか？」

胃潰瘍に関しては程度にもよるようだが、十二指腸潰瘍を3〜4週で治癒させるために必要な酸分泌抑制レベルは、pH＞3（HTR75〜83％）と報告されている[4]。だから、H₂ブロッカーでも治療できるわけだ（おまけにH₂ブロッカーは効果発現も早い。ただし連用で効果減弱との報告もある）。

一方、逆流性食道炎を8週間で治癒させるためには、pH＞4（HTR83〜92％）と、消化性潰瘍よりも強力な酸分泌抑制が必要になる[5]。逆流性食道炎の治療において、H₂ブロッカーよりもPPIが多く使われている理由はここにあるのだろう。幾つかの診療指針にも次のように記載されている。

- *H. pylori* 除菌治療によらない消化性潰瘍の治療では、PPIを第一選択薬とする。PPIを投与できない場合は、H₂ブロッカーを優先する[6]。
- GERD治療の第一選択薬はPPIである。H₂ブロッカーはPPI抵抗性GERDの補助療法として用いられることが多い[7]。

ついでにもう1つ。ボノプラザンの除菌率が高い理由は、その酸分泌抑制効果の強さだけではなく、「効果発現の早さ」にもある。

---

1) J Antimicrob Chemother. 1994;34:1025-9.

2) Eur J Clin Pharmacol. 2009; 65:19-31.
3) タケキャブの国内第I相反復投与試験

4) Gastroenterol.1990; 99:345-51.

5) Arch Intern Med.1999;159:649-57.

6) 日経メディカルOnline「疾患解説 for GP：胃潰瘍・十二指腸潰瘍」（2015年2月6日）監修者：兵庫医科大学内科学講座消化管科の三輪洋人氏教授、7)とも

7) 日経メディカルOnline「ガイドライン外来診療2009：胃食道逆流症」

表3

既存のPPIの弱点

- 最大効果発現まで数日かかる
- 夜間の酸分泌を十分に抑制できない
- 酸に不安定なため腸溶性製剤にする必要がある
- 遺伝子多型のあるCYP2C19で代謝される

　実はPPIの弱点の1つは、効果の立ち上がりが遅いこと（**表3**）。最大効果発現には数日を要し、恐らく従来の除菌レシピでは、3日目くらいまではほとんど効いていないのではないかとささやかれている。

　そういった問題もボノプラザンはクリアしている。そもそもカリウムイオン競合型アシッドブロッカー（P-CAB）の開発のコンセプトは「PPIの弱点の克服」であり、同薬は見事にそれを実現している。

　「オレも最初はてっきり、タケキャブってPPIのゾロ新みたいなもんかなって思ってたんですけど、なかなかどうして、やりますね」

　ボノプラザンが属するP-CABというカテゴリーの薬剤に関しては、実は多くの製薬会社が開発に取り組んできた（**図4**）。しかし、その化合物の多くがイミダゾピリジン（あるいはその類似物質）を有しており、それが原因と思われる肝毒性により、開発中止に至っている。その中で、武田薬品工業のP-CABだけは全く異なる構造（**図5**）を有していたために、肝毒性を免れている。また、韓国でもP-CABのRevaprazanが発売されているが、やはり肝毒性への配慮のため用量を高く設定することができず、その効果はPPI並みに留まっている。

　つまり、ボノプラザンは世界に先行して日本で使用され、その効果や副作用に関する知見を発信していくことになる。ピロリ除菌やPPI抵抗性GERDなどの症例を中心に用いられていくとみられるが、添付文書の「その他の注意」に記載がある神経内分泌腫瘍（カルチノイド）[8]や、新たな副作用の発生などの問題がないかどうか、副作用のモニタリングを続けていく必要があるだろう。

8）ボノプラザンの服用により血清ガストリン値が高値を示すことが知られている。ガストリンは、ECL細胞（胃体部に存在する内分泌細胞）に対するヒスタミン放出促進作用だけでなく、栄養効果（trophic effect：細胞の増殖促進作用）も有するため、胃底腺粘膜の上皮細胞に与える影響として、ECL細胞の異常な増殖（過形成・異形成）や胃カルチノイドの発生が懸念されている。ただし、ラットでは確認されているものの、イヌでは発生していない。また、ヒトではラットと比較してECL細胞の占める割合が低いといわれている。

図4

開発中止となったP-CABの構造式

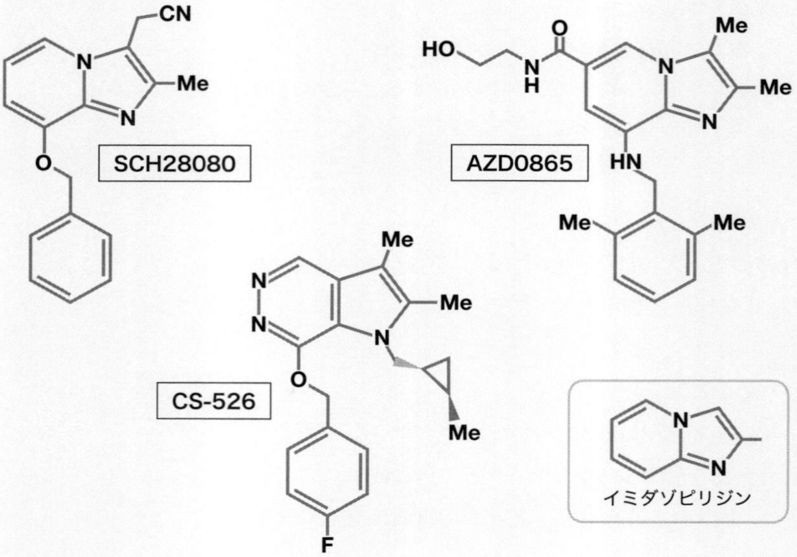

SCH28080

AZD0865

CS-526

イミダゾピリジン

図5

ボノプラザンの構造式

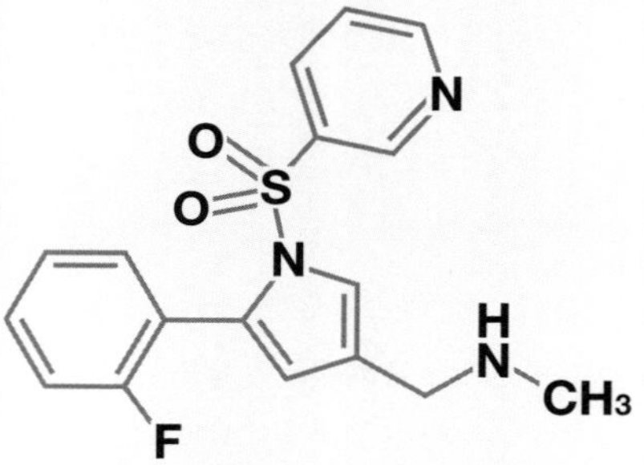

4 ランソプラゾールで大腸炎の報告が多い理由

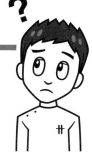

「日本のドクターはタケキャブの処方には慎重な姿勢ですよね。日経メディカルにそんなアンケート結果が載っていました」。そう言いながら、あゆみさんは片手でスマホを操って検索する（**図6**）。「『タケキャブは薬効が高いですが、高ガストリン血症の人への影響にまだ不安があるため、ネキシウムを使用しています』（60歳代病院勤務医、一般内科）ですって」

「オレが気になるのは、依然としてランソプラゾールの処方が多いことッスね」。ケンシロウの関心はボノプラザンから既存PPIの方に移ったようだ。「ランソプラゾールってCC（コラーゲン性大腸炎）の報告が多いじゃないですか。それは一番使われているからだと思っていたんですよ。でも、今はネキシウムが1位でしょ[1]。なのに、ネキシウムでCCの報告が多いなんて耳にしないし、やっぱりランソプラゾールの何らかの特性

1）厚生労働省のレセプト情報・特定健診等情報データベース（NDB）第1回オープンデータによると、外来で使用される内服薬（院外）に関して、PPIの中ではネキシウムカプセル20mg（約3億カプセル）、タケプロンOD錠15（約2.9億錠）、パリエット錠10mg（約2.2億錠）、ネキシウムカプセル10mg（約0.8億錠）、ランソプラゾールOD錠15mg「サワイ」（約0.7億錠）の順に処方数量が多かった。

図6

日経メディカル Onlineの医師会員が最もよく処方するPPI

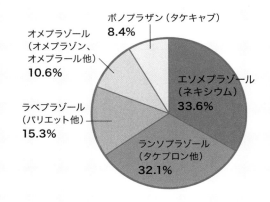

- ボノプラザン（タケキャブ） 8.4%
- オメプラゾール（オメプラゾン、オメプラール他） 10.6%
- ラベプラゾール（パリエット他） 15.3%
- エソメプラゾール（ネキシウム） 33.6%
- ランソプラゾール（タケプロン他） 32.1%

日経メディカル Onlineの医師会員を対象にウェブアンケートを実施。期間は2016年6月1～8日。有効回答数は3426人。内訳は病院勤務医2449人、診療所勤務医425人、開業医484人、その他68人。図は処方経験のない223人を除いて作成した。
（日経メディカル Online「NMO処方サーベイ」[2016年6月16日]）

に起因するんじゃないですか」

　コラーゲン性大腸炎（collagenous colitis：CC）は、1976年に初めて報告された原因不明の疾患。難治性下痢と大腸上皮直下に沈着した膠原線維帯、およびリンパ球を主体とした炎症細胞浸潤を特徴とする。「本邦における薬剤起因性CCの大部分はPPIに起因するといっても過言ではない」[2]と指摘する声もある。その機序は不明だが、最新の考察では、PPIが大腸上皮のプロトンポンプを阻害することで、大腸分泌の組成やpHが変化し、それが引き金になるのではないかといわれている。

　また、顕微鏡的大腸炎（microscopic colitis：MC）[3]との関連が示唆される薬剤として、PPIという薬効分類名ではなく、ランソプラゾールと薬剤名が挙げられており、その関連の程度も"高"とされている（**表4**）。日本の文献報告を比較したところ、CCを来した患者の薬剤服用歴では、非ステロイド抗炎症薬（NSAIDs）よりもランソプラゾールを服用していたケー

2) クリニシアン 2015;642:917-21.

3) 顕微鏡的大腸炎（MC）は大腸の組織標本を顕微鏡で観察して初めて診断される疾患で、コラーゲン性大腸炎（CC）とリンパ球浸潤大腸炎（lymphocytic colitis）に大別される。

表4

文献レビューによるMCと薬剤の関連性の評価

	文献スコア（文献数）	MCを起こす可能性
アカルボース	3（1）	高
アスピリン	3（4）	高
カルバマゼピン	2（2）	中
シメチジン	2（1）	低
フルタミド	2（1）	中
金製剤	1（2）	低
ランソプラゾール	**3（2）**	**高**
リシノプリル	1（1）	中
NSAIDs	3（11）	高
パロキセチン	1（1）	中
ラニチジン	2（1）	高
セルトラリン	3（1＋3症例）	高
シンバスタチン	2（2）	中
チクロピジン	3（4）	高

2005年1月1日時点でのPubMedの検索結果を基に分析。臨床経過などからMCの起こしやすさ（likelihood）を評価した。
（Aliment Pharmacol Ther.2005;22:277-84.および日消誌2010;107:1916-26.より引用、一部改変）

スの方が多かったという[4]。

実は欧米の報告では、CC患者におけるランソプラゾールの服用率はそれほど高くはない。欧米と日本との違いといえば、PPIの代謝酵素CYP2C19の遺伝子多型の頻度だ。PMの割合は、欧米では人口の3～5％にすぎないのに対し、日本では約20％と高い[5]。このため、ランソプラゾール服用患者におけるCCの発症は、CYP2C19の遺伝子多型による酵素活性の低下に起因するのではないかと推測されている。

また近年、オメプラゾールやエソメプラゾールとの関連性が示唆されるCC症例も報告されており[6]、どのPPIでもCCを惹起する可能性はある。しかし、その頻度にはかなりの差があり、中でも、ラベプラゾールに関連したCCの報告は少ない。これは、ラベプラゾールの主な代謝経路が非酵素的代謝に由来していることを考えると合点がいく（図7）。

また、ラベプラゾールはプロトンポンプとS-S結合するが、胃酸分泌細胞内部より分泌されたグルタチオンによって、この

4）日消誌 2010;107:1916-26.

5）Xenobio Metabol and Dispos.2001;16:69-74.

6）胃と腸 2009;44:1995-2004.、J Clin Gastroenterol.2009; 43:551-3.

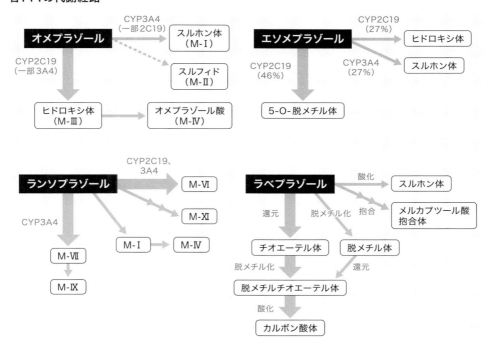

図7 各PPIの代謝経路

（各薬剤のインタビューフォームを基に作成）

7) クリニシアン
1998;470:335-40.

S-S結合が切断されることも知られている[7]。これを細胞回復性という。この細胞回復性が、ラベプラゾールでCCの報告が少ないもう1つの要因かもしれない。

　一方のランソプラゾールは、PPIの中で脂溶性が最も高いとされる[7]。それ故、ランソプラゾールだけはプロトンポンプの膜内貫通部位にも結合できる、すなわち膜に"潜る"のだ。膜に潜ると、グルタチオンが届かなくなり、当然、細胞回復性は得られない。その結果、ランソプラゾールは他のPPIに比べて、大腸のプロトンポンプとの親和性が高い可能性がある。

　以上を踏まえて、CYP2C19と遺伝子多型のほか、大腸のプロトンポンプとの高い親和性のために、ランソプラゾールではCCの報告数が多いのではないか。僕はそう考えている。

　　　　　　　＊　　　＊　　　＊

　「い～しや～～きいも～　やきいも～」。外でかすかに聞こえてきた焼き芋屋さんのアナウンスに、あゆみさんがペンを動かす手をぴたりと止めた。17時前だというのに、早くも外は薄暗くなっている。「腹減りましたね。今日はオレがおごりますよ」。ケンシロウはそう言い、財布を持って外に出ていった。

　GERDは、それ自体が命を脅かすものではないけれど、生活の質（QOL）には大きく影響する。薬を飲んでいるかどうかという服薬コンプライアンスはもちろん、服用時点や生活習慣なども聞き取って、薬のポテンシャルを最大限引き出すことが僕らの役割といえそうだ。

Column

SOAPは単なる薬歴記載方法にあらず

　薬歴の記載方法といえば、SOAPが最も有名だろう。しかし、このSOAPを使いこなせている人は少ないのではないだろうか。そもそも、冒頭の「SOAP＝薬歴の書き方」ということ自体、事実を正確に反映していない。というのも、SOAPは薬歴の記載方法ではなく、思考方法であるからだ。

　薬局で処方箋を受け付けた時、患者は心の内を思うがままに、ランダムに話してくる。「今日の私のプロブレムはこれです」なんて言ってはくれない。それ故、患者の話をクラスタリングして、プロブレム[1]を抽出した後、プロブレムごとにSOAPで考える（図S1）。こういった流れを意識しておく必要がある。

　クラスタリングしないで、いきなりSOAPで書こうとすると、薬歴はごちゃごちゃになってしまうのだ。というか、クラスタリングしなければ、プロブレムが見えてこない。ここが問題の本質だ。結果、表面的にごちゃごちゃした薬歴になってしまう。

　患者の話の中で、薬剤師としてフォーカスする箇所、これが（S）だ。そして、フォーカスした以上、そこには理由があるはず。これを「仮の（A）」と呼ぶことにする。あなた（薬剤師）が想定した仮の（A）は合っているのか。それを確かめるために、患者インタビューや薬歴などから情報を集めていく。実はこれが（O）なのだ。

　（O）は客観的情報などと訳されるためか、検査値と処方内容くらいしか思い付かないという人は多い。実際、「何を書けばいいんですか？」と質問されることも多い。そんなときの僕の答えは決まっている。「そこに患者さんはいますか？」

　集まった（O）から仮の（A）が確定すれば、あなたの予想

1) プロブレムは「#」で表す。このプロブレムを"問題（点）"と日本語訳してはならない。そうすると無意識のうちに患者の問題（点）を探してしまうことになるからだ。プロブレムは"テーマ"くらいの意味で捉えておこう。

図S1　クラスタリングとSOAP思考

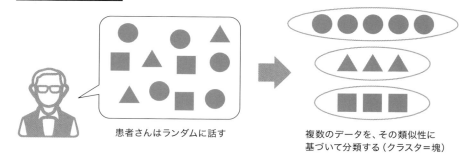

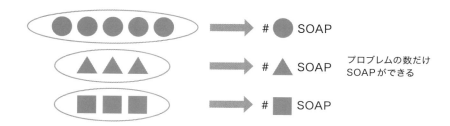

は合っていたのだから、当然、その患者に応じた服薬指導や服薬支援を実施できる（図S2）。これが（P）だ。仮の（A）が検討外れならば、既にある（S）と（O）から新たな（A）を想定することになる。そこから、（P）に移れることもあれば、一連の流れをやり直すこともある。

　いずれにしろ、（O）が変われば（A）も（P）も変わる。仮に、異なる患者が一言一句同じことを訴えたとしても、患者によって（O）は異なるので、（A）も異なり、結果的に服薬指導（P）も異なってくる。これが患者に応じた服薬指導・服薬支援なのだろう。

　この流れが分かれば、SOAPで薬歴を書けるようになる。つまり、SOAPで薬歴を書けないのは、SOAPで考えていないからなのだ。

図S2　SOAP思考の流れと薬歴

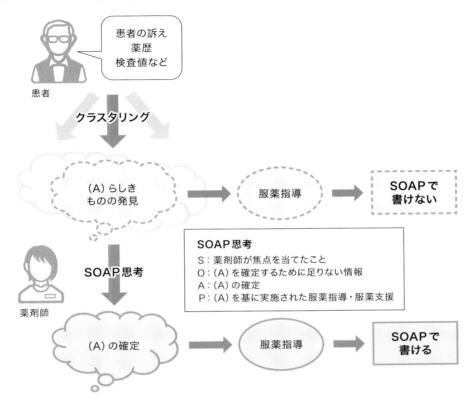

　クラスタリングをして仮の（A）らしきものを発見する。この段階でそのまま服薬指導をすると、その指導内容は合っているかもしれないし、適切ではないかもしれない。そして、SOAPで薬歴を書くことは本当はできない。

　一方、仮の（A）らしきものを発見した後、SOAPで考えることによってその（A）を確定し、その上で服薬指導をすると、難なくSOAPで薬歴を書ける。SOAPで考えた、その思考をそのまま薬歴に写せばいいからだ。だから、結果として薬歴を書くスピードが速くなる。

　つまり、「SOAPのどこに書くか」ではなく「どう考えるか」ということなのだ。

　以上を踏まえた上で、SOAPで薬歴を記載するポイントを1つ補足したい。それは（S）と（O）は患者の情報であり、（A）

と（P）は医療者側の情報だということである。

なぜ、今更こんなことを言うのかというと、（O）に、患者とは関係のない薬の情報がダラダラと書かれているケースが非常に多いからだ。もし判断の根拠として使ったのであれば、それは（A）に書かれるべきだろう。

SOAP薬歴の利点は患者に対してだけではない。SOAPで書かれた薬歴はスタッフの教育にもつながるのだ。

> 患者のケアの善し悪しは、ケアに関与する人々の教育の高さで決定される。その教育を高めるには、良い記録に負うところが大きい。
> ——L.L. Weed [2]

2）日野原重明監修、渡辺直著『電子カルテ時代のPOS』（医学書院、2012）p.8

薬歴を見れば、どのような思考に基づいた、どのような患者情報からの薬学的なアセスメントに基づいた服薬指導であったのかを学ぶことができる。

このSOAP思考は技術だ。そして、技術は学ぶことができる。技術の本質について、作家の森博嗣氏は著書『MORI LOG ACDEMY〈5〉なんとなくクリスマス』（メディアファクトリー、2007）の中で、「技術というのは、個人の能力ではなく、みんなの能力を高めるものである」と述べている。ぜひ、SOAP思考を身に付けてほしい。

ここで、1つ実際の症例を見てみよう。

50歳、男性Aさん
高血圧、治療抵抗性GERDにて治療中
処方箋
① オルメテック錠20mg　1回1錠（1日1錠）
　　　　1日1回　朝食後
② ネキシウムカプセル20mg　1回1Cap（1日1Cap）
　　　　1日1回　夕食30分前

いつもスーツをビシッと着こなしているすらっとした長身ビジネスマンのAさん。仕事が忙しいらしく、よく薬を切らすために、いつも早めの受診を促されている。若い頃から朝食を取る習慣がなく、1日2食で間食もしない。40代からGERDに苦しんでおり、今の処方内容で落ち着いていたのだが、最近また胸やけを繰り返しているという。Aさん曰く、「薬が効かなくなってきてるんじゃない？」と。

僕はもうこの時点で、あることを想定している。ネキシウム（一般名エソメプラゾールマグネシウム水和物）の用法に問題があるのではないか、勝手に服用時点を変えているのではないか、と。エソメプラゾールの食前30分の服用というのは確かに効果的で、医師も明らかにそれを狙っている処方なわけだが、コンプライアンス的にはやや難がある。

そこで質問を重ねていく。

生活に大きな変化はなく相変わらず忙しい。もちろん、食べてすぐ横になるようなこともない。他科受診・併用薬なし。医師からは「もう少し様子を見て、ダメなら次回新しい薬を考えよう」と説明を受けている（恐らくタケキャブ［ボノプラザンフマル酸塩］のことだろう）。

エソメプラゾールの用法に関しては、朝に服用しているわけではない（実は僕は、オルメテック［オルメサルタンメドキソミル］と一緒に朝服用しているのではないかと予想していたのだが、これは外れた。Aさんは朝食を取る習慣がないので、朝の服用は効果的ではない）。だが、夕食前の服用は忘れることが多く、就寝前に服用することが多い。

これらを聞き取った上で、僕は、食前30分の服用が最も効果的であることを説明。その上で、夕食前の服用を忘れたときは夕食中でも夕食後でもいいので、気づいた時点ですぐに服用するよう指導を行った。そちらの方が就寝前服用よりも効果が期待できる、と。

これらの内容をSOAPで記載すると次のようになる。

> **#ネキシウムの用法を理解する**
>
> S）薬が効かなくなってきてるんじゃない？
> 最近また胸やけがよくある。
>
> O）夕食前の飲み忘れが多くなっていて、就寝前に服用することが多い。
> Dr→Pt「もう少し様子を見て、ダメなら次回新しい薬を考えよう」
>
> A）夕食前の飲み忘れと飲み忘れ時の対応に問題あり。
> PPIの効果的な用法を理解することで状況を改善できるかもしれない。
>
> P）食前30分の服用が最も効果的であることを説明。
> 飲み忘れた場合には夕食中や夕食後に服用するように。
> 同様に食事を取らない朝の服用も効果が落ちることも念のために伝える。

　投薬時に考えたことを文字に起こすだけなので、スラスラと書ける。薬剤師がどう考えて、その指導を行ったのかが一目瞭然だ。これを他の薬剤師が見ることで、そのまま教育へとつながり、それは巡り巡って患者ケアへとつながっていく。

　ところで、僕は「エソメプラゾールの用法に問題があるのではないか」と想定していた。想定していたからこそ、その仮のアセスメントが合っているかどうか、質問を重ねていくことができた。つまり、そもそもSOAP思考を発動させるためには、薬剤師としての知識こそが重要というわけだ。

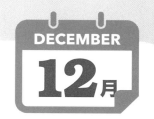

NSAIDsの温故知新

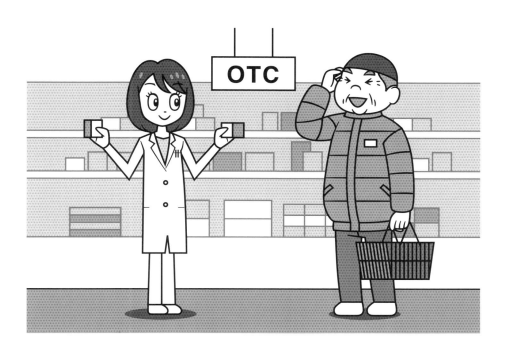

1 アスピリンジレンマは存在しない！？

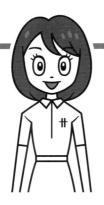

　12月某日。曇り、12℃。時折、湿気を含んだ冷たい風が薬局の窓をガタガタと揺らしている。今日のソクラテス会は、ケンシロウが病欠。さすがのケンシロウも胃腸炎には勝てなかったようだ。もっとも、感染に気づかないまま感染拡大、なんていうことが起こらなくてよかったが。

　「ほんと、昨日から顔色悪かったですものね。追い出すようで申し訳ないなと思いつつも、早退してもらって正解でした」。あゆみさんは念入りに手洗い・うがいを励行している。僕は午前中の業務を終え、休憩室で昼食の準備をする。「ところで、今日のソクラテス会どうしますか？　私、来週のクリニックとの合同忘年会で余興をやることになって、17時には練習に行かなきゃならないんです。スミマセン！」

　師走の土曜日はどこも忙しいだろうな。そう思って、今月はコンパクトなテーマを選んできた。ずばり、「NSAIDsの温故知新」だ。

　「NSAIDsといえば、ユウさんのファンのAさんが、昨日、OTC薬の頭痛薬を買いに来ましたよ」。あゆみさんは電子レンジから温めたお弁当を取り出して、僕の向かい側に座った。最近、あゆみさんは手作りのお弁当を持参している。僕がのぞき込むと、あゆみさんは恥ずかしそうに隠したが、タコさんウインナーやミートボール、卵焼き、ブロッコリーのチーズ焼きなど、おいしそうなおかずが並んでいた。「ちょうどユウさんがいないときだったから、がっかりしてましたよ。代わりに私が選んでおきました」

　Aさんが頭痛とは珍しい。狭心症でバファリン配合錠A81（一般名アスピリン・ダイアルミネート）を服用中のAさんは、長らくバファリンを"バーファリン"と呼び、ワーファリン（ワ

ルファリンカリウム）と勘違いして納豆をずっと我慢していた強面のおじいちゃん。その誤解を解いてあげただけで、僕はすっかり気に入られてしまい、来局のたびに薬や疾患について質問攻めに遭っていた。

「Aさんはバファリンを飲んでますからね。アセトアミノフェン製剤にしておきましたから、安心してください」

さすが、あゆみさん。Aさんはああ見えて胃が弱い。ナイスな選択だ。

「Aさんも、『バーファリン飲んでるけん、
おんなじ名前はいかんと？』って的を射た質問を
していましたよ。まさかアスピリンジレンマを
知っているわけはないと思いますけど……
ユウさん、何かお教えしましたか？」

アスピリンジレンマ。懐かしい言葉が出てきた。さすがにAさんにはそこまでは話していないが……。ちょっと待った、あゆみさんはアスピリンジレンマをどう捉えているのだろう？

「アスピリンジレンマですか？ ユウさんの時代は大学の授業で習わなかったんですか？ 私は最近まで学生でしたからね。といっても6年も大学行きましたから、もういい歳なんですけど。あれですよ」。あゆみさんはそう言いながら、箸を動かす右手を休めることなく、左手で器用にスマホを操作し始めた。僕はというと、なぜここで年齢の話が出るのか分からずにただ身構えていた。この手の話には至る所に落とし穴があるものなのだ。幸い、今回は何事もなかったかのように、あゆみさんは話を続けてくれた。

「低用量のアスピリンなら抗血小板作用があるけど、高用量のアスピリンだと鎮痛作用だけで、抗血小板作用は発揮しない。有名ですよ!? ほらウィキペディアにも載ってますよ」と、あゆみさんは操作していたスマホを僕に手渡した。

> アスピリン・ジレンマとは、アスピリンの投与量により血栓形成抑制効果が減弱されたり（少量）増強されたり（多量）する現象。同一薬剤が投与量によって、全く逆の作用が見られる。

> アスピリンはシクロオキシゲナーゼ（COX）-1および2を不可逆的に阻害し、この酵素によってアラキドン酸から生成されるプロスタグランジン（PG）G_2やPGH$_2$、およびその下流の生成物質の産生を抑制する。このアラキドン酸カスケードの最終産物のうち、主に血管内皮細胞において生成されるPGI$_2$は血小板凝集を抑制し、また血小板内において生成されるトロンボキサン（TX）A$_2$は血小板凝集を促進する作用を持つ。
>
> アスピリンはCOXを不可逆的に阻害するため、低用量でもTXA$_2$を著しく減少させるが（血小板には核がなく、酵素を新しく合成できないため）、PGI$_2$は低用量のアスピリンならば十分に代償される（血管内皮細胞が新たなCOXを合成するため）。このため低用量（成人で81〜100mg/日程度）のアスピリンはPGI$_2$/TXA$_2$比を上昇させ、血栓・塞栓症に対して予防的に働く。しかし大量投与ではPGI$_2$の代償が追い付かず、血小板凝集の抑制作用が減弱される。
>
> （ウィキペディアより引用、一部改変）

まさか、あゆみさんに教えを乞うことになるとは。しかもウィキペディアで。いや、僕は決してアスピリンジレンマを知らないわけではないのだが……。

「まあ、いずれにしろAさんはバファリンを買わなくて良かったじゃないですか。せっかく飲んでいる"バーファリン"が効かなくなっちゃうところでしたね」

なるほど。あゆみさんの考えるアスピリンジレンマの概念がはっきりした。しかし今回の状況において、あゆみさんが言うところのアスピリンジレンマは存在しないと僕は考えている。

ただ、いきなり「存在しない」と言っても理解してはもらえないだろう。まず、あゆみさんの考える"低用量"のアスピリンについて尋ねてみた。

「低用量のドーズといったら、81〜100mgくらいですよね。ウィキにもそう書いてありましたし」

まず、この点からして、統一した見解が得られていないのだ。そのドーズは文献にもよるが、40〜330mgと実に幅が広い。TXA$_2$産生阻害作用は、10mgから表れるという報告もあ

る。僕自身は、75mg以下を超低用量、150mgくらいまでを低用量、330mgくらいまでを中用量と考えている。

「330mgは鎮痛薬の用量なのに、高用量じゃないんですか？」とあゆみさん。

そう、解熱鎮痛薬としてのバファリン（330mg）1錠は、決して高用量ではないのだ。抗血小板薬としてのバファリン配合錠A81も、「症状により1回4錠（324mg）まで増量できる」とされている。

では、なぜアスピリンの維持量として、バファリン配合錠A330ではなく、バファリン配合錠A81やバイアスピリン錠100mgが用いられているのか？　それは、1つには胃毒性の問題がある。胃粘膜でのPG合成阻害による胃毒性は100mg以上で用量依存的に表れるといわれている。

「でも、OTC薬のバファリンの用法・用量は『1回2錠、1日2回を限度に』だから、Aさんが服用した場合、最大で81mg＋330mg×2×2＝1401mg。さすがにこれは高用量ですよね？」

確かにそれだけ飲めば高用量といえる。しかし、そもそもアスピリンジレンマは、関節リウマチなどの鎮痛のために、アスピリンを少なくとも1000mg以上を服用する場合に生じてしまうと考えられていた現象。バファリン配合錠A330の用法・用量の（2）に相当する高用量だ。

バファリン配合錠A330の用法・用量
（1）頭痛、歯痛、月経痛、感冒の解熱
　　通常、成人1回2錠、1日2回経口投与する。
（2）関節リウマチ、リウマチ熱、症候性神経痛
　　通常、成人1回2〜4錠、1日2〜3回経口投与する。
　　なお、いずれの場合も年齢、症状により適宜増減する。

果たして、この用法・用量（1）では、アスピリンの抗血小板作用はどうなるのだろうか。

ここで、アスピリンの投与量別の効果について検証したメタアナリシス[1]の結果を見てほしい（**表1**）。抗血小板作用が消失すれば、期待される心血管系イベントの抑制効果が得られなくなるはずだ。

「あれ、高用量群でも、ちゃんとイベントを抑えてるじゃない

1) メタアナリシスとは、複数の研究報告を集め、それぞれの結果（相対リスク）を統合して1つのオッズ比で示す統計解析の手法。

表1

アスピリンの投与量別の血管障害予防効果(APT)

アスピリン単独投与群(mg/日)	試験数	脳梗塞・心筋梗塞・血管死(人) 抗血小板薬	脳梗塞・心筋梗塞・血管死(人) 標準化対照	オッズ比と信頼区間(抗血小板薬:対照群)	オッズ減少率(標準偏差)
500〜1500	30	1243/9223	1514/9248		21%(4)
160〜325	12	1303/11808	1740/11862		28%(3)
〜160(大部分が75〜150)	7	129/1440	168/1438		26%(11)
小計	46	2675/22471 (11.9%)	3422/22548 (15.2%)	治療効果 2p<0.00001	25%(2)

抗血小板薬が優れる ← → 抗血小板薬が劣る

国際共同研究グループ Antiplatelet Trialists' Collaboration(APT)によるメタアナリシスの結果。
(BMJ.1994;308:81-106.より引用、一部改変)

ですか！アスピリンジレンマはどこ行っちゃったんですか？」

そう。1994年に発表されたAntiplatelet Trialists' Collaboration(APT)によるメタアナリシスの結果では、アスピリンによる心血管イベント抑制効果は、低用量群(75〜150mg)、中用量群(160〜325mg)、高用量群(500〜1500mg)の3群で、有意差がなかった。高用量群では消化器症状の発現頻度が高く、この時点では、アスピリンの至適用量は75〜325mgとされていた。

次に、国際共同研究グループAntithrombotic Trialists' Collaboration(ATT)によるメタアナリシスの結果(**表2**)。こちらは2002年の解析だ。この解析でも、1994年の解析と同様の傾向が再確認されている(超低用量群である75mg未満では有意なイベント抑制効果は期待できない)。そして、新たに得られた結論が、「アスピリンは急性期には最低でも150mg/日以上を用い、その後の長期投与時には75〜150mg/日を用いるのが効果的である」ということだ[2]。

バファリン配合錠A330の用法・用量(1)の場合におけるアスピリンジレンマとは、維持量のアスピリンを増量すると、抗血小板作用がなくなるわけではなく、抗血小板作用が増強しなくなるくらい。臨床ではそう考えておいた方がいいだろう。

2) ただし、アスピリンの効果には個体差(アスピリン不応症など)があり、投与量が通常よりも多い場合があるので注意を要する。

表2 アスピリンの投与量別の血管障害予防効果（ATT）

アスピリン単独投与群（mg/日）	試験数	血管イベント（人）		オッズ比と信頼区間（抗血小板薬：対照群）	オッズ減少率（標準偏差）
		抗血小板薬	標準化対照		
500〜1500	34	1621/11215	1930/11236		19%（3）
160〜325	19	1526/13240	1963/13273		26%（3）
75〜150	12	366/3370	517/3406	治療効果 p<0.00001	32%（6）
75未満	3	316/1827	354/1828		13%（8）
その他の用量	65	3829/29652	4764/29743		23%（2）

国際共同研究グループAntithrombotic Trialists' Collaboration（ATT）によるメタアナリシスの結果。
（BMJ.2002;324:71-86.より引用、一部改変）

　現在、バファリン配合錠A330を用法・用量（2）で用いるケースはほとんどない。だとすれば、この問題はもう"言葉の問題"なのかもしれない。アスピリンジレンマという言葉がなければ、誰もこんなことを考えたりはしないからだ。

② 高齢女性への セレコックスは要注意！

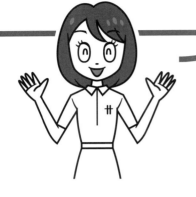

　昼食を食べ終えた僕らは、ソクラテス会を中断し、午後の業務に戻った。やはり急性疾患の患者が多い。閉局時間が近づき、患者の波が途切れる。僕が念入りにうがいや手洗いを行っていると、あゆみさんが薬歴を片手に駆け寄ってきた。
　「ユウさん、聞いてください。90歳のIさんがですね、もう真面目なんですよ〜」。あゆみさんは平成生まれの20代なのに、まれに（0.1％未満）、ときに（0.1〜5％未満）、昭和生まれの中年女性のような身振で話す。

「腰痛にセレコックスを1日2回で処方されて
　いるんですけど、夜の分は飲み忘れちゃんですって。
　『夜はあんまし痛うなか。夜は忘れるけん、
　お昼に飲んでもよかとな？』って聞いてくださって。
　真面目でしょう。だから、痛くなかったら
　夜は飲まなくてもいいんですよってお伝えしたら、
　ほんとにうれしそうでした」

　実にほほ笑ましい話だが、90歳の女性にセレコックス（一般名セレコキシブ）と来れば、さもありなん。僕はタブレット端末でセレコックスのインタビューフォームの「加齢の影響」のページを開き、あゆみさんに手渡した（**表3**）。
　「うわっ、なんですか、このAUCの上がり方！」あゆみさんが目を丸くする。「でも、どうして高齢女性だけなんですか？」
　僕も最初は、高齢者では2割増しくらいかな、と思っていた。しかし、高齢女性ではさにあらず。非高齢男女に比べて、健康高齢男性のC_{max}およびAUC$_{0\text{-}12hr}$は120％および130％と想定範囲内だったのに対し、健康高齢女性では、いずれも約220％にも達している。残念ながら、その性差の理

表3

セレコキシブ 200mg 反復投与時のパラメータ

対象	例数	Tmax（時間）	Cmax（ng/mL）	$t_{1/2}$（時間）	AUC_{0-12h}（ng・h/mL）
非高齢男女	24	2.72±0.97	973.21±445.28	11.25±3.71	5870.92±2028.51
健康高齢男女	24	2.41±1.03	1808.04±1872.48	12.43±2.56※	11851.88±13360.06
非高齢男性	11	2.93±0.88	1088.91±526.84	10.74±2.97	6440.27±2138.10
非高齢女性	13	2.54±1.03	875.31±355.07	12.02±4.60	5389.15±1878.47
健康高齢男性	12	2.62±1.09	1254.17±306.10	11.49±2.59	8238.00±2644.83
健康高齢女性	12	2.21±0.96	2361.92±2562.83	17.77±7.43	15465.76±18377.13

（※n＝23） 平均値±SD

健康高齢男女24例および非高齢男女24例にセレコキシブ200mgを1日2回反復経口投与したときの10日目の薬物パラメータ。非高齢者に対する高齢者のCmaxおよびAUC_{0-12h}は、男性でそれぞれ約120％および約130％、女性でいずれも約220％と高値を示し、加齢の影響は女性で顕著に認められた。　　　（セレコックスのインタビューフォームより引用）

由は分からない。経験的には女性の方がNSAIDsでむくみやすいイメージはあるが、NSAIDsの中でもここまではっきりとしたデータは他に見たことがない。セレコキシブに関しては、高齢女性は、副作用に注意が必要な独立した因子といえる。

さらに、半減期も、健康高齢女性で17.77時間へと大幅に延長している。もっとも±7.43と幅も大きく、最小値の10.34時間なら非高齢と変わらないので、1日2回の服用が必要だろう。しかし、最大値の25.2時間近くまで延長しているようであれば、1日1回で十分だ。この点は観察が必要だろう。

「つまり、Ｉさんの場合、夜の分を飲み忘れるくらい痛みを感じないのは、1日1回で十分効果を発揮していた、と」

そうかもしれない。いずれにしろ、高齢者へのNSAIDsの漫然投与ほど怖いものはない。その意味でも、今回のあゆみさんの対応に間違いはない。高齢女性にセレコキシブを投与する場合、薬理作用の過剰発現に注意するとともに、場合によっては1日1回を提案することも考慮に入れていいだろう。

こういった個別の特徴は把握しておくしかない。ピオグリタゾン塩酸塩（商品名アクトス他）は女性で浮腫が出やすい、ゾルピデム酒石酸塩（マイスリー他）は高齢女性で転倒に注意する、などもそうだ。薬物動態は患者背景によって大きく変化し、時に用法・用量を逸脱することもある。

「そういえば……」。あゆみさんは何かを思い出したようで、薬歴の山の中からごそごそと1つの薬歴を取り出した。

③ NSAIDsの肝腎な「肝」の話

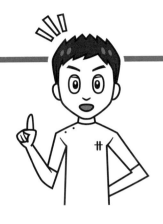

「今日、午前中にRさんが内科の定期のお薬を取りにいらしたんですけど、気づきました？ 顔も足もぱんぱんにむくんでしまってて、つらそうでした」。あゆみさんは取り出した薬歴を広げて僕に手渡す。

「整形からのセレコックス錠100mgを分2で5日間飲んだらしいんです。Rさん、肝硬変で腹水までありますからね。セレコックスは重篤な肝障害には禁忌なのに……」

Rさんは、内科で肝硬変の治療中の68歳男性。薬歴の表紙には「肝シール」を貼り、注意して薬のモニタリングを行うようにしている。だから、よく知っている。そして、Rさんは昔から頭痛持ちで、ロキソニン（一般名ロキソプロフェンナトリウム水和物）を愛用していたはずだが。

「もちろん、その点は確認しました」とあゆみさんは続ける。「なんでも、先週末にお孫さんの縄跳びの練習に付き合っていたら、なぜかRさんの方が腰を痛めてしまったとかで、隣町の整形外科を初めて受診したそうです。ほら、あの院内処方のクリニック」

なるほど、それでセレコックス（セレコキシブ）が処方されたわけか。目に入れても痛くないほどお孫さんを溺愛しているイクジイのRさん。良いところを見せようと、普段から運動しているわけでもないのに無理をしてしまった姿が目に浮かんだ。どんなに他人が「運動してください」と口を酸っぱくして言っても、本人を動かすのはやはり、本人の意志以外の何物でもないと痛感する。

そんな僕の思惟などお構いなしに、あゆみさんは続ける。

「整形のドクターから、手持ちのロキソニンは飲まないように言われていたらしく、ロキソニンとは併用していないそうです。今日受診した内科のドクターからは、『セレコックスはやめてロキソニンにしておきなさい』って言われたって。そりゃそうですよね。セレコックスは肝硬変に禁忌ですもん」

あゆみさんは気づいていないが、実は彼女は小さな自己矛盾に陥っている。百聞は一見にしかず。僕は、手にしていたタブレット端末でロキソニンの添付文書を呼び出して、あゆみさんに手渡した。

「あれ？ ロキソニンも重篤な肝障害に禁忌になってる……」

そう。NSAIDsの禁忌には漏れなく「重篤な肝障害のある患者」と記載されている。

「でも、おかしいですよ。セレコックスの添付文書には、Child-Pughとかの記載があったし、だからRさんには投与量が少なく……なってないし。っていうか、禁忌だから量は関係ないのか。あれれ、訳が分からなくなってきました」

あゆみさんが混乱するのも無理はない。でも、もう答えは出ているようなもの。だからこそ、分からなくなったともいえる。ポイントは、NSAIDsが肝消失型だからといって、肝臓に負担をかけるわけではない、ということだ。

1つずつ見ていこう。

まずは、「重篤な肝障害のある患者（副作用として肝障害が報告されており、悪化する恐れがある）」がロキソプロフェンの禁忌となっている理由について。これは、「劇症肝炎などの重篤な肝臓の副作用が起こったときに、もともと重篤な肝障害を有していると致死的なことになってしまうから」なのだ。Rさんのように、ロキソプロフェンをずっと飲み続けているような場合、この禁忌は当てはまらない。なぜなら、ロキソプロフェンによる劇症肝炎などの肝障害の機序はアレルギー性であり、特に注意すべきモニタリング・ピリオドは投与直後〜2カ月の間だからだ[1]。

次に、セレコキシブにおいて「重篤な肝障害のある患者（肝障害を悪化させる恐れがある）」が禁忌となっている理由だが、実はこれもロキソプロフェンと全く同じ。セレコキシブを初めて投与するなら、ASTやALTを注意深く観察していく必要がある[2]。

最後に、セレコックスの添付文書で、Child-Pughの記載の

1）厚生労働省「重篤副作用疾患別対応マニュアル：薬物性肝障害」によると、アスピリン（アセチルサリチル酸）は中毒性の肝障害、ボルタレン（ジクロフェナクナトリウム）は代謝性特異体質による肝障害であり、全てのNSAIDsの肝障害がアレルギー性というわけではない。また、厳密にはNSAIDsではないが、アセトアミノフェンは中毒性肝障害を引き起こす薬物として有名だ。

2）AST、ALT、Child-Pugh（チャイルド・ピュー）分類については301ページ参照

ある箇所を見てみる。

> **特殊集団における薬物動態**
> ・肝障害患者（外国人データ）
> 肝障害患者および健康成人にセレコキシブ100mgを1日2回、食後5日間反復投与したとき、軽度肝障害患者（Child-Pugh Class A：12例）のAUC$_{0-12h}$は健康成人（12例）に比べて約1.3倍に、中等度肝障害患者（Child-Pugh Class B：11例）では健康成人（11例）に比べて約2.7倍に上昇した。

ここには、肝障害患者では健康成人に比べて、AUCが約1.3〜2.7倍になると書かれている。つまり、「肝での消失が遅れてAUCが上昇するので、これを参考に用法・用量を考えてください」と言っているわけだ。

「Rさんはセレコックスの排泄が遅れて蓄積した結果、薬理作用の過剰発現として、浮腫を引き起こしたわけですね」

あゆみさんの理解が追い付いたようだ。もちろん、これはロキソプロフェンでも起こり得る。同薬の添付文書に肝障害患者におけるデータが記載されていないだけで、連用すればリスクはある。ただ半減期が短い薬剤の方が、そのリスクは低い（cf. セレコックスのt$_{1/2}$＝5〜9時間、ロキソニンのt$_{1/2}$＝約1.25時間）。

NSAIDsの禁忌「重篤な肝障害のある患者」。これは、「NSAIDsが肝消失型だから、肝臓に負担をかけるから」ではない。「肝機能低下者で用量を減らす」というコンセプトと、「肝毒性」というコンセプトは、全く別の話なのだ。実際、NSAIDsは肝消失型だが、腎毒性を持つ薬剤の代表格でもある。

「コンセプトが全くの別物！ なんか、かっこいいフレーズですね」

あゆみさんが気に入ったこのフレーズ、実は、神戸大学医学部附属病院感染症内科の岩田健太郎教授が抗菌薬に関する講義で使っていたものだ。受け売りついでに、岩田先生の書籍から的確なご指摘を引用する[3]。メトロニダゾール（フラジール他）が「脳、脊髄に器質的疾患のある患者」に対し禁忌となっていることについて言及したものだ。

3）岩田健太郎著『感染症は実在しない』（北大路書房、2009）p.216-217

> 「脳に異常を起こす可能性がある」というのと「脳に病気がある人には使ってはいけませんよ」というのは全く異なる意味です。でも、本当にフラジールがないと治療ができない患者さんがいるかもしれません。フラジールで脳に副作用を起こすのはまれな事象です。脳にもともと病気があっても起きるとは限りません。逆に、脳に病気がなくてもフラジールの副作用は起きることもあります。フラジールがその患者さんに利益をもたらすか、不利益をもたらすかは、効果とリスクを勘案して、患者さんの価値観を認識した上で、その価値と医療行為との交換をするほかないのです。しかし、日本の添付文書だとそのような価値の交換は認められず、お上からむりやり強制的に、「使用するな」と命令口調で言われるのです。

　日本の添付文書を使いこなすには、慣れが必要だ。禁忌を妄信するのではなく、その設定理由まで把握しておかないと、使える薬がいつの間にかなくなってしまう。それは僕たちの手持ちの武器がなくなっていくことにほかならない。
　「全くその通りですね。『肝障害が悪化する可能性がある』というのと、『肝障害がある人には使ってはいけませんよ』というのは全く違いますよね」。今日のあゆみさんは積極的だ。
　さて、日も暮れてきた。あゆみさんは忘年会の余興の練習に行かなければならないので、次の話で最後にしよう。今度はNSAIDsの肝腎な「腎」の話。

4 NSAIDsの肝腎な「腎」の話

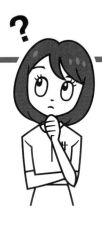

　NSAIDsの腎の話といえば、思い出すのはNさんだ。Nさんは80歳の女性で、血清クレアチニン値が2mg/dL近くあり、医師から透析導入を勧められることもあったほど。だが、彼女は断固拒否。その理由は、彼女の父親が透析を受けていたのを間近で見ていて、絶対にそうはなりたくない、という思いが強かったからだった。

　いつだったか、医師が「透析にならないように、飲みにくいけど頑張って飲んでみましょう」と、クレメジン（一般名 球形吸着炭）の処方を開始した。ところがNさんは、何かと理由を付けて、クレメジンを飲もうとはしない。クレメジンを医師の指示通りに飲むということは、そのうち自分も父親のように透析になると認めてしまうことになるからだという。

　「え～、そんなことあるんですか？ だって、クレメジンを飲めばいくらか透析導入を遅らせられるんですよね」と、あゆみさんには理解できないようだ。「Nさんはクレメジンの役割を理解していたんですよね？」

　もちろん、クレメジンがどういうものであるかはNさんも理解していた。でも、それを自分が飲まないといけない状態にある、ということは認めてはいなかった。いや、認めたくはなかったのだ。

　それは明らかに矛盾していた。それらの気持ちを1つずつ言語化していって、最終的にはNさんも受け入れたんだ。「仕方がない」と。

> 「仕方がない」という日本人がよく使って来た言葉がある。これは今日ややもすれば消極的なあきらめを示すものとされて、一般に敬遠される傾向がある。しかしぎりぎり

のところまでつめて「仕方がない」というのは立派な心ばえではないか。大体、現実というものは自分の思うようにはいかぬものである。したがって人間精神にとって不可欠な現実感というものは「仕方がない」と感ずることにおいて成立すると言ってよい。例えば、（中略）恐怖を恐怖として直視するのも、また不幸を不幸として認めるのも、それ以外に仕方がないからである。言い換えれば、精神の強い者だけが恐怖を直視し、不幸を認めることができると言って間違いではない。
── 土居健郎著『続「甘え」の構造』（弘文堂、2001）p.200

「仕方がない」と思えるから現状を受け入れられる。この言葉は後ろ向きではない。前向きな言葉であり、「仕方がない」と思える人は感情のコントロールができる大人なのだ。そう僕は考えている。

「仕方がない、は前向きな言葉……」。あゆみさんが何かに気がついたかのようにハッとして再び口を開く。「で、NSAIDsの話はどこにあるんです？」

話が脱線してしまった。先日、このNさんが腰を痛めたか何かで整形外科を受診した。そこで処方されたのが、セレコックス（セレコキシブ）。それも2錠分2の28日分という大サービスで。

「またセレコックスですか。今日だけで何回目ですか」とあゆみさんは苦笑する。

「でも、セレコックスってCOX2阻害薬だから胃にも腎臓にも優しいんじゃないんですか？」

そう、ここでの論点はまさにそれだ。シクロオキシゲナーゼ（COX）2理論[1]は腎臓にも当てはまるかのかどうか。その結論はまだ出てはいないのだ。ただし、個人的な考えではあるが、COX2理論は胃では使えても腎臓では使えない、僕はそう考えている。

興味深いデータがある（**図1**）。急性腎不全の発症リスクは、NSAIDs非投与時を1とすると、鎮痛効果がマイルドなイブプロフェン（ブルフェン他）で約2.6倍、鎮痛効果が強いといわれるジクロフェナク（ボルタレン）でも約3.1倍なのに対して、

1) COXにはCOX1とCOX2の2つのサブタイプがあり、痛みや炎症に関与しているのは主にCOX2である。そのため、COX2だけを阻害することができれば、NSAIDsとしての効果を発揮した上で、COX1による胃や腎臓の保護作用は損なわれない、という理論。

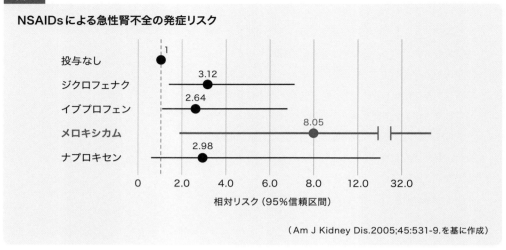

COX2選択性が比較的高いメロキシカム（モービック）ではなんと約8倍にもなっている。前者と後者では何が違うのか。そう、半減期だ。メロキシカムは半減期15〜28時間で1日1回投与。対して、イブプロフェンは半減期1.8〜3.2時間、ジクロフェナクは1.5時間と短い。

このデータから読み取れることは、急性腎不全の発症リスクに関して、COX2理論よりも半減期の長さの方が重要なリスクファクターであるということ。故に、NSAIDsによる胃腸障害と腎機能障害では、その対策は当然異なってくるわけだ（**表4**）。

「じゃあ、クレメジンを飲むような状態のNさんにセレコックスって、対策になってないんですね」。あゆみは目を丸くする。

ここで、1つ思い出してほしい。これは、「高齢女性へのセレコキシブ」のケースだ。

「あっ、そうでした」。あゆみさんは手のひらをポンッとたたく。「健康高齢女性でAUCが220％、半減期が17.77時間±7.43でしたね。これって、ほとんどモービック状態じゃないですか」

そう。ということで、Nさんには既に他の薬局で交付されていたセレコキシブには手を付けないようお願いし、医師に疑義照会。安全策でアセトアミノフェンを処方してもらい、事なきを得たわけだ。

表4

NSAIDsによる胃腸障害および腎機能障害の症状とその対策

	症状	対策	リスクファクター
胃腸障害	・上腹部痛 ・心窩部痛 ・吐下血 ・嘔気・嘔吐 ・食欲不振 ・胃部不快感	・COX2選択性の高い薬剤、プロピオン酸系NSAIDs、プロドラッグの選択 ・プロスタグランジン（PG）製剤、H_2ブロッカー、プロトンポンプ阻害薬の併用	① 60歳以上の高齢者 ② 胃腸障害の病歴を持つ患者 ③ 通常の2倍以上の高用量の投与 ④ ステロイドとの併用 ⑤ 抗凝固薬との併用
腎機能障害	・浮腫 ・高血圧 ・呼吸困難感/アシドーシス	・血中半減期の短い薬剤、プロピオン酸系NSAIDs、プロドラッグの選択 ※定期的な腎機能検査の実施	① 腎機能障害の患者 ② 高齢者 ③ 心不全の患者 ④ 肝硬変の患者 ⑤ 脱水状態の患者

（丸石製薬季刊誌 Anesthesia 21 Century 2011;13;2591-5.より引用
原著は Am J Gastroenterol.2009;104:728-38.、Am J Kidney Dis.2005;45:531-9.）

「アセトアミノフェンなら安全ですよね。でも、これが不思議と、添付文書上は禁忌なんですよね」

アセトアミノフェンの禁忌

① 消化性潰瘍のある患者［症状が悪化する恐れがある。］
② 重篤な血液の異常のある患者［重篤な転帰をとる恐れがある。］
③ 重篤な肝障害のある患者［重篤な転帰をとる恐れがある。］
④ 重篤な腎障害のある患者［重篤な転帰をとる恐れがある。］
⑤ 重篤な心機能不全のある患者［循環系のバランスが損なわれ、心不全が増悪する恐れがある。］
⑥ 本剤の成分に対し過敏症の既往歴のある患者
⑦ アスピリン喘息（非ステロイド性消炎鎮痛薬による喘息発作の誘発）またはその既往歴のある患者

　アセトアミノフェンの禁忌はNSAIDsに倣ったものになっている。アセトアミノフェンには、NSAIDsの4大副作用である消化性潰瘍や抗血小板作用（易出血性）、腎障害の悪化、アスピリン喘息がないにもかかわらず、だ[2]。つまり、こんな添付文書では全く役に立たないわけだ。
　Nさんには、透析導入の引き金とならないように、腎虚血誘因薬物であるNSAIDsを避ける。そして、急性腎障害の原因

2）アスピリン喘息がある場合、アセトアミノフェン300mgは安全とされているが、500mg以上は避ける。

物質ではないアセトアミノフェンが最適な選択といえる。

　最後にもう1つ。NSAIDsによる急性腎障害は、腎血管拡張性のプロスタグランジン（PG）産生抑制による腎血流量の低下と腎糸球体濾過量（GFR）の急激な低下に起因するとされ、さらにこれは、NSAIDsの漫然投与（週・月単位）で引き起こされるといわれている。その結果、透析導入となってしまう。だから、僕らは高齢者や腎機能低下者に対するNSAIDsの漫然投与を食い止めなければならない。

　では、無尿（1日の排尿が100mL以下に減少した状態）の透析患者に対するNSAIDsはどう考えるか。結論から言うと、通常の使用で問題ない。腎機能の廃絶した無尿の透析患者は、それ以上に腎機能が悪化することはないからだ。なお、腹膜透析（CAPD）の患者では、残存腎機能がそれなりにあるケースが多く、NSAIDsの使用は避けた方がいいだろう。

　ということは、NSAIDsの禁忌である「重篤な腎障害のある患者」は、主に保存期腎不全患者を指していることになる。そして、そういう患者への解熱鎮痛薬としては、アセトアミノフェンを積極的に薦めていく必要がある。

　「NSAIDsも奥が深いですね。オキシコンチン…じゃなくて、オンコチシン（温故知新）、でしたっけ？勉強になりました」

　あゆみさんはノートを見返しながら、満足げにうなずいている。もうすぐ17時だよ。僕がそう言うと、あゆみさんは瞬間的に真顔に戻った。

　「ありがとうございました！お疲れ様です！」コートを引っつかみ、ほとんど叫ぶように言い残して、向かいのクリニックにダッシュしていく。なんでも、忘年会ではクリニックのスタッフと一緒に、「恋ダンス」[3]を披露してくれるそうだ。誰もいない待合のテレビから流れてくるクリスマスソングを口ずさみながら、僕も帰り支度を始めた。

3) 2016年10〜12月に放送されていたTBS系ドラマ「逃げるは恥だが役に立つ」のエンディングで、出演者らが主題歌「恋」（星野源）に合わせて踊っていたダンス。

Column

「肝機能はASTやALTの値を見れば分かる」って本当?

　このコラムでは肝機能について、いや、「本当の肝機能」についての話をしよう。

　いつも勉強熱心なあゆみさん。休憩室でコンビニ弁当をかき込んでいた僕の姿を見つけるなり、勢い込んで(いつものことだ)こう尋ねてきた。

　「この間、どんぐり工房の菅野彊先生の薬物動態学の講演を聴いてきました。そこで、上昇型非線形薬物として、ミカルディスが紹介されていたんです。ウチでもよく出るじゃないですか。肝障害のある患者さんには、1日の最大投与量が40mgまでなんですって」

　なるほど、よく勉強している。確かにミカルディス(一般名テルミサルタン)は、上昇型非線形薬物だ。それも、40mgまでは線形型薬物で、それ以上になると非線形を示すようになる。だから、テルミサルタンを肝障害のある患者に投与する場合は、1日最大投与量が40mgと決まっている。

　あゆみさんは、僕の思考などお構いなしに続ける。「それで、さっき投薬したWさんがミカルディスを60mg服用していて、特に今まで肝臓についての記録はなかったんですけど、今日からウルソが追加になっていて。肝機能をお伺いしたら、ASTとALTが50くらいだったのですが、どのくらいから気をつければいいんでしょうか?」

　このあゆみさんの質問には、1つの小さな誤解が含まれていることにお気づきだろうか。その誤解とは、「肝機能をお伺いしたら、ASTとALTが50くらいだった」というところにある。

　ASTとALTは、それぞれ「アスパラギン酸アミノトランス

フェラーゼ」と「アラニンアミノトランスフェラーゼ」の欧文略号。簡単に言うと、肝臓が障害を受けた時に血中に漏れ出てくる酵素のことだ。以前はGOT（グルタミン酸オキサロ酢酸トランスアミナーゼ）、GPT（グルタミン酸ピルビン酸トランスアミナーゼ）と呼ばれていたが、それぞれAST、ALTと同じ酵素を指す。

　薬の副作用で肝臓に負担がかかっている時には、これらの値で肝臓のダメージの度合いを判断する。施設によって多少異なるが、ASTもALTもおおよそ40 IU/L以下が正常範囲の目安だ。

　でもこれは、本当の意味での肝機能ではない。ASTやALTでは肝臓の弱り具合を推し量ることはできても、肝臓の働きそのものを測っているわけではないからだ。例えば、肝硬変が進行して、肝機能が落ちてしまうと、ASTやALTはそれほど上昇しなくなる。

　では一体、肝機能は何を見て判断すればいいのか？　その答えは、「血小板」「アルブミン」「コレステロール」の値だ。これらの合成能こそ、本当の肝機能なのだ（厳密には、血小板は肝臓で作られるわけではない。肝硬変などで肝血流が悪化すると、脾臓で血小板が破壊される量が増えるために、血小板が減少する）。

　肝機能が低下してくると、まず血小板が減り始め、続いてアルブミン、コレステロールが減っていく。だから僕は、「血小板が減少してきたら、肝機能は低下している」と考えるようにしている。血小板数が15万〜20万あれば肝機能は悪くない。肝硬変で10万、肝癌で6万〜8万くらいだろうか。あゆみさんに確認すると、件のWさんの血小板数は18万と正常だったようだ。

「じゃあ血小板が15万以下の患者さんは、全員ミカルディスを減量した方がいいんですね。ありがとうございます！」

　あゆみさんはそう言い放って休憩室を飛び出そうとする。愛嬌と鱗粉を振りまく羽の生えた妖精のような身のこなしに、思わず笑顔で見送りそうになったが、ちょいと待ってくれ。僕の話はまだ終わっていない。

確かに血小板数が15万を下ると肝機能の低下が考えられる。しかし、あくまでも個人的な見解ではあるが、肝臓は予備能力が高いので、経過観察で行くことが多い。僕の中の疑義照会のラインは、肝硬変などの病名がはっきり分からない場合には、肝硬変に準じる血小板数10万以下と考えている。

　話を元に戻そう。ミカルディスの添付文書の「薬物動態」のうち、「肝障害患者への投与」の欄には、こう書いてある。

> **肝障害患者への投与**
>
> 肝障害男性患者12例（Child-Pugh分類A［軽症］：8例、B［中等症］：4例）にテルミサルタン20mgおよび120mg※を経口投与したとき、健康成人に比較しCmaxは4.5倍および3倍高く、AUCは2.5倍および2.7倍高かった。（外国人のデータ）
>
> （※肝障害のある患者に投与する場合の最大投与量は1日40mgである）

　「Child-Pugh分類」は、「チャイルド・ピュー分類」と読み、肝硬変の重症度分類のことだ（**図S1**）。軽症、中等症といった言葉のイメージに引きずられてはならない。軽症とはあくまでも、「肝硬変の中でのChild-Pugh分類に基づいた軽症」なのだ。

　つまり、ミカルディスの添付文書における肝障害とは、肝硬変またはそれに準じる病態、もしくはそれ以上の病態を指していると考えられる。

　故に、ASTやALTが50 IU/Lほどで、血小板などの低下がなく、ウルソデオキシコール酸のみで対処できるような肝機能異常患者に対して、疑義照会によりテルミサルタンを40mg以下に減らすことを提案する必要はないと考えられる。

　ちなみに、気になるのは保険適用の面。とある地方厚生局ではこの問題に対し、「肝硬変、肝不全を伴う場合は40mgまでとなる。その他の肝障害は80mgまで可」と回答したといい、これまで述べた話と合致している。

　なお、テルミサルタンは、「胆汁の分泌が極めて悪い患者ま

図S1　Child-Pugh分類

	1点	2点	3点
脳症	なし	軽度	時々昏睡
腹水	なし	少量	中等量
血清ビリルビン値（mg/dL）	2.0未満	2.0〜3.0	3.0超
血清アルブミン値（g/dL）	3.5超	2.8〜3.5	2.8未満
プロトロンビン活性値（%）	70超	40〜70	40未満

各項目の点数を合算

5〜6点 Child-Pugh分類 **A**	7〜9点 Child-Pugh分類 **B**	10〜15点 Child-Pugh分類 **C**

たは重篤な肝障害のある患者」への投与は禁忌となっている。Wさんはこれには該当しないため、今回の話の中では触れなかった点に注意してほしい。「重篤な肝障害のある患者」の"重篤"がどのくらいかは、もうお分かりだろう。

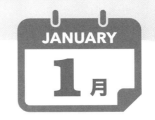

ARBの薬理にまつわるエトセトラ

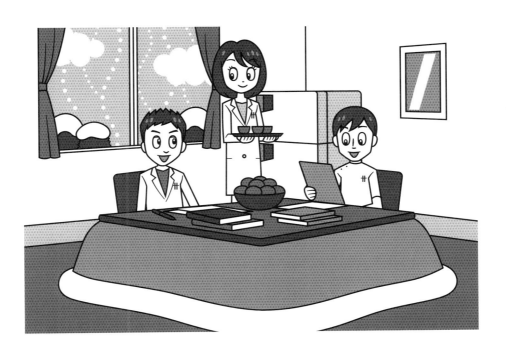

1 ARBの変更で尿酸値が上昇したのはなぜ？

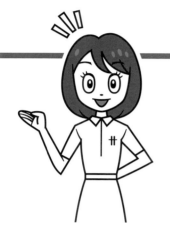

　1月某日。曇り、9℃。日本列島の上空にはここ数日、寒波が居座っている。明日は九州でも雪が降るらしい。僕は普段ソクラテス会に頑張って着いてきているケンシロウとあゆみさんへのささやかなお年玉として（というか僕が寒さに耐えかねて）、休憩室に最強アイテムを投入した。1つは電気カーペット。もう1つは……。

　「コタツ最高ッスね」。ケンシロウは僕の左側に陣取る。

　「そして、コタツにはみかんですよね」。あゆみさんは僕の右側に。

　空いている一角にはタブレット端末や今日のために用意した資料を積んで、ちょっと狭いが準備は万端。新春ソクラテス会を早速始めていこう。

　今日のテーマはアンジオテンシンⅡ受容体拮抗薬（ARB）。何やらARBに関してあゆみさんから質問があるということなので、それに答える形で進めていくことになっていた。

「まずはこの症例です。Tさん、あの元気なおじちゃんです。血圧の薬が変わってから、尿酸が上がったらしく、『薬の副作用じゃないの？』って言うんです。アルコールも控えているし、薬が変わった以外に、心当たりがないって」

　あゆみさんがスマホでオルメテック（一般名オルメサルタン メドキソミル）の添付文書を呼び出している。「私はそのとき、またまたぁ～って信用してなかったんですけど、添付文書にはあるんですよ！」

　オルメテックの添付文書「その他の副作用」には、「0.1～0.5％未満：CK（CPK）上昇、血清カリウム上昇、尿酸上昇、

全身倦怠感、咳嗽」と書かれている。

　Tさんの薬歴を確認する。どれどれ。血圧は160mmHgと高かったが今では良好。ニューロタン（ロサルタンカリウム）50mgからオルメテック40mgに変更になって2カ月くらい。以前の尿酸値は7.2mg/dLだったのに、現在は8.0mg/dLあると。確かにARBの変更による影響が疑わしい。

　「やっぱりですか。Tさん、お見事ですね」

　いやいや、お見事なのは、Tさんじゃなくてロサルタンだ。

　「ユウさん、何言ってるんですか？」

　……ゴホン。大ヒントのつもりだったのだが、あゆみさんには伝わらなかったようだ。

　尿酸値が上昇したのは、オルメサルタンの副作用ではない。話は逆で、ロサルタンには尿酸低下作用があって、オルメサルタンにはそれがない。結果、ARBを変更したことで尿酸値が上昇してきた。そう考える方が自然だろう。

　尿酸低下効果のあるARBとして、ロサルタンのエビデンスが集積されつつあり、日本高血圧学会『高血圧治療ガイドライン2014』でも言及されている。ロサルタンの尿酸低下作用は、平均0.7mg/dL下げるとされている。また、その効果は用量依存的で、尿酸値7mg/dL以上の患者において、1日量が25mgでは0.32mg/dL、50mgでは0.77mg/dL、100mgでは1.25mg/dL低下させたという報告もある（健康成人日本人男性24例を対象、ロサルタン単回投与4時間後に血清尿酸値の変化を測定した）[1]。

　「結構下げますね！　これは無視できない感じッスね」。ケンシロウも声を上げる。

　その作用機序を説明するに当たり、尿酸の排泄の仕組みを押さえておきたい。

　食事由来や体内で産生されたプリン体は、主に肝臓において、キサンチン酸化還元酵素（XOR）で代謝され、最終的に尿酸に変換される[2]。最終産物である尿酸の3分の1は腸管から、残りの3分の2が腎臓から排泄される[3]。日本人の高尿酸血症はこの尿酸排泄低下型のタイプが多いといわれている。

　尿酸は親水性の物質であり、脂質でできた細胞膜を通過することができない。そのためトランスポーターと呼ばれる膜蛋白質の働きを利用する[4]。腎臓に運ばれた尿酸は糸球体濾過を受けた後、近位尿細管にて尿酸トランスポーターURAT1

1) Eur J Clin Pharmacol. 1992;42:333-5.

2) この過程をブロックするのが、XOR阻害薬のアロプリノール（商品名ザイロリック他）やフェブキソスタット（フェブリク他）、トピロキソスタット（ウリアデック他）である（421ページ参照）。

3) 腎臓から尿酸の排泄を促進するのが、ベンズブロマロン（ユリノーム他）である。

4) トランスポーターについては6月（79ページ）参照

を介して管腔側から再吸収される。また同時に、尿酸トランスポーターURATv1を介して血管側へ分泌もされる。その結果、糸球体濾過量の約1割が尿中に排泄される。ベンズブロマロン（商品名ユリノーム他）は先のURAT1を阻害することで、尿酸の再吸収を抑え、尿酸の排泄を促進させる（in vitroでURATv1阻害作用も確認されている）。

そしてロサルタンも、URAT1を阻害することで、尿酸の排泄を促進させることが臨床的にも明らかになっている。つまりロサルタンはベンズブロマロンと同じURAT1阻害薬であるわけだ（図1）。その強度はベンズブロマロンには遠く及ばないが、プロベネシド（ベネシッド）には引けを取らないことが動物実験で示されている[5]。

「『ニューロタンはURAT1阻害薬』…っと。他のARBにはこの効果はないんですか？」あゆみさんはメモを取りながら質問を続ける。

5）生化学 2004;76:101-10.、J Biol Chem.2008; 283:26834-8.

図1

近位尿細管におけるトランスポーターを介した尿酸輸送モデル

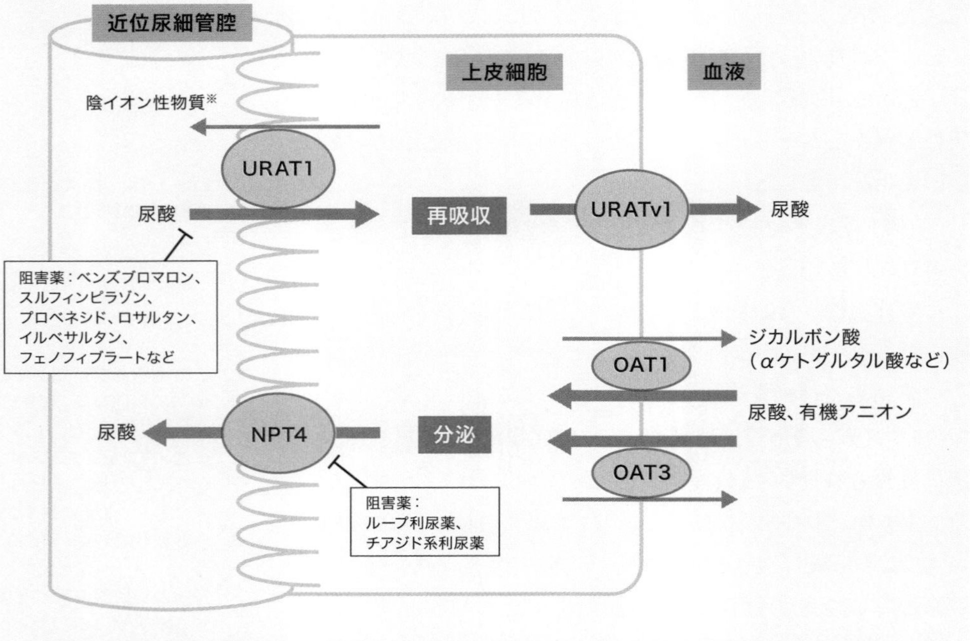

※モノカルボン酸（尿酸、低濃度サリチル酸など）、芳香族カルボン酸（ピラジンカルボン酸の活性型、ニコチン酸など）

（杉山正康編著『新版 薬の相互作用としくみ』（日経BP社、2016）p.169より引用
原著はNature.2002;417:447-52.、J Biol Chem.2010;285:35123-32.）

日本痛風・核酸代謝学会による『高尿酸血症・痛風の治療ガイドライン第2版』（2012年追補ダイジェスト版）では、降圧薬が血清尿酸値に及ぼす影響について紹介している（**表1**）。ここでは、尿酸値を下降させるARBはロサルタンのみとなっている。

しかし実は、イルベサルタン（アバプロ、イルベタン）もURAT1およびURATv1を阻害するという報告がある[6]。ただし、イルベサルタンの臨床での尿酸値低下作用については研究によって相違があり、見解が分かれている。イルベサルタン150～300mg/日を投与した海外の臨床試験[7]や、70％以上の患者に承認用量上限である200mg/日を長期投与した日本の研究[8]などでは尿酸値の有意な低下が認められていることから、尿酸排泄効果を得るためには高用量の服用が必要といえそうだ。

「へぇ～、同じARBでもちょっと違うんですね～」とあゆみさん。「次の質問いいですか。次もARB関連といえばそうなんですけど……」

6) J Pharmacol Sci. 2010;114:115-8.

7) Nefrologia.2008;28: 56-60.

8) 血圧 2011;18:1108-16.

表1

降圧薬が血清尿酸値に及ぼす影響

薬効分類	血清尿酸値に及ぼす影響
ロサルタン	下降
ロサルタン以外のARB	不変
ACE阻害薬	下降ないしは不変
カルシウム拮抗薬	下降ないしは不変
メチルドパ	不変
α1遮断薬	下降ないしは不変
β遮断薬	上昇
αβ遮断薬	上昇
ループ利尿薬	上昇
サイアザイド系利尿薬	上昇
ARB/サイアザイド系利尿薬配合薬	上昇ないしは不変

（『高尿酸血症・痛風の治療ガイドライン第2版』[2012年追補ダイジェスト版] より引用、一部改変）

2

ARBと利尿薬を
あえて単剤で処方する理由

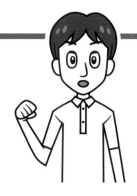

「ユウさん、JunJun先生と仲良いですよね？」あゆみさんの表情は今日の天気のように曇っている。「ちょっと気になることがあって……」

循環器科の潤先生、略してJunJun先生。本人もこの呼び名が気に入っているらしい。さて、JunJun先生にお伺いを立てる内容とは、一体何だろうか。

「JunJun先生って、ARBと利尿薬の合剤がお嫌いなんでしょうか。ARBとCa拮抗薬の合剤は使うのに」。あゆみさんは早口で続ける。

「この前、Nさんが薬の数が多いことを
気にされていたので、合剤に変えれば
見た目だけでも数が減っていいかなと思って、
そう教えてあげたんです。でも今日、JunJun先生に
ダメって言われちゃったみたいで……」

Nさんは最近定年退職したばかりの65歳の男性で、心筋梗塞の既往があり、たくさんの薬を服用している。惜しいのは、心筋梗塞がベースにあるにもかかわらず、ACE阻害薬による血管浮腫の副作用歴があるために、ARBを服用しているという点だ。空咳くらいなら、何度でもACE阻害薬にチャレンジしたいところだが、血管浮腫となると近づけない。

それはさておき。どれどれ、Nさんに処方されているのはARBのアバプロ錠100mg（一般名イルベサルタン）と利尿薬のナトリックス錠1（インダパミド）か。ということは、あゆみさんは、イルトラ配合錠LD（イルベサルタン・トリクロルメチアジド）をお薦めしたわけだな（**表2**）。

「あー、確かアバプロとナトリックスは大日本住友製薬、イル

表2

日本で販売されているARBの配合薬（先発医薬品、2016年12月現在）

ARB（主な商品名）		Ca拮抗薬		利尿薬		Ca拮抗薬＋利尿薬
		アムロジピン 5mg	アムロジピン 2.5mg	ヒドロクロロチアジド 12.5mg	ヒドロクロロチアジド 6.25mg	アムロジピン 5mg＋ヒドロクロロチアジド 12.5mg
ロサルタン（ニューロタン）	100mg			プレミネント配合錠HD		
	50mg			プレミネント配合錠LD		
カンデサルタン（ブロプレス）	8mg	ユニシア配合錠HD	ユニシア配合錠LD		エカード配合錠HD	
	4mg				エカード配合錠LD	
バルサルタン（ディオバン）	80mg	エックスフォージ配合錠		コディオ配合錠EX	コディオ配合錠MD	
テルミサルタン（ミカルディス）	80mg	ミカムロ配合錠BP		ミコンビ配合錠BP		ミカトリオ配合錠
	40mg	ミカムロ配合錠AP		ミコンビ配合錠AP		
アジルサルタン（アジルバ）	20mg	ザクラス配合錠HD	ザクラス配合錠LD			

ARB（主な商品名）		アゼルニジピン 16mg	アゼルニジピン 8mg			
オルメサルタン（オルメテック）	20mg	レザルタス配合錠HD				
	10mg		レザルタス配合錠LD			

ARB（主な商品名）		アムロジピン 10mg	アムロジピン 5mg	トリクロルメチアジド 1mg		
イルベサルタン（アバプロ、イルベタン）	200mg			イルトラ配合錠HD		
	100mg	アイミクス配合錠HD	アイミクス配合錠LD	イルトラ配合錠LD		

ARB（主な商品名）		シルニジピン 10mg				
バルサルタン（ディオバン）	80mg	アテディオ配合錠				

- 日本ジェネリック医薬品学会は配合薬の後発品の統一名称を公表している。
  プレミネント…ロサルヒド　ユニシア…カムシア　エカード…カデチア　エックスフォージ…アムバロ
  コディオ…バルヒディオ　ミカムロ…テラムロ　ミコンビ…テルチア
- 厚生労働省は2016年11月25日、「ミカトリオ配合錠の適正な使用についての指針」を出し、原則として、以下の併用療法を8週間以上継続して、有効性と安全性の観点から継続が妥当と主治医が判断した場合に、ミカトリオ配合錠への切り替えを検討することとしている。
  ①テルミサルタン80mg、アムロジピン5mg、ヒドロクロロチアジド12.5mgの単剤併用
  ②テルミサルタン80mg・アムロジピン5mg配合剤（ミカムロ配合錠BP）とヒドロクロロチアジド12.5mgの併用
  ③テルミサルタン80mg・ヒドロクロロチアジド12.5mg配合剤（ミコンビ配合錠BP）とアムロジピン5mgの併用

トラは塩野義製薬でしたよね。もしかして大日本住友のMRの子がかわいいからだったりして！」JunJun先生はどうも見くびられている。彼はそんなことで薬を決めたりはしない。あくまで循環器科の医師らしく、エビデンス重視なのだ。

「エビデンス！？　同じARBと利尿薬の組み合わせなのに？」

同じではない。利尿薬が違うのだ。

まずは利尿薬の分類から復習してみよう。

利尿薬は、化学構造式と作用機序の違いによって、サイアザイド利尿薬、サイアザイド類似薬、ループ利尿薬、カリウム保持性利尿薬に分類される（**図2**）。そして、サイアザイド利尿薬とサイアザイド類似薬を合わせて、サイアザイド系利尿薬と呼んでいる。合剤に用いられているヒドロクロロチアジド（HCTZ）やトリクロルメチアジド（TCMZ）はサイアザイド骨格を有するサイアザイド利尿薬、ナトリックス（インダパミド）はサイアザイド骨格を持たないサイアザイド類似薬に当たる。

次に、主なサイアザイド系利尿薬の特徴を比べてみよう（**表3**）。注目すべきは、各薬剤が有するエビデンスだ。2008年に発売中止になったクロルタリドン（CTD）が使えたなら、JunJun先生はそちらを使ったかもしれない。

CTD vs HCTZのメタ解析の結果[1]について、東京都健康長寿医療センター顧問の桑島巌氏は循環器疾患に関する大規模臨床試験や疫学研究を収録したウェブサイト「循環器トライアルデータベース」の中で次のようにコメントしている。

1) Hypertension. 2012;59:1110-7.

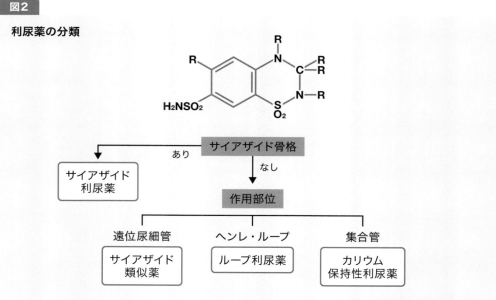

図2

利尿薬の分類

（薬理と治療 2003;3:641-9.より引用、一部改変）

> **心血管イベント抑制**
> －chlorthalidone は hydrochlorothiazide よりも心血管イベント抑制効果に優れる－
> サイアザイド類似薬であるクロルタリドンの降圧効果がサイアザイド利尿薬であるヒドロクロロチアジドよりも強いことは既に幾つか報告があるが、本メタ解析はそれを決定的に裏付ける成績を示している。クロルタリドンの心血管抑制効果は薬剤用量補正でも、降圧度補正でもヒドロクロロチアジドよりも有意に強いことが示されている。クロルタリドンを27人に5年間使用することで、1件の心

表3

主なサイアザイド系利尿薬の比較

分類	一般名（主な商品名）	単剤の効能・効果	作用発現時間	最大効果発現時間	効果持続時間	主な臨床研究の名称（報告年）
サイアザイド利尿薬	ヒドロクロロチアジド（ヒドロクロロチアジド）（配合剤：プレミネント、コディオ、エカード、ミコンビ、ミカトリオ）	高血圧症（本態性、腎性等）、悪性高血圧、心性浮腫（うっ血性心不全）、腎性浮腫、肝性浮腫、月経前緊張症、薬剤（副腎皮質ホルモン、フェニルブタゾン等）による浮腫	2時間	4時間	12時間	LIFE（2002）VALUE（2004）ACCOMPLISH（2008）
サイアザイド利尿薬	トリクロルメチアジド（フルイトラン）（配合剤：イルトラ）	高血圧症（本態性、腎性等）、悪性高血圧、心性浮腫（うっ血性心不全）、腎性浮腫、肝性浮腫、月経前緊張症	2時間	6時間	24時間	NICS-EH（1999）
サイアザイド類似薬	クロルタリドン（販売中止）	本態性高血圧	2時間	6時間	24時間	SHEP（1991）TOMHS（1993）ALLHAT（2002）
サイアザイド類似薬	インダパミド（テナキシル、ナトリックス）	本態性高血圧	－	2時間	24時間	PATS（1995）PROGRESS（2001）ADVANCE（2007）HYVET（2008）

（臨床と研究1999;76:60-5、日本医事新報2012;4577:84-7.を基に筆者まとめ）

血管イベントを回避させることができる（NNT＝27）。著者らはクロルタリドンの心血管予防効果は、降圧を超えたpleomorphic effectによるものかもしれないと結論付けている。

　我が国では残念ながらクロルタリドンは発売中止になっており、ARBの配合剤に使用されている利尿薬は全てヒドロクロロチアジドである[2]。しかし我が国では類似薬としてクロルタリドンと同等の降圧効果と心血管イベント抑制効果が期待できるインダパミドが使用可能である。

2）現在ではトリクロルメチアジドを使用した配合薬（イルトラ）もある。

トリクロルメチアジドは国産のためかエビデンスに乏しく、さらにヒドロクロロチアジドと同じサイアザイド利尿薬。片や、インダパミドはこのデータベースで"お墨付き"のサイアザイド類似薬。心筋梗塞の既往のあるNさんに対して、エビデンス重視のJunJun先生がインダパミドを選択したのもうなずける。

　脳卒中予防という点では、サイアザイド利尿薬とサイアザイド類似薬の効果に大きな差はない。しかし、心血管イベント抑制効果を期待するとなると、この両群は違うカテゴリーと捉えた方がいいだろう。このような結果を踏まえ、英国のNICE（National Institute for Health and Clinical Excellence）診療ガイドラインでは、次のように勧告している。「利尿薬を開始するか、利尿薬に変更する場合には、ベンドロフルメチアジドやヒドロクロロチアジドなどのサイアザイド利尿薬よりも、クロルタリドンやインダパミドなどのサイアザイド類似薬の方が望ましい」と。

　なぜこのような違いが生まれるのか。サイアザイド類似薬は側鎖の違いから、利尿作用によらないユニークな効果を示すことが知られている。インダパミドは、その化学構造に由来する直接的血管拡張作用と活性酸素（ヒドロキシラジカル）消去作用を有することが報告されている[3]。このようなサイアザイド類似薬の多機能性が"降圧を超えたpleomorphic（多形性の）effect"をもたらしているのかもしれない。

3）薬理と治療
　2003;3:641-9.

3 頭痛にも効果のあるブロプレス

「話は戻るけどさ、『薬の副作用じゃないの？』は面白いよね。患者さんにしてみれば、尿酸値が8mg/dLになるのは初めてで、最近変わったことといえば、降圧薬の変更しかないわけで」。今日はおとなしかったケンシロウは、独り言のようにつぶやいた後、しばらく黙って何かを思い出そうとしていた。

「それって、ブロプレスでも
　いつか似たようなことが起きるかもね」

「ん？　でもブロプレスには尿酸排泄作用はないですよ」。あゆみさんは不思議そうにしているが、僕には合点がいった。

以前、僕も経験したケース。そう、あれは転院してきたHさんに言われたことだった。Hさんは大手メーカーに勤めるエンジニアで、転勤のストレスからか血圧が高めの日が続いていた。そこで、服用していたブロプレス8mg（一般名カンデサルタンシレキセチル）からプレミネント配合錠LD（ロサルタン・ヒドロクロロチアジド）へと変更になった。

説明を終え、プレミネントを薬袋に入れようとしていた時だった。「これ（プレミネント）も片頭痛に効果がありますか？」そう質問されたのだ。

Hさんは前医で「片頭痛にも効果のある血圧の薬を出しておきましょう」と説明を受けて服用を続け、実際に片頭痛の頻度は減少していたという。そこで疑義照会を行い、僕が提案したエカード配合錠HD（カンデサルタン・ヒドロクロロチアジド）へと変更となったのだった。

実は、日本頭痛学会の『慢性頭痛の治療ガイドライン2013』において、カンデサルタンは片頭痛の予防効果のある薬剤（推奨グレードB：行うよう勧められる）として掲載され

ているのだ（**表4**）。

「ブロプレスから他のARBに切り替えた後で、片頭痛が起きたっていう訴えがあってもおかしくないでしょ」。ケンシロウはあゆみさんに得意げに説明する。

ARBの選択理由に特別な理由がある場合は、薬歴の表書き（フェースシート）に記載しておいた方がいいだろう。薬歴の情報が流れていってしまったら、途端に分からなくなってしまうからだ。

表4

片頭痛の予防薬（グループ別）

Group1 （有効）	Group2 （ある程度有効）	Group3 （経験的に有効）	Group4 （有効、副作用に注意）	Group5 （無効）
抗てんかん薬 　バルプロ酸 　トピラマート β遮断薬 　プロプラノロール 　timolol 抗うつ薬 　アミトリプチリン	抗てんかん薬 　レベチラセタム 　ガバペンチン β遮断薬 　メトプロロール 　アテノロール 　ナドロール 抗うつ薬 　fluoxetine Ca拮抗薬 　ロメリジン 　ベラパミル ARB/ACE阻害薬 　カンデサルタン※ 　リシノプリル※ その他 　feverfew（ハーブ） 　マグネシウム製剤 　ビタミンB_2 　チザニジン 　A型ボツリヌス毒素	抗うつ薬 　フルボキサミン 　イミプラミン 　ノルトリプチリン 　パロキセチン 　スルピリド 　トラゾドン 　ミアンセリン 　デュロキセチン 　クロミプラミン Ca拮抗薬 　ジルチアゼム 　ニカルジピン ARB/ACE阻害薬 　エナラプリル 　オルメサルタン	Ca拮抗薬 　flunarizine その他 　methysergide 　ジヒドロエルゴタミン 　melatonin 　オランザピン	抗てんかん薬 　クロナゼパム 　ラモトリギン 　カルバマゼピン Ca拮抗薬 　ニフェジピン β遮断薬 　アセブトロール 　ピンドロール 　アルプレノロール 　オクスプレノロール その他 　クロニジン

※推奨用量はカンデサルタン 8～12mg、リシノプリル 5～20mgとされている。

（『慢性頭痛の治療ガイドライン2013』p.150より引用）

4 夜間高血圧に向く降圧薬と服用時点

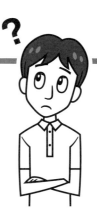

「JunJun先生の処方で、最後にもう1つだけ気になる症例があるんです」。ケンシロウの話をうなずきながら聞いていたあゆみさんが口を開く。

「ブロプレスを朝1錠飲んでいたMさん。
夜の血圧も高いから、夜の分を追加して
2錠分2にしましょうって言われたそうですが、
夜は絶対忘れるからって断ったんですって。
そうしたら、JunJun先生に『ブロプレスを改良した
新しい薬と、利尿薬が合わさった配合薬と、
どちらがいい?』って聞かれたらしいんです」

僕はMさんの薬歴を受け取り、経過を確認する。65歳男性。肥満傾向あり。40歳より2型糖尿病の治療を開始。最近では軽度慢性腎臓病(CKD)の指摘もあり、JunJun先生から減量と減塩の指導を受けている。

JunJun先生は夜間高血圧を視野に入れ、ブロプレス(一般名カンデサルタンシレキセチル)を2錠、分2に変更しようとして、患者さんに断られてしまったわけか。それにしても患者さんに選ばせるとは、JunJun先生らしい。「1人で納得していないで、説明をお願いします」と、あゆみさんは先を急かす。

昼間と夜間での血圧変化は、血圧日内変動といわれ、昼間の血圧(平均値)に対する夜間の血圧(平均値)の変化度によって、次のように分類されている。昼間の血圧と比較して、夜間血圧の低下の程度が10～20％のタイプをdipper型、0～10％をnon-dipper型と呼ぶ[1]。また、正常血圧者の多くはdipper型であり、他の型に比べて臓器障害や心血管イベントなどのリスクが低いことが知られている。

1) ちなみに、20％以上低下するものをextreme dipper型、夜間の方が上昇するものをriser型と呼ぶ。

糖尿病やメタボリックシンドロームなどの患者においては、食塩感受性が高く、ナトリウム貯留傾向にある。また、食塩感受性の亢進はCKDに伴って生じやすいことも知られており、心腎連関の大きな要因と考えられている。これらの患者群では、自由行動下血圧測定（ambulatory blood pressure monitoring；ABPM）で評価した場合、夜間高血圧（non-dipper型）のパターンを呈することが多い。

「Mさんは糖尿病もあるしメタボですから、non-dipperの可能性が高いですね」。あゆみさんの飲み込みは早い。

レニン・アンジオテンシン（RA）系阻害薬の単剤で24時間の降圧を図る場合、考慮すべきは降圧効果の持続時間の長さだ。Mさんの服用していたカンデサルタンは、半減期が6〜13時間と短く、AT_1受容体とも解離しやすい（**表5**）。つまり、カンデサルタンの朝1回投与では、non-dipper型からdipper型への正常化は難しい。そこで、JunJun先生はカンデサルタン2錠、分2での処方を提案したわけだ。これはMさんにあっけなく拒否されたわけだが。

次なる案が「カンデサルタンを改良した新しい薬」。これはきっとアジルサルタン（アジルバ）のことだろう。カンデサルタンの組織移行性を高め、AT_1受容体から解離しにくくし、高い降圧効果に加え長い持続時間を実現したのがアジルサルタンだからだ。

テルミサルタン（ミカルディス）とアジルサルタン以外のARBは、いずれも化学構造式にテトラゾール基を持つ。カンデサルタンのテトラゾール基をオキサジアゾール基に置換したものがアジルサルタン（**図3**）。この変更によって、脂溶性が3.8倍（分配係数2.09→7.94）と高まり、バイオアベイラビリティ（BA）や組織移行性が向上し、さらに、AT_1受容体から解離しにくくなった。

降圧効果の持続性は半減期だけではなく、組織移行性や受容体からの解離のしにくさなどの様々な要因で決定される。血圧のトラフ/ピーク比（T/P比）もその目安となる。本態性高血圧患者622人をアジルサルタン群（20mgを8週間投与後40mgに増量）とカンデサルタン群（8mgを8週間投与後12mgに増量）に無作為に分けて計16週間治療し、0週と14週時点においてABPMを実施し得た273例の24時間血圧推移などを検討した二重盲検比較試験の結果、収縮

表5

各ARBの薬物動態パラメータと排泄経路

一般名	臨床用量(mg)	BA(%)	Tmax(時間)	Cmax(ng/mL)	$t_{1/2}$(時間)	蛋白結合率(%)	排泄率(%) 糞	排泄率(%) 尿	経口投与後の代謝の関与
ロサルタン	25〜100	29〜43	1〜1.5	250	1〜3	98.7	65	35	主に代謝物で排泄
カンデサルタン	4〜12	(15)	2〜5	100	6〜13	99.5	67	33	主にカンデサルタンとして排泄
バルサルタン	40〜160	10〜35	2〜4	200	6〜10	95	80	20	主に未変化体で排泄
オルメサルタン	5〜40	26	2	500	18	99.6	65	35	主にオルメサルタンとして排泄
テルミサルタン	20〜80	30〜60	0.5〜1	280	21〜38	99.5	98	2	主に未変化体で排泄
イルベサルタン	75〜300※	60〜80	1.3〜3	3300	11〜18	90	80	20	主に代謝物で排泄
アジルサルタン	20〜40	75	1.2〜2.9	1500〜5700	11.5〜14.6	99.5	52.6	29.3	未変化体と代謝物で排泄

※日本での最大用量は200mg

（血圧 2013;20:890-3. より引用、一部改変）

図3

カンデサルタンとアジルサルタンの化学構造式

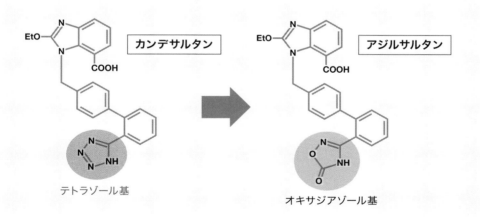

期血圧、拡張期血圧のT/P比はそれぞれアジルサルタン群で0.95、0.97、カンデサルタン群は0.82、0.75だった[2]。

そして、JunJun先生の3つ目の案である利尿薬の配合薬。結局、Mさんにはこのカンデサルタンとヒドロクロロチアジドの配合薬（エカード他）が処方されることになる。

カンデサルタンにヒドロクロロチアジド6.25mgを追加す

2) Hypertens Res. 2012;35:552-8.

ると、夜間の高血圧が是正され、non-dipper型の割合が減少することが報告されている[3]。RA系阻害薬とサイアザイド系利尿薬の併用は、たとえRA系阻害薬の半減期が短くとも、朝1回の服用で、夜間高血圧や血圧の日内リズムを考慮した降圧治療を可能にしている。

以前は糖尿病患者に対するサイアザイド系利尿薬の使用が避けられていた時代があった（高用量のサイアザイド系利尿薬は耐糖能異常をもたらし、二次性の糖尿病を引き起こす）。しかし近年、ALLHAT試験やSHEP試験などの大規模臨床試験により、1/4〜1/2くらいの低用量を用いることにより、降圧効果の大きな減弱を伴うことなく、代謝系の副作用リスクを最小化できることが確認されている。

『高血圧治療ガイドライン2014』においても、糖尿病を合併する高血圧の治療計画（降圧目標130/80mmHg未満）として、第一選択薬にはRA系阻害薬であるACE阻害薬とARBの使用を推奨しており、降圧が不十分な場合にはRA系阻害薬の増量、もしくは二次選択薬としてCa拮抗薬あるいは少量のサイアザイド系利尿薬の併用、さらに降圧を要する場合は3剤を併用するよう記載されている。Ca拮抗薬は冠動脈を中心とする心血管リスクの軽減[4]、少量のサイアザイド系利尿薬は食塩感受性の解除が目的である。サイアザイド系利尿薬は、夜間高血圧を効果的に降圧し、dipper型へと正常化させることが報告されている[5]。

RA系活性が上昇する夜間から早朝にかけての時間帯に、ARBやACE阻害薬などのRA系阻害薬を効かせることで、薬の効果を最大限に活かす治療法を「時間降圧療法」という。半減期の長いテルミサルタンでも、夜服用群が朝服用群に比べて有意に夜間の血圧を下げると報告されている[6]。ARBを夜間の降圧に用いる場合は、朝服用よりも夜服用の方が適しているといえるだろう。

「JunJun先生も色々考えてるんだ」。ケンシロウは腕組みして鼻息を漏らす。「服用時点にもやっぱり意味があるんスね」

最後にもう1つ。dipper型以外の血圧日内変動が心血管イベントなどのリスクであることは間違いないが、RA系阻害薬やサイアザイド系利尿薬などでnon-dipper型をdipper型へと正常化させることで予後が改善するかどうかは現時点では不明であり、今後の検討が待たれるところだ。

---

3) Blood Press Monit. 2010;15:308-11.

4) Ca拮抗薬は服用時間にかかわらず昼間と夜間の血圧を同程度に低下させるので、血圧日内リズムに及ぼす影響は小さい。

5) Circulation.1999; 100:1635-8.

6) 24時間平均血圧は朝服用群でも夜服用群でも変わらない。
（Hypertension.2007; 50:715-22.）

5 ミカルディスがNASHに効くメカニズム

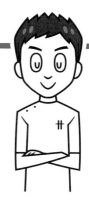

「さっき、『ミカルディスとアジルバ以外のARBは
テトラゾール基を持つ』って言ってましたよね。
この構造式の違いは、作用には影響しないんですか」

あゆみさんはスマホを操作しながら質問する。

ARBの構造式を並べてみると、テルミサルタンではテトラゾール基がカルボン酸基になり、ビフェニルカルボン酸基を形成していることが分かる（**図4**）。また、1-メチルベンズイミダゾール基を有し、これらはAT_1受容体結合能の向上に寄与していると考えられる。

だが、テルミサルタンのこの構造上の特徴は、基本性能以外にも、他のARBにはない効果をもたらすことになる。それがペルオキシソーム増殖因子活性化受容体（PPAR）γ活性化作用だ[1]。

PPARγ活性化作用といえば、そう、ピオグリタゾン塩酸塩（商品名アクトス他）のインスリン抵抗性改善作用として知られている。この作用に必要な化学構造上の特徴は、チアゾリジンジオン環やカルボキシル基などの負電荷と、疎水性構造であるといわれている。テルミサルタンはPPARγアゴニストと類似した構造を持っている[2]（**図5**）。

そして、近年このピオグリタゾンが、非アルコール性脂肪性肝疾患（NAFLD）や、その1つである非アルコール性脂肪肝炎（NASH）に有効である可能性が注目されている。NAFLDは肥満、脂質異常症、糖尿病、高血圧などの合併症を伴うことが多い。ピオグリタゾンはPPARγを活性化させ、脂肪細胞の小型化の促進、炎症性サイトカインの産生抑制、アディポネクチンの分泌増加といった作用と示すと考えられている。

1) Hypertension. 2004;43:993-1002.
   血圧 2008;15:1084-8.

2) Expert Opin Pharmacother.2008;9: 1397-406.

図4

各ARBの構造式

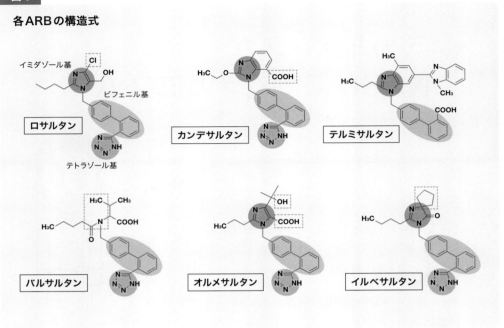

図5

テルミサルタンとピオグリタゾンの構造式の比較

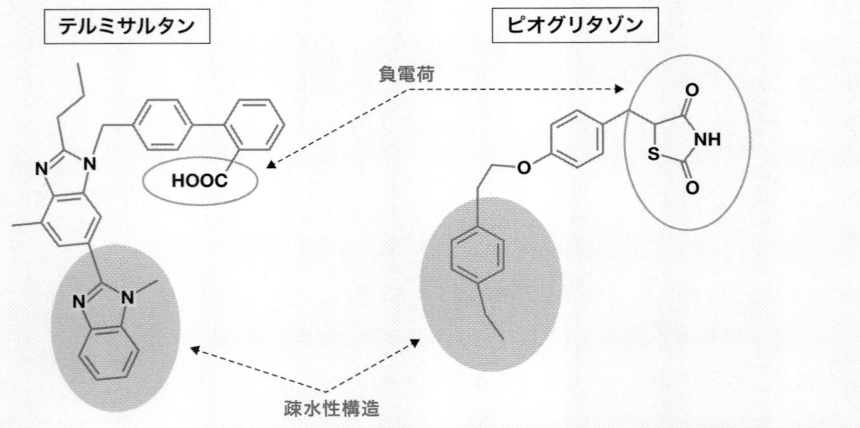

(Expert Opin Pharmacother.2008;9:1397-406より引用)

日本消化器病学会の『NAFLD/NASH診療ガイドライン2014』[3]においても、「ピオグリタゾンは比較的短期間の投与でNASHの肝機能および組織像を改善する。インスリン抵抗性を合併するNASH症例への投与は有益性が認められるため投与することを提案する」（推奨の強さ2［実施することを提案する］、エビデンスレベルA［質の高いエビデンス］）と記載されている。

そして、同ガイドラインではNAFLD/NASHに対するARBの有効性についても言及している。それによると、「高血圧症を有するNASH患者においてARBの投与が肝機能と肝組織を改善させるため投与することを提案する」（推奨の強さ2、エビデンスレベルC［質の低いエビデンス］）となっている。

NASH発症には肝星細胞を介した炎症や繊維化の関与が知られている。この肝星細胞にはAT₁受容体が存在しており、アンジオテンシンが結合することで星細胞が活性化される。故に、ARBをNASH患者に投与することで肝臓の炎症や繊維化の抑制が期待できる。

と、ここで話をテルミサルタンに戻す。同薬はドラッグエフェクトとして、PPARγの活性化を介したインスリン抵抗性改善作用が期待できる。テルミサルタンのPPARγ最大活性化能はピオグリタゾンの25～30％とされるが、ARBの中では有意に高い（in vitro実験）。ということは、NASH症例にARBを選択する際に、オススメのARBといえるのではないだろうか。

実際、バルサルタン80mgとテルミサルタン20mgのNASH改善効果を調べた研究では、20カ月の治療により両群とも血清ALTが有意に低下し、両群間で差は見られなかった。また、NAS（NASH histological activity score）はテルミサルタン群で低下が大きく、著者らは「ARBは高血圧を伴うNASHの治療に有用である。テルミサルタンは、その特異的なPPARγ活性化作用により、より高い組織学的改善とインスリン抵抗性の改善を示した」と結論している[4]。

なお、イルベサルタンも、テルミサルタンとは異なる結合様式でPPARγ活性化作用を示すことが知られている。両剤はAT₁受容体を発現していない細胞においてもPPARγを活性化させており、selective PPAR modulators（SPPARMs）とも呼ばれている[5]。

3) ガイドラインでは、肥満と基礎疾患がないNASHに対してビタミンEの投与を推奨している（推奨の強さ2、エビデンスレベルA）。ビタミンEは、NASH進展に関わりが深いとされるフリーラジカルに対して拮抗的に作用し、血液生化学検査値だけでなく肝組織も改善する。基礎疾患がある場合も、その適応薬剤にビタミンEを適宜追加するように勧められている。
なお、NASHは他の慢性肝炎と異なる機序で起こるとされ、C型肝炎などの慢性肝炎の治療薬であるウルソデオキシコール酸は、常用量ではNASHに対して効果がない。

4) World J Gastroenterol. 2009;15:942-54.

5) Circulation.2004;109: 2054-7.、Progress in Medicine2009;29: 1992-7.

PPARγが活性化されると、アディポネクチンの分泌量が増加する。これがインスリン抵抗性の改善につながることはよく知られているが、実は腎保護作用にも寄与している可能性が示唆されている。そして、イルベサルタンはARBの中で腎組織移行性が高く、ピーク時の血漿中濃度の1.6倍程度となっている（ロサルタンも1.4倍と高く、その他のARBは血漿中濃度よりも低い）。

　イルベサルタンには2型糖尿病腎症における腎保護作用を証明したIRMA-2やIDNTといった大規模臨床試験がある。先の機序により、イルベサルタンには、クラスエフェクトとしてのARBの腎保護作用に加え、ドラッグエフェクトとしての腎保護作用があるかもしれない。

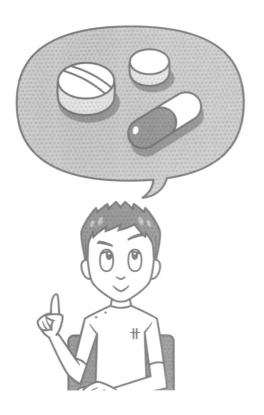

アルドステロン・ブレイクスルーを起こしにくいオルメテック

「ドラッグエフェクトって何ですか？」

「ARBであれば降圧効果のように、薬効分類で共通した効果のことをクラスエフェクト、それとは異なる個々の薬剤特有の効果をドラッグエフェクトって言うんだよ」。ケンシロウがあゆみさんに説明する。「ニューロタンの尿酸排泄効果やミカルディスのPPARγ活性化作用などがそれに当たるわけだね」

ARBのドラッグエフェクトといえば、もう1つ話題がある。これを紹介して今日は最後にしよう。キーワードは「アルドステロン・ブレイクスルー」だ。

アルドステロン・ブレイクスルーと呼ばれるこの現象は、RAAS（レニン・アンジオテンシン・アルドステロン系）の問題点の1つだ。

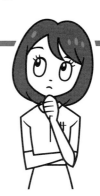

> **アルドステロン・ブレイクスルー**[1]
>
> RAAS阻害薬の降圧と臓器保護効果はアンジオテンシンⅡ（AngⅡ）およびアルドステロンの心血管作用の抑制による。その効果は投与期間中持続するが、一部の症例では投薬後にいったん抑制されていた血中アルドステロン濃度が治療の前値を超えて上昇することがある。これは"アルドステロン・ブレイクスルー現象"と称され、ACE阻害薬およびARBに共通して認められ、いったん抑制されていた心肥大や蛋白尿が再び治療前の状態に戻ることがある。

1) 医学のあゆみ
2009;228:573-6.

実にACE阻害薬を投与した患者の10～50％、ARBを投与した患者の40～50％が、アルドステロン・ブレイクスルーを起こしているというデータがある（**表6**）。

表6

アルドステロン・ブレイクスルーに関する報告の概要

試験	対象	うっ血性心不全	慢性腎疾患	RAAS（レニン・アンジオテンシン・アルドステロン系）阻害	アルドステロン・ブレイクスルーの定義	アルドステロン・ブレイクスルーの発生率
Lee et al. (1999)	22	あり	なし	ACE阻害薬を18カ月間にわたり最大耐薬量まで漸増法により投与	18カ月後アルドステロン＞80pg/mL※	23%（5/22）
MacFadyen et al. (1999)	91	あり	なし	「安定的ACE阻害薬療法」を4週間以上実施	4週間以後アルドステロン＞144pg/mL※	38%（35/91）
Sato and Saruta (2001)	75	なし	なし	ACE阻害薬を40週間投与	40週間後アルドステロン≧ベースライン値	51%（38/75）
Cicoira et al. (2002)	141	あり	なし	ACE阻害薬を6カ月間以上投与	6カ月以後アルドステロン＞0.42nmol/L※	10%（14/141）
Tang et al. (2002)	75	あり	なし	エナラプリル2.5mg1日2回または20mg1日2回を6カ月間投与	6カ月後アルドステロン≧160pg/mL※	35%（26/75）
Sato et al. (2003)	45	なし	あり	目標血圧130/85mmHgに到達するまでトランドラプリルを40週間にわたり漸増法により投与	40週間後アルドステロン≧ベースライン値	40%（18/45）
Schjoedt et al. (2004)	63	なし	あり	ロサルタン100mg/日を24〜42カ月間投与	24〜42カ月後アルドステロン≧ベースライン値	41%（26/63）
Horita et al. (2006)	43	なし	あり	テモカプリル1mg/日またはロサルタン12.5mg/日またはこれらを併用して12カ月間投与	12カ月後アルドステロン≧ベースライン値	53%（23/43）

※通常量のナトリウムを摂取する健常人では、血漿アルドステロン値は50〜150pg/mL（0.139〜0.416nmol/L）。

（Nat Clin Pract Nephrol.2007;3:486-92より引用）

　アルドステロン・ブレイクスルーの機序（仮説）は、簡単にいえばこうだ。ARBがAT₁受容体に結合すると、負のフィードバック機構が働いてレニン活性が高まり、血漿アンジオテンシンIIの濃度が上昇する。すると、過剰なAT₂受容体の刺激、つまりアルドステロンの分泌が起こる。

　しかし、実はARBで唯一、オルメサルタンだけはアルドステロン・ブレイクスルーを起こしにくいとされている。実際、オルメテックのインタビューフォームの「薬効薬理に関する項目」には、次のような記載がある。

> **内分泌指標・血清脂質・耐糖能・腎循環動態**
> 　軽症・中等症本態性高血圧症外来患者 26 例に、オルメサルタン メドキソミル 5〜40mg を 1 日 1 回朝食後 1 年間経口投与した。
> 　血漿レニン活性は 6 カ月時以降有意に上昇していた（$P<0.05$）。アンジオテンシン I は 12〜16 週時および 6 カ月時で平均値の上昇が認められた後、1 年時では有意に減少しており（$P=0.001$）、アンジオテンシン II は 1 年時において有意に低下していた（$P<0.001$）。
> 　血漿アルドステロンは観察期と比較して 12〜16 週時以降平均値の低下が認められ、6 カ月時において有意に低下していた（$P=0.014$）。

「普通、ARB を投与すると、
　アンジオテンシン II の濃度って上がりますよね。
　これって ARB に共通じゃないんですか？」

　ケンシロウも驚く。どうやら、オルメサルタンのこのドラッグエフェクトは知らなかったようだ。「ブレイクスルーどころかアルドステロン減っちゃうんスか？　どうしてなんです？」
　ケンシロウが疑問に思うのも無理はない。教科書的な RAAS の知識だけでは、この結果は理解できない。それはもう古典的なものなのだ。現在の RAAS のカスケードは、**図 6** のように広がっている。
　「左側は私にも分かりますけど、右側は……ACE2 なんてあるんですね！」
　あゆみさんは良いところに目を付けた。その ACE2 が今回の肝なのだ。
　ARB の投与によって増えているアンジオテンシン II は、通常、AT_2 受容体を刺激することになり、アルドステロン・ブレイクスルーの引き金となる。しかしオルメサルタンでは、増えるはずのアンジオテンシン II が減っている。その答えが、この ACE2 なのだ。オルメサルタンではこの ACE2 が活性化しており、図 6 のカスケードが右に流れていくことになる。
　その結果、アンジオテンシン II は、ACE2 によって Ang(1-7) に変換され、AT_2 受容体を刺激しにくくなる。つまり、アルドス

図6

レニン・アンジオテンシン・アルドステロン系の概略

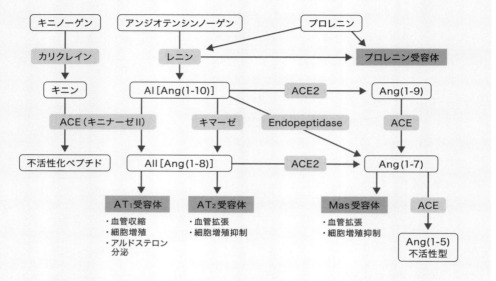

AⅠ：アンジオテンシンⅠ　　AⅡ：アンジオテンシンⅡ　　Ang：アンジオテンシン

（Medicina2010;47:1199-203.より引用）

テロン・ブレイクスルーを起こしにくくなるわけだ。

では、産生されたAng(1-7)はその後どうなるのか。Ang(1-7)はMas受容体に作用し、血管拡張による降圧や臓器保護に多面的に働くことになる。このACE2活性によるアンジオテンシンⅡ濃度低下からのAng(1-7)-Mas受容体への一連の流れは、ARBの新たな作用点として注目を集めている。

> このアルドステロン血中濃度の上昇はアルドステロン・ブレイクスルーと呼ばれており、心血管障害を進展させる有害事象の1つとして懸念されている。事実、カンデサルタンやバルサルタン投与により、血中アンジオテンシンⅡ濃度は上昇した状態が持続する。しかしながら、オルメサルタンはカンデサルタンあるいはバルサルタンとは異なり、その持続投与の早期から血液中のアンジオテンシンⅡ濃度を低下させる。（中略）そのため、オルメサルタンは、アルドステロン・ブレイクスルーを回避できる薬物として評価されている[2]。

2）日薬理誌
2016;147:120-1.

しかし、なぜオルメサルタンだけが新たな作用点を、つまり、臨床においてACE2活性を持ち得るのか。構造式の違いを指摘する意見もあるが、本当のところは分からない。実はロサルタンにおいてもラットを用いた実験でACE2活性が認められている。ただし、その用量は臨床用量をはるかに超えている[3]。たまたまオルメサルタンは、臨床用量で新たな作用点を獲得できたのかもしれない。

3) Hypertension. 2004;43:970-6.

　「う～ん、難しいですね」。あゆみさんはこころもち顔を傾け、苦笑いを浮かべている。頭を使っているうちに体が温まったようで、気づけば3人ともコタツの布団をめくって腕まくりをしていた。

　では、復習も兼ねて、最近の話題を提供しよう。僕は2人の前にオルメテックのパンフレットを広げる。もちろん元文献[4]も用意しているので、それも添える。

4) Ann Thorac Cardiovasc Surg.2016;22:161-7.

　「どれどれ。『オルメテックの長期にわたる安定した降圧効果　CHAOS study』。オルメテックとアジルバのクロスオーバー試験ですね。どっちが最強のARBかを決めようって感じですか？」

　残念ながらそうではない。

　まずは、CHAOS studyの試験概要を見ていこう。

　対象は、心臓手術後安定している外来患者で、本態性高血圧によりオルメサルタンを1年以上服用し、家庭血圧が140/90mmHg以下にコントロールされている患者60例（最終解析対象症例57例）。対象患者を無作為に2群に分け、オルメサルタンまたはアジルサルタンを12カ月間投与した後、薬剤をクロスオーバーし、さらに12カ月間投与を行った。オルメサルタン並びにアジルサルタンは、試験開始前のオルメテックの投与量と同用量を1日1回朝投与した。なお試験期間中、早朝家庭血圧が140/90mmHgを超えた場合は、Ca拮抗薬を追加している。

　「早朝家庭血圧が140/90mmHgを超えたらCa拮抗薬を追加していい、ということは、降圧効果の違いを見たいわけではないんですね」。あゆみさんが指摘する。

　その通り。評価項目は、主要評価項目が「血漿中レニン活性、血漿中アンジオテンシンⅡ、血漿中アルドステロン」、副次評価項目が「早朝家庭血圧、診察室血圧、左室重量計数（LVMI）」だ。

結果を見る前に、もう少し試験内容について吟味しよう。アルドステロン・ブレイクスルーというのは、その多くが大体半年から1年で起こるといわれている。このCHAOS studyのクロスオーバー試験が1年ごとの計2年で設定されているのは、このアルドステロン・ブレイクスルーを見たかったからなのだ。

Ca拮抗薬の追加投与はオルメサルタン群で4例（4回）、アジルサルタン群で12例（20回）。アジルサルタン群におけるCa拮抗薬の追加は、試験開始8カ月以降になされている。一般的にはアルドステロン・ブレイクスルーと血圧には相関がないといわれているが、もしかすると、これもアルドステロン・ブレイクスルーと関連があるのかもしれない。

では、結果を見てみよう。このCHAOS studyの対象患者は心臓手術後の安定している外来患者と、ある程度RA系活性の高い患者群ではあるものの、オルメサルタンはアジルサルタンに比べ、血漿中のレニンやアンジオテンシンⅡ、アルドステロン濃度を有意に下げ（主要評価項目、図7）、心肥大を有意に抑制する（副次評価項目、図8）ことが確認されている。アルドステロン・ブレイクスルーを起こしてしまうと臓器保護作用を減弱させる、そのことを裏付けるような結果となっている。

そもそもなぜこの試験を行ったのか。前半で確認したように、RAASにはACE/アンジオテンシンⅡ/AT_1受容体系に拮抗するACE2/Ang(1-7)/Mas受容体があり、オルメサルタンとアジルサルタンは、動物実験においていずれもAng(1-7)を

図7

CHAOS studyの結果：1年後のRA系パラメータ

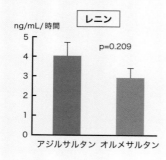
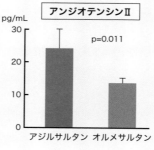
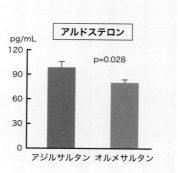

（Ann Thorac Cardiovasc Surg.2016;22:161-7.より引用、図8とも）

増加させるという報告がある。果たして臨床ではどうなのか。CHAOS試験の目的は、これを見ることにあった。その結果、臨床においては、オルメサルタンがアルドステロン・ブレイクスルーを起こしにくいというドラッグエフェクトを持つことが確認できたわけだ。

ARBを長期に投与しており、アルドステロン・ブレイクスルーが疑われる場合、アルドステロン拮抗薬の併用を考慮すべきだろう。そして、それができないときの次の一手、つまり次善の策として、アルドステロン・ブレイクスルーを起こしにくいオルメサルタンという選択肢があることを覚えておきたい。

次善の策をどれだけ用意できるか。それが、いざというときにモノを言う。

図8

CHAOS studyの結果：1年後の左室重量係数

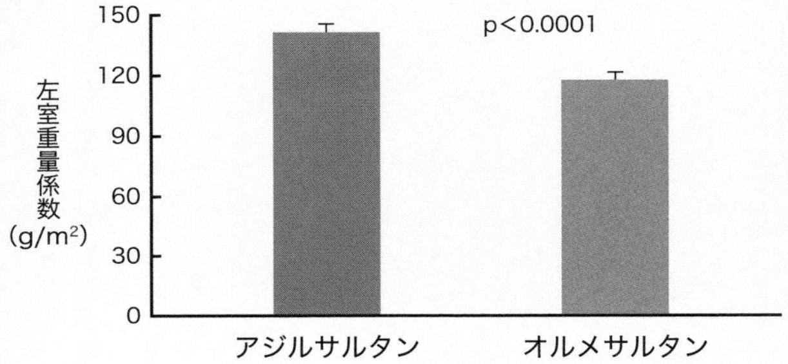

(アジルサルタン 約140 g/m² vs オルメサルタン 約118 g/m², $p<0.0001$)

Column

バイオアイソスターって何ですか？

322ページ図4では、ARBの化学構造式を比較した。カルボン酸（-COOH）とテトラゾール基、そしてオキサジアゾール基。この薬理活性に重要な部分構造は、一見全く違うもののように見えるが、生体にとってはそうではないらしい。生物学的に同じ役割を果たす他の部分構造、これをバイオアイソスター（bioisostere、生物学的等価体）と呼ぶ。主なバイオアイソスターを図S1に示す。

> バイオアイソスターは、"薬物の重要な薬理活性に影響を与えることなく、他の官能基で置き換えられるのに用いられる化学官能基である"と定義されたが、最近では単に"似ている"という広い意味で使われることもある。この際に用いられるバイオアイソスターについては、医薬品研究の歴史を通じて明らかにされてきたものであるが、立体的あるいは電子的性質が類似している官能基同士に生物活性に類似性が認められる場合が多い[1]。

1）長野哲雄ほか編『創薬化学』（東京化学同人、2004）p.134-5

ARB開発の歴史をひもとくと、もともとカルボン酸だった所を、経口吸収性を改善するためにテトラゾール基に変換して登場している（図S2）。つまり、テルミサルタンは例外的存在なのだ。

テルミサルタンのPPARγ活性化作用というドラッグエフェクトにはカルボン酸の存在が関与していた。そして、このカルボン酸だが、実に多くの薬に採用されている部分構造でもある。それには次のような理由があるらしい。

1月 — ARBの薬理にまつわるエトセトラ

図S1　代表的なバイオアイソスター

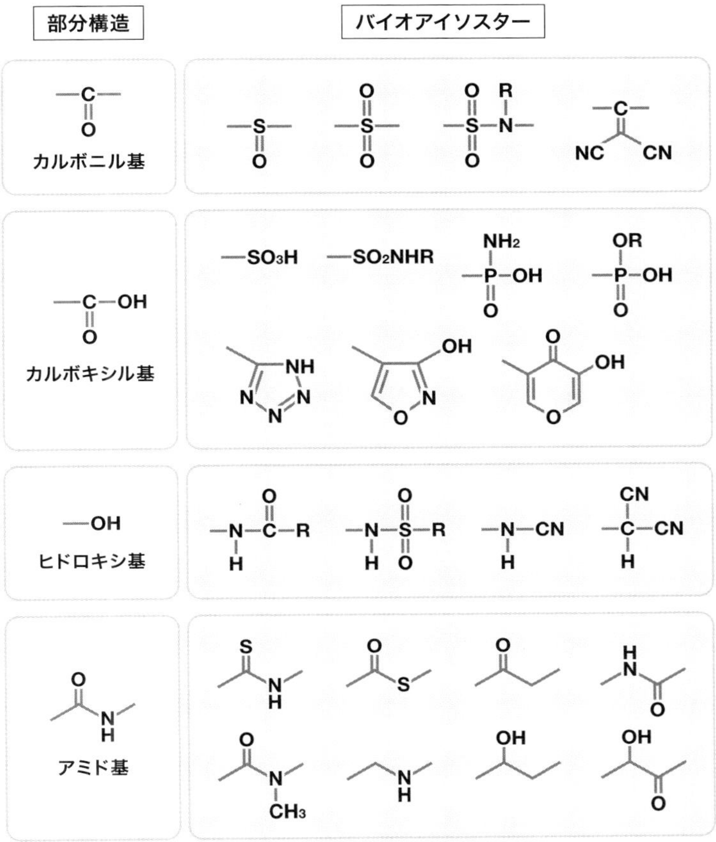

（長野哲雄ほか編『創薬化学』[東京化学同人、2004] p.134-5 より引用）

図S2　ロサルタンの開発

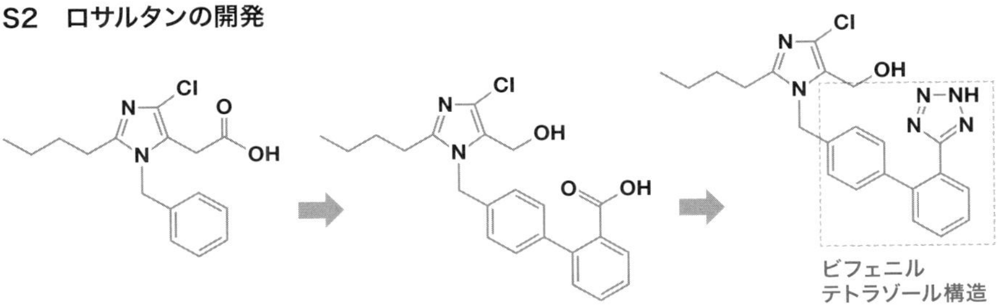

ビフェニルテトラゾール構造

ロサルタン

（佐藤健太郎著『創薬科学入門―薬はどのようにつくられる?』[オーム社、2011] p.131 より引用）

> 現代の医学でも生理活性物質の働きや役割がいまだにはっきりと解明されていないものがたくさんあり、そしてそれらの生理活性物質にはカルボン酸をもつものが多く存在します。したがって、化学構造中にカルボン酸が導入された薬剤には、偶然にもそれら生理活性物質にかかわる未知の薬理作用を獲得する可能性があり、結果的に本来目的とする薬理作用に「プラスα」の作用が付加されることが期待できるのです[2]。

このARBの構造活性相関の話題は、今の（6年制薬学教育を受けている）薬学生にとっては薬剤師国家試験に出題される、いわば当たり前の話なのだそうだ。

2）浅井考介、柴田奈央著『くすりのかたちーもし薬剤師が薬の化学構造式をもう一度勉強したら』（南山堂、2013）p.139-40

Column

コンプライアンスという概念を使いこなせていますか

　オーディット（症例検討会）をやったことがあるだろうか。もちろん全症例にはできないが、気になった症例だけでも、ちょっとした空き時間にやってみると面白い。

　「ちょっと悩んでいる症例があるんですよね〜」。ある晴れた寒い日、患者さんの波が途切れたタイミングを見計らって、あゆみさんが薬歴を持ってやってきた。

　彼女が悩んでいるというのは、60歳の女性Dさんのこと。高血圧で通院中。処方薬は、後発品のアムロジピン錠5mgと、ディオバン錠40mg（一般名バルサルタン）の2種類。いずれも朝食後に1錠ずつ服用と、処方は至ってシンプルだ。

　「半年前に血圧が150/90mmHgと高かったので、後からディオバンが追加になっているんですけど、実は最近、ディオバンを飲んでいないってカミングアウトされちゃって。いわゆる、ノンコンプライアンスってやつですね。それで、臓器保護作用とかでなんとか説得を試みたのですが、うまくいかなくて……。報道の影響なんでしょうかね。後発品のバルサルタンへの変更を勧めてみればよかったかしら？」

　最後の方は独り言だったのか。早口のあゆみさんの説明に、僕の頭は着いていくのがやっとだ。自然と、頭の回転が速いケンシロウが、あゆみさんの早口を引き受ける形になる。

　「Dさんの血圧はどうなの？」
　「副作用を疑うような症状はない？」
　「Dさんはどうして飲んでないって言ってた？」

1) 2012〜13年にかけて、JIKEI HEART studyやKYOTO HEART studyといったディオバン関連の臨床研究の不正が発覚した事件。日本の臨床研究に対する世界的な信用を失墜させるきっかけとなった。

2) 277ページ参照

「このことをドクターは知っているの？」
「Dさんはディオバン問題[1)]のことは何か言ってた？」

　ケンシロウはあゆみさんに対し、北斗神拳のごとく、矢継ぎ早に質問を浴びせる。そう、情報が全然足りないのだ。
　あゆみさんは、「Dさんが実は最近、ディオバンを飲んでいない」という情報にフォーカスした。これはSOAPでいうところのS情報。この時点で既にあゆみさんは、仮のA情報[2)]を想定していたようだ。それは、「いわゆるノンコンプライアンスってやつですね」という発言からうかがえる。
　この想定自体が悪いわけではない。問題は、ケンシロウがあゆみさんに質問したようなO情報を得ないまま、つまり仮のAを確定させないまま、服薬指導に踏み切ったことにある。

「今の血圧は120／80mmHgと悪くはないです」
「副作用とか気になる症状はないそうです」
「血圧は高くないからディオバンは飲んでない、って
　言ってましたけど……」
「ドクターにはたぶん言ってないと思います」
「ディオバンの報道は知ってるんじゃないですかね？
　あれだけ騒がれていたし」

「う〜ん、どうしようかね。次回、Dさんの気持ちとかをもっと丁寧に伺った方がいいかもね」。ケンシロウは親しみを込めた口調で続ける。「ドクターには言ってなさそうだね。残薬の確認や調整を利用してドクターに伝えるのも手だよ。あと、Dさんには降圧薬の併用の利点を訴えるのもアリかな。1つのお薬の量を増やしていくよりも、違うお薬を併用した方が効果も良くて副作用も少なくなります、って」
　さすがはケンシロウ。彼はある概念に振り回されていない。だから色んな視点であゆみさんにアドバイスできている。
　「ユウさん、何かあります？」と、ケンシロウがバトンを返してきた。でも、僕の思考はもうDさんにはなかった。
　コンプライアンスって言葉、僕もケンシロウも使わないよ

ね？「言われてみれば、確かに」とケンシロウがうなずく。

　あゆみさんは一瞬戸惑ったようだったが、「コンプライアンスじゃなくて、アドヒアランスですか？」と返してきた。

　時代はまさにアドヒアランス！　なんてことを言いたいのではない。救急や急性期において、コンプライアンスは今なお重要な概念であることに違いない。対して慢性期においては、患者の積極的な意思の下に服薬するアドヒアランスが、より重要とされる。これも間違いない。だが、コンプライアンスもアドヒアランスも、その概念を使いこなせなければ、どんな場合にも「とにかく指示通り薬を飲んでほしい」「薬を積極的に飲むようになってほしい」というところに着地してしまう。そしてその前提には、「医療者の指示通りに薬を飲む」ことがある。

　「どうして、そう考えちゃダメなんですか？」あゆみさんは戸惑いの表情を隠せない。

　「だって、アムロジピンだけで血圧コントロール良好なら、もしかしたらディオバンは要らないかもしれないよね」。ケンシロウが助け舟を出してくれる。「Dさんがディオバンを飲んでないことをドクターが知ったら、案外、じゃあ1つ減らしましょう、ってなると思うよ」

　「そっか……。私はコンプライアンスっていう言葉に、いつの間にか縛られていたのかもしれませんね」。人の話を素直に受け止める。これも大切な成長の要素だ。

　実は僕には、コンプライアンスという概念を使う現場の医師に遭遇した経験がない。医師は患者の健康のために薬を処方するわけだが、不要なものまで飲んでほしいなんて、これっぽっちも考えてはいない（今問題になっているポリファーマシーだって、そのほとんどが医師の善意から来ているのだ）。

　だとしたら、薬剤師だけがコンプライアンスやアドヒアランスという言葉に振り回されるわけにはいかない。言葉が思考を止め、問題の本質を見失わせてしまうのなら、本末転倒だ。

　使いこなせないなら、使わないという手もある。概念も1つのツールにすぎないのだから。そして、その概念が登場するに至った"背景"にも着目したい。なぜなら、そこにこそ薬剤師に求められているものが見え隠れしているからだ。

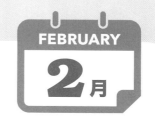

百花繚乱の血糖降下薬を究める

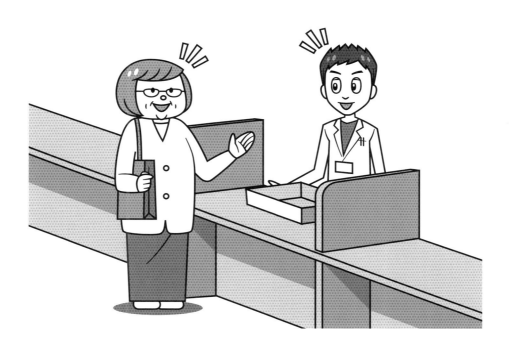

1 メトグルコへの ありがちな誤解と真の実力

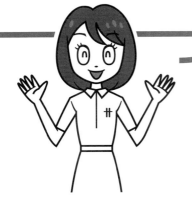

　ある平日の昼下がり、僕とあゆみさんは、休憩時間をコタツに入ってぬくぬくと、そして思い思いに過ごしていた。僕は最近お気に入りの堀江敏幸氏の文庫本を手にし、あゆみさんはみかん皮アートにいそしんでいた。
　「来月の製品説明会も糖尿病薬で行きたいんですけど、どの薬で行きます？」とケンシロウが入ってきた。彼は十中八九、ノックをしない。「あっ、SGLT2阻害薬以外でお願いします。正直もうおなかいっぱいですから」
　僕らの薬局では月に1度、第1月曜日の業務終了後の夜に、MRさんに製品説明会をしてもらっている。今年度は糖尿病薬を中心に、ということになっていたのだが、ここ数回はナトリウム・グルコース共役輸送体（SGLT）2阻害薬の説明会が続き、確かにちょっとうんざりしていたところだった。
　「はい！ 私、メトグルコを聞いてみたいんですけど」と、あゆみさんがみかんを持ったまま手を挙げる。「ケンシロウさんやユウさんは、メルビンの時代からじゃないですか。私はもうメトグルコでしたから」
　さもズルいと言わんばかりのあゆみさんの表情に吹き出しそうになったが、良いかもしれない。僕が糖尿病薬の中で一番使われてほしいと思っており、そこに薬剤師が大いに関われる薬こそメトグルコ（一般名メトホルミン塩酸塩）だからだ。
　「じゃあ、メトグルコにしましょうか。ビグアナイドの説明会って、実はオレも今まで聞いたことがなかったんですよね〜」。ケンシロウは休憩室の入り口に掛けてあるカレンダーに、説明会の予定を早速書き込む。しかも油性の極太マジックで。まだ、MRさんの予定も確認していないだろうに……。
　「ありがとうございま〜す」と、あゆみさんは満足げだ。「だっ

てユウさん、メトグルコの服薬指導の時は力入ってますもん。そういえば先月だったかな、ユウさんファンのYさん、『頑張ってメトグルコ続けてたら、下痢もなくなって、HbA1cも下がってきた』って喜んでいましたよ」

「質問とかあったら、ホワイトボードに書いておいてください。MRさんにあらかじめ伝えておきますから。あっ、噂をすればYさんのご来局ですよ。今日はこのケンシロウさんで我慢してもらいましょうか。では休憩中、失礼しました」。ケンシロウは早口でそう言うと、調剤室の方へ行ってしまった。

ちょうど良い機会だ。来週土曜に予定されている2月のソクラテス会も、血糖降下薬で行こう。今日は前段として、平日ではあるがビグアナイドをおさらいしておく。

ケンシロウが戻ってくるまでのブレインストーミングとして、僕はあゆみさんに質問した。メトホルミンの効果について、どんなイメージを持っているのか、と。

「効果って、強さのことですか？ 強さなら、まずSU薬、そしてグリニド。それからDPP-4阻害薬、次にメトグルコとアクトスとかかな？ メトグルコはインスリン抵抗性改善薬だからマイルドな印象です」

あゆみさんは、"効果"という言葉から、「強さ」→「HbA1cの低下度」と連想したようだ。だが、あゆみさんの"強さ"の印象は、HbA1c低下作用よりも低血糖リスクの大きさに引っ張られている。実は、メトホルミンのHbA1c低下作用はスルホニル尿素（SU）薬と並んで「強い」のだ（**表1**）。1500mg単独投与でHbA1cを1.2％、最大用量の2250mgでは1.8％も下げるといわれている。

「ほんとだ！ ビグアナイドのHbA1c低下作用って強いんですね。なんか全然イメージと違いました。おまけに低血糖リスクも少ないし、体重も費用も。優秀なんですね」とあゆみさん。「でもやっぱり、ドーズを上げないとダメなんですよね。結構、下痢とか多くて大変ですけど。あっ！ だから、ユウさんのメトグルコの服薬指導は力が入ってるんですね」

それもある。メトホルミンの効果は用量依存的なのだが、下痢や悪心を中心とした消化器症状も同様に用量依存的だ。特に開始時や増量時には、前もって患者さんに「おなかの調子が悪くなるかもしれないけれど、慣れてくることが多いですよ」

表1

経口血糖降下薬の特性

種類	HbA1c低下作用	低血糖リスク	体重	費用
ビグアナイド薬	強い	少ない	不変～減少	安価
SU薬	強い	中等度	増加	安価
チアゾリジン薬	強い	少ない	増加	高価
SGLT2阻害薬	強い	少ない	減少	高価
DPP-4阻害薬	中等度	少ない	不変	高価
グリニド薬	中等度	中等度	増加	高価
αGI	弱い	少ない	不変～減少	中等度

（Diabetes Care.2012;35:1364-79.、糖尿病の最新治療 2014;18:66-71.などを基にまとめ）

とアナウンスをしておかないと、服薬中断になりかねない。

だが、何といってもメトホルミンが優れているのは、細小血管症（3大合併症）の予防効果だけでなく、大血管症による死亡の減少効果についてもエビデンスを有していること（UKPDS研究）。さらには、高血糖による発癌リスクの低下効果も示唆されている。残念なのは、乳酸アシドーシス対策を中心とした禁忌事項の多さだろう。これでもメルビン時代に比べれば、随分と減ってはいるのだが……。

「へぇぇ、すごいんですね。私も頑張ろうっと。何mgくらいまで持っていけばいいんですかね？」あゆみさんは質問しつつも、例のごとく、スマホで検索する。

「えっと、『維持量は効果を観察しながら決めるが、通常1日750～1500mgとする。なお、患者の状態により適宜増減するが、1日最高投与量は2250mgまでとする』か。結構、届いてない人がいるなぁ」

そう、現実は結構届いていない。せっかくメトホルミンの禁忌に当たらないのに、もったいないと思う。そして、できれば1000mg以上を目指したいところだ。

「どうして、1000mg以上なんですか？ 750mgじゃダメ？」

ダメではない。が、750mgで十分コントロールできずに他剤を併用するとなると、やはりもったいないのだ。

まず、メトホルミンの作用機序。主には①糖新生抑制、②インスリン抵抗性の改善、③糖吸収抑制──の3つだ（**図1**）。

図1

メトホルミンの主な作用機序

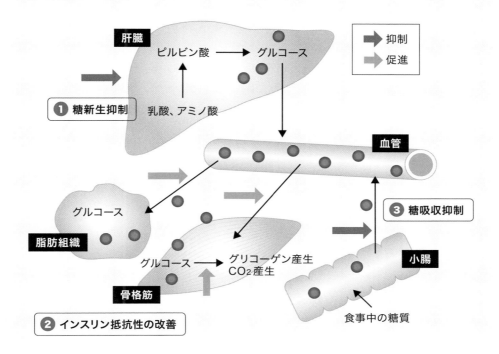

（メトグルコ製品情報ポケット版 p.20を基に作成）

　この中でも、最も重要な作用機序は「糖新生抑制」といわれている。従来は、AMPキナーゼの活性化を介する機序のみ説明がなされていた。だが近年、AMPキナーゼの活性化を介さない、グルカゴンシグナルの伝達抑制に基づく糖新生抑制のメカニズムが新たに報告されている[1]。メトホルミンは1000mg以上の高用量においては、用量依存的にインスリン拮抗ホルモンであるグルカゴンの肝臓での働きを阻害するのだ。このグルカゴン拮抗作用こそが、高用量メトグルコが強力にHbA1cを低下させるカギを握っているのだろう。

　「グルカゴンですか！ DPP-4阻害薬みたいッスね」。いつの間に戻ってきたのか、ケンシロウがYさんの薬歴を片手に議論に加わってきた。

　確かに、グルカゴンに注目が集まるきっかけとなったのは、ジペプチジルペプチダーゼ（DPP）-4阻害薬やグルカゴン様ペプチド（GLP）-1作動薬などのインクレチン関連薬の登場

1) Nature. 2013;494: 256-60.
膵α細胞から分泌されたグルカゴンは、肝臓のグルカゴン受容体に結合し、アデニル酸シクラーゼ（AC）を活性化し、cAMPの増加、プロテインキナーゼA（PKA）の活性化を介して、糖新生酵素を発現させる。メトホルミンは細胞のミトコンドリアに働いてAMPを増加させ、これによりACが阻害され、糖新生が抑制される。

だった。DPP-4阻害薬と高用量のメトグルコは、"グルカゴン抑制薬"に分類してもいいだろう。

"グルカゴン抑制薬"と称する意味。それは、従来の糖尿病治療に対する反省だ。従来、主として行われていた治療は、インスリン作用を増強し、治療が長期化すると体重増加を招くものだった。それに対しグルカゴン抑制薬は、インスリン作用を増強しない、体重を増やさない治療として期待できるのだ。

そして今、グルカゴンがアツい。かつてインスリンとグルカゴンの２ホルモン説を唱えていた米テキサス大学のRoger Unger氏自ら、グルカゴン中心説を唱える時代になっている。新薬の開発ターゲットも当然、グルカゴン関連薬にシフトしていくのだろう[2]。

「さっき来局したYさん、今回はHbA1cの下がりが悪くて、メトグルコ1500mgにグラクティブが追加になりました。ってことは、Yさんはグルカゴン抑制薬同士の併用になったわけですね」とケンシロウが補足する。

メトホルミンとDPP-4阻害薬の併用は相性が良い。体重を

2）現在、グルカゴン受容体拮抗薬やグルカゴン受容体中和抗体といった新薬の開発が進められている。また、グルカゴン測定の精度やコストの問題がクリアできれば、糖尿病の診断基準にも影響してくるかもしれない。

図2

メトホルミンによるGLP-1分泌増加メカニズム

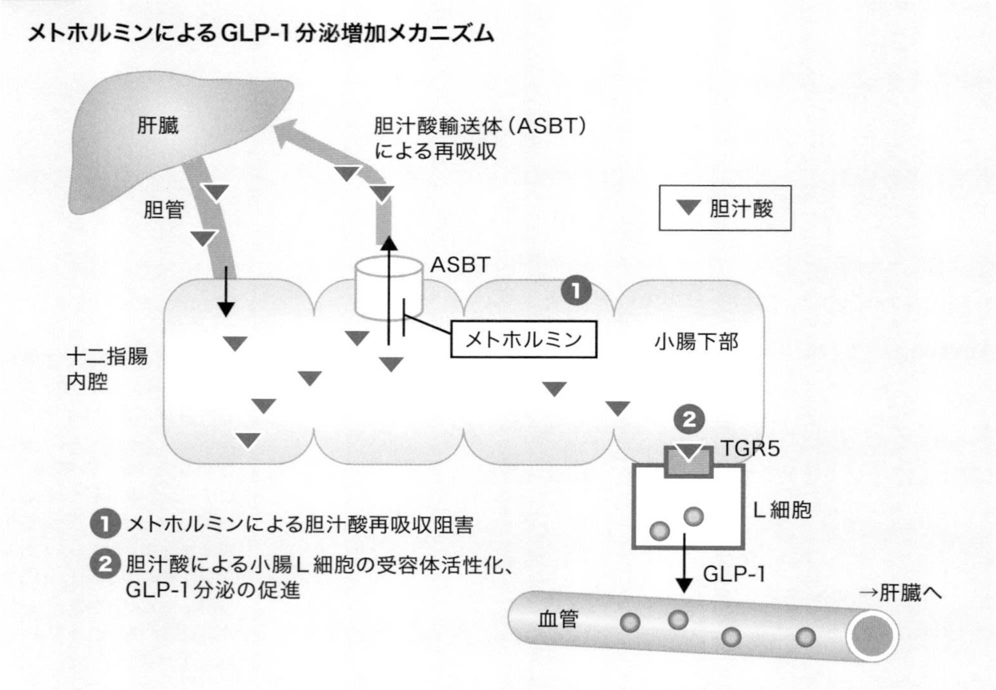

❶ メトホルミンによる胆汁酸再吸収阻害
❷ 胆汁酸による小腸L細胞の受容体活性化、GLP-1分泌の促進

（Diabetes Frontier 2012;23:47-52.より引用、一部改変）

増加させず、低血糖も起こしにくい。さらに作用機序的にも理にかなっている（図2）。

近年、胆汁酸が小腸L細胞に発現するG蛋白共役輸送体のTGR5を活性化し、GLP-1の分泌を促進することが明らかになった[3]。また、メトホルミンは、消化管のナトリウム依存性胆汁酸輸送体ASBTに直接作用することで胆汁酸の再吸収を抑制することも報告されている[4]。すなわち、再吸収されなかった胆汁酸はTGR5に結合し、GLP-1の分泌を増加させるわけだ。そのGLP-1の分解をDPP-4阻害薬がブロックすることで、より高いGLP-1濃度を得られると期待できる。

また、GLP-1分泌作用以外にも、膵β細胞におけるPPARα作用を介したGLP-1およびグルコース依存性インスリン分泌刺激ポリペプチド（GIP）受容体の発現増加によるインクレチン作用増強効果も報告されている[4]。

実際、DPP-4阻害薬のアナグリプチン（商品名スイニー）では、同薬とメトホルミンを併用した場合、それぞれの単独投与時に比べ、活性型GLP-1の血漿中濃度が有意に上昇することが示されている（図3）。もちろん、どのDPP-4阻害薬でもこの効果は期待できる。

「なるほど。メトグルコとDPP-4阻害薬の併用は効果的なんですね。でも話は戻りますけど、メトグルコの高用量って、副作用が心配なんですよね」とケンシロウがつぶやく。

3) Am J Physiol Endocrinol Metab.2010;299:E10–E13.

4) Diabetologia. 2011;54:219-22.

図3

各薬剤の投与による血漿活性型GLP-1のAUCの変化

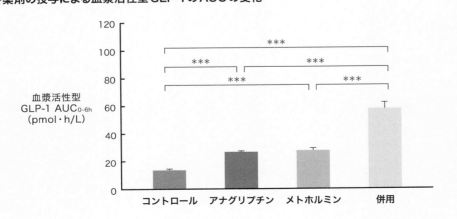

*** : p<0.001

（薬理と治療2012;40:883-94.より引用）

2 メトグルコの交付時に「用心」すべきこと

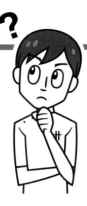

2人が心配しているメトホルミンの副作用とは、恐らく乳酸アシドーシスのことだろう（**表2**）。「そうですよ」とケンシロウが受ける。

「ビグアナイドって一時期使われなくなったんですよね。
　メトホルミンだけ大丈夫っていうわけじゃ
　ないでしょうし、禁忌も多いし。
　高用量はやっぱりちょっと怖いかな」

ちょうど、さっき読んでいた文庫本に次のようなくだりがあった。

> 心配することと用心することは、似てるようでちがう。心配ってのは、用心しない者が口にする言い訳だ。
> ——堀江敏幸著『未見坂』（新潮文庫、2011）p.247

表2

乳酸アシドーシスの主な初期症状

- ■ 悪心・嘔吐、腹痛、下痢などの胃腸症状
- ■ 筋肉痛、倦怠感
- ■ アセトン臭を伴わない過呼吸
  ※メトホルミン投与初期にも見られる副作用であり、他の所見も合わせて判断する

- ・血中乳酸値（4～5mM以上）、血液pH（7.35未満）で診断
- ・進行するとショック状態に陥る
- ・致死率は50％と高い

（薬局2007;58:3117-21.を参考にまとめ）

この、「乳酸アシドーシスという心配」に対し、「用心」すべきことは何か。答えを明かす前に、ビグアナイド薬の歴史をおさらいしよう。

　ビグアナイド薬は、日本では1954年にフェンホルミン、1961年にメトホルミン塩酸塩（商品名メルビン）が発売された。だが1970年代に入って、海外でフェンホルミンによる乳酸アシドーシスが問題となり、同薬は77年に米国で、78年には日本でも販売中止となった。そのあおりを受けて、メトホルミンも対象患者が制限され、用量も1500mgから750mgまで引き下げられることになった。この時代に、"ビグアナイドは使いにくい、危ない"というイメージが形成されたわけだ。

　その後、1994年に米国食品医薬品局（FDA）がメトホルミンを認可。UKPDSなど有効性に関する多くのエビデンスが発表され、メルビンは高用量の適応を持つメトグルコとなって、現在に至る。

　では、実際のところ、メトホルミンはフェンホルミンとどう違うのか。データを基に検証してみよう（**表3**）。

　ビグアナイド薬による乳酸アシドーシスが多く報告された1970年代を中心とする調査では、問題となったフェンホルミンと比べると、約10倍もの開きがある。メトホルミンの乳酸アシドーシスの発生頻度は年間10万人に1〜7人程度だ。また、比較試験やコホート研究からは、他の血糖降下薬と比に比べてメトホルミンで乳酸アシドーシスの発現リスクが上昇する、乳酸の血中濃度が上昇するといったエビデンスは認めら

表3

メトホルミンとフェンホルミンの乳酸アシドーシス発症リスクの比較

国名（調査期間）	乳酸アシドーシス発症リスク（症例/1000人/年）	
	メトホルミン	フェンホルミン
スイス（1972-1977）	0.067	0.4
スウェーデン（1975-1977）	0.047	0.6
フランス（1968-1983）	0.01	0.23

（Horm Metab Res Suppl.1985;15:111-5.より引用、一部改変）

図4
メトホルミンとフェンホルミンの構造式の比較

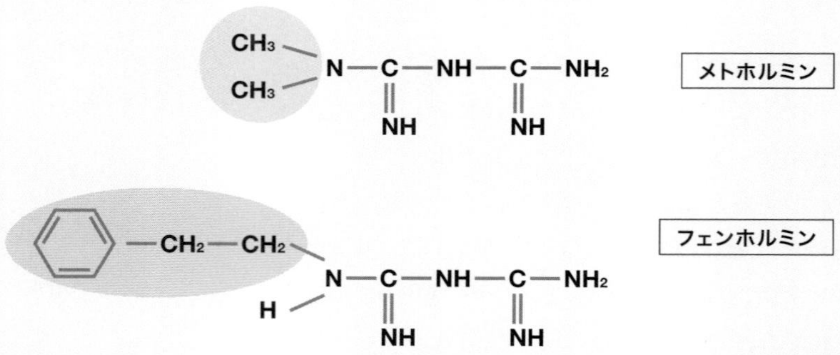

(メトホルミン、フェンホルミンの構造式図)

1) Cochrane Database Syst Rev.2010;(4): CD002967.

2) 糖尿病ネットワーク『医療スタッフのための糖尿病情報BOX&Net.』No.29（2011年7月1日号）

3) 5月③アーチストに1日1回と1日2回の用法がある理由（61ページ）参照

れていない[1]。

なぜ、こんなに差が生じるのか。その答えは構造式にある（**図4**）。2つの構造式を並べてみると、側鎖が異なることが見て取れる。

まず、メトホルミンは、NH基が多く存在していることから、水素結合を生じやすく、構造全体として水溶性、つまり腎排泄型であることが想像できる。実際、メトホルミンは代謝されずに未変化体のまま排泄される腎排泄型の薬剤だ（尿中未変化体排泄率80〜100％）。

一方のフェンホルミンは、置換基が大きく、脂溶性が高くなっている[2]。その結果、フェンホルミンはミトコンドリア膜に結合しやすくなり、ミトコンドリアにおける酸化的リン酸化反応を阻害して、乳酸アシドーシスの発症に関与することとなる。対して、水溶性のメトホルミンはミトコンドリア膜に結合しにくい。これが両薬剤での乳酸アシドーシスの発症頻度の差をもたらしていると考えられる。

「また、水溶性と脂溶性ですね。副作用の差にも関係するんですね」。あゆみさんはカルベジロール（アーチスト他）の話題[3]を思い出しているのだろう。

「メトグルコは、同じビグアナイド薬だけれど、問題となったフェンホルミンとは別物と考えた方がいいですね。でもやっぱり、高用量の方が低用量よりはリスクですよね」。ケンシロウは納得しつつも、なおもドーズへの心配に駆られている。

ここからは、ドーズの問題を見ていこう。

メトグルコで最も多い下痢や悪心などの消化器症状の副作用は、用量依存的に増加する。それでは、乳酸アシドーシスに関してはどうなのか。

大日本住友製薬が配布している資料に、メトグルコ投与中に乳酸アシドーシスを発現した症例135例（2010年5月〜2016年9月30日までに調査が完了した症例）の発現状況の分析結果が載っている（図5）。これを見ると、乳酸アシドーシスに用量依存性の傾向があるようには思えない。

「確かに。低用量でも結構多いんっスね」

ケンシロウはかなり意外だったようだ。あゆみさんも資料をのぞき込み、「これはどう考えたらいいんですか？」と続ける。

これらの乳酸アシドーシスの発現症例のほとんどは、添付文書の禁忌や慎重投与となっている症例なのだ。これらの症例では、常用量を投与しても結果的に高用量と同じ状態になってしまう。つまり、乳酸アシドーシスの回避のためには、用量を減らすといった対応ではなく、そもそも禁忌症例に投薬しない（休薬する）ことが肝要となる。

ここで、少し長くなるが、糖尿病専門医らによる「メトホルミンの適正使用に関するRecommendation（2016年5月12日改訂）」を参照してみる（下線は筆者による）。

図5

メトグルコの投与量と乳酸アシドーシスの発現件数

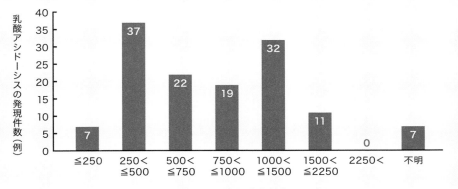

（大日本住友製薬の資料「メトグルコ投与患者における乳酸アシドーシス発現状況の分析」より引用、表4とも）

乳酸アシドーシスの症例に多く認められた特徴
1）腎機能障害患者（透析患者を含む）
2）脱水、シックデイ、過度のアルコール摂取など、患者への注意・指導が必要な状態
3）心血管・肺機能障害、手術前後、肝機能障害などの患者
4）高齢者
　高齢者だけでなく、比較的若年者でも少量投与でも、上記の特徴を有する患者で、乳酸アシドーシスの発現が報告されていることに注意。

（Recommendation）
まず、経口摂取が困難な患者や寝たきりなど、全身状態が悪い患者には投与しないことを大前提とし、以下の事項に留意する。

1）腎機能障害患者（透析患者を含む）
　腎機能を推定糸球体濾過量eGFRで評価し、eGFRが30（mL/分/1.73m²）未満の場合にはメトホルミンは禁忌である。eGFRが30～45の場合にはリスクとベネフィットを勘案して慎重投与とする。脱水、ショック、急性心筋梗塞、重症感染症の場合などやヨード造影剤の併用などではeGFRが急激に低下することがあるので注意を要する。eGFRが30～60の患者では、ヨード造影剤検査の前あるいは造影時にメトホルミンを中止して48時間後にeGFRを再評価して再開する。
　なお、eGFRが45以上また60以上の場合でも、腎血流量を低下させる薬剤（レニン・アンジオテンシン系の阻害薬、利尿薬、NSAIDsなど）の使用などにより腎機能が急激に悪化する場合があるので注意を要する。

2）脱水、シックデイ、過度のアルコール摂取などの患者への注意・指導が必要な状態
　全てのメトホルミンは、脱水、脱水状態が懸念される下痢、嘔吐等の胃腸障害のある患者、過度のアルコール摂取の患者で禁忌である。利尿作用を有する薬剤（利尿剤、SGLT2阻害薬等）との併用時には、特に脱水に対する注意が必要である。
　以下の内容について患者に注意・指導する。また患者の状況に応じて家族にも指導する。シックデイの際には脱水が懸念されるので、いったん服薬を中止し、主治医に相談する。脱水を予防するために日常生活において適度な水分摂取を心掛ける。ア

ルコール摂取については、過度の摂取を避け適量にとどめ、肝疾患などのある症例では禁酒する。

3）心血管・肺機能障害、手術前後、肝機能障害などの患者

全てのメトホルミンは、高度の心血管・肺機能障害（ショック、急性うっ血性心不全、急性心筋梗塞、呼吸不全、肺塞栓など<u>低酸素血症を伴いやすい状態</u>）、外科手術（飲食物の摂取が制限されない小手術を除く）前後の患者には禁忌である。また、メトホルミンでは軽度～中等度の肝機能障害には慎重投与である。

4）高齢者

<u>メトホルミンは高齢者では慎重に投与する</u>。高齢者では腎機能、肝機能の予備能が低下していることが多いことから定期的に腎機能（eGFR）、肝機能や患者の状態を慎重に観察し、投与量の調節や投与の継続を検討しなければならない。<u>特に75歳以上の高齢者ではより慎重な判断が必要である</u>。

このRecommendationを踏まえた上で、先ほどの調査の乳酸アシドーシスを発現した全症例の背景因子を見てみよう（**表4**）。

目を引くのが脱水だ。脱水が懸念される場合には、シックデイなどで食事が取れないようなときと同様に、休薬（または中止）してもらう必要がある。また、利尿薬やSGLT2阻害薬との併用には十分に注意する必要があるだろう。

さらに、注意すべきは飲酒、特に「飲み過ぎ」だ。飲酒は脱水を招くだけではなく、肝臓における乳酸の代謝能を低下させる。故に乳酸がたまりやすくなる。

ビグアナイド薬服用時の脱水リスクに対する認識は、かなり浸透してきているように思えるが、アルコールの摂取状況まで把握できているだろうか。「適度な飲酒」といっても個人差がある（日本酒1合、ビール中瓶1本程度といわれることもある）。ちなみに国内第Ⅱ相臨床試験の除外基準には、「ビール大瓶2本以上」と記載されている。

「ユウさん、絶対メトグルコ飲めないッスね。夏のサッカーではしょっちゅう脱水で倒れているし、飲み方は大学生みたいだし」と、ケンシロウは何がツボにはまったのか大笑いしてい

表4

乳酸アシドーシスを発現した全症例の背景因子（太字は急性）

背景因子	症例数（131例中）
飲酒	42（32%）
慢性腎不全・腎機能低下	40（31%）
75歳以上	40（31%）
心血管系疾患	37（28%）
慢性肝障害	19（15%）
胃ろう・経静脈栄養等の非経口摂取	7（5%）
寝たきり	7（5%）
脱水（可能性も含む）	86（66%）
利尿薬併用	44※（34%）
経口摂取不良（食事量の減少）	44（34%）
ヨード造影剤の使用	8（6%）
腎機能の悪化（急性腎不全、検査値の悪化）	69（53%）
感染症、敗血症、ショック	40（31%）
肝機能障害（急性肝障害、検査値の悪化）	32（24%）
手術	3（2%）

※利尿薬併用44例中30例は「脱水（可能性も含む）」あり
詳細不明4例（うち1例は75歳以上）を除く

る（人のことを言えないだろうに……）。今のところ、血糖値は大丈夫だが、もし僕がメトホルミンを服用していたなら、サッカーの日と飲み会の日は休薬せざるを得ないだろう。

　これはあくまでも僕の考えだが、脱水や飲酒などはトリガー（引き金）なのだと思う。ベースに腎機能や肝機能、心肺機能の低下などのファクターがあって、メトホルミンの蓄積や乳酸代謝能の低下、乳酸産生の増加が少しずつ起こっている。いわば、ピストルに少しずつ弾を込めているイメージ。そこでトリガーとなるようなことが起こると、乳酸アシドーシスを発症してしまう。そういうことではないだろうか。

　物騒な例えではあるが、メトホルミンを禁忌症例に交付するということは、銃弾を充填したピストルを、安全装置なしで手渡しているようなものだ。

　腎機能低下（血清クレアチニン値［酵素法］：男性1.3mg/dL以上、女性 1.2mg/dL以上）、呼吸状態不良、脱水、シッ

クデイ、過度なアルコール、手術、造影剤——僕たち薬剤師がこういったキーワードに注意して、「禁忌症例には交付しない」「禁忌状態では休薬（中止）させる」ことができれば、乳酸アシドーシスを回避できるのだ。

　「実は私、乳酸アシドーシスの服薬指導って、苦手だったんです。でも今、分かりました。初期症状のアナウンスよりもむしろ、乳酸アシドーシスを回避するための対策が大事なんですね」。あゆみさんには、僕がなぜ、「心配」ではなく「用心」することにこだわったかが少しは伝わったようだ。

> 「苦手」という言い方は、じつに便利で、しかも傲慢だ。
> ——堀江敏幸著『未見坂』（新潮文庫、2011）p.60

　勉強する前から「苦手」と決め付けてはいけない。苦手という一言で逃げるのは、傲慢かつ卑怯なこと。僕はいつも自分にそう言い聞かせている。

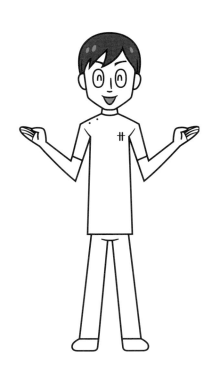

SU薬の弱点・低血糖はなぜ起きる？

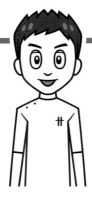

2月某日の土曜日。雨、10℃。とにかく寒い。外ではしとしとと冷たい雨が降り続いている。16時過ぎ、業務を普段の1時間オーバーで終えた僕らは、休憩室でソクラテス会の準備を進める。

僕はホットカーペットとコタツのスイッチを入れ、まだ冷たいコタツに膝をもぐりこませ、今日の資料を確認する。ケンシロウはエアコンの設定温度を上げるボタンを連打し、あゆみさんはコーヒーと米粉クッキーをトレイに載せて運んできた。ソクラテス会もあと2回。今月のテーマは経口血糖降下薬だ。

まずは全体を俯瞰する意味で、糖尿病薬の分類を見ておこう（**表5**）。2型糖尿病の病態と経口血糖降下薬の作用機序を相関させた分類は、一度は見たことがあるだろう。

糖尿病治療において、1種類の血糖降下薬でコントロール

表5

病態に合わせた経口血糖降下薬の選択

機序	種類	主な作用
インスリン抵抗性改善薬	ビグアナイド薬	肝臓での糖新生の抑制
	チアゾリジン薬	骨格筋・肝臓でのインスリン感受性の改善
インスリン分泌促進薬	SU薬	インスリン分泌の促進
	速効性インスリン分泌促進薬（グリニド薬）	より速やかなインスリン分泌の促進・食後高血糖の改善
	DPP-4阻害薬	血糖依存性のインスリン分泌促進とグルカゴン分泌抑制
糖吸収・排泄調節系	αGI	炭水化物の吸収遅延・食後高血糖の改善
	SGLT2阻害薬	腎での再吸収阻害による尿中ブドウ糖排泄促進

（日本糖尿学会編著『糖尿病治療ガイド 2016-2017』[文光堂、2016] p.31を参考に筆者まとめ）

できる症例は多くはない。そのため作用機序の違う血糖降下薬が併用されることになるわけだが、最近では、血管への負荷（グルコーススパイク）や無自覚性低血糖をも視野に入れた血糖の質の改善も求められている。そこで、各薬剤の血糖降下特性による分類も把握しておくと役に立つ（図6）。

そして、忘れてはならないのは高齢者糖尿病の血糖コントロール目標値。日本糖尿病学会と日本老年医学会の合同委員会が2016年5月に発表した[1]。

高齢者糖尿病における目標設定に際しては、まず、「患者の特徴・健康状態」として、認知機能、日常生活動作（ADL）、併存疾患や機能障害の有無を評価し、カテゴリーⅠ〜Ⅲの3段階に分類する。カテゴリーⅠ（認知機能正常かつADL自立）またはⅡ（軽度認知症または手段的ADLの低下までの段階）であれば、基本的なコントロール目標は7.0％未満となる。一方、「中等度以上の認知症」「基本的ADLの低下」「多くの併存疾患・機能障害」のいずれかが認められる場合はカテゴリーⅢに分類され、目標値は8.0％未満となる。

ただし、注意すべきは、各カテゴリーにおいてSU薬やグリニド薬、インスリン製剤といった重症低血糖が危惧される薬剤を使用している場合、目標HbA1c値は0.5〜1.0％緩和されること。さらに、患者が気づかない無自覚性低血糖のリスクも鑑みて、目標値には下限も設定されている[2]。

1) 日本糖尿病学会編著『糖尿病治療ガイド2016-2017』（文光堂、2016）p.98 『糖尿病診療ガイドライン2016』は、日本糖尿病学会のウェブサイト（jds.or.jp）でも閲覧できる。

2) 具体的には、カテゴリーⅠ（65歳以上75歳未満）の目標値は7.5％未満（下限6.5％）、カテゴリーⅠ（75歳以上）およびカテゴリーⅡの目標値は8.0％未満（下限7.0％）、カテゴリーⅢの目標値は8.5％未満（下限7.5％）となる。

図6

経口血糖降下薬の作用特性と血糖変動の視点から見た理想的な併用療法

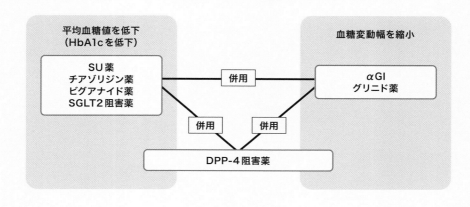

（Calm2015;2:1-7.より引用）

さて、各薬剤の位置付けを押さえたら、今度は各経口血糖降下薬の詳細を順に見ていこう（ビグアナイド薬については先日、終了している）。

まずは最も歴史のあるSU薬から[3]。このSU薬がどのように効いているのかを理解するためには、インスリンの分泌機序を把握しておく必要がある（**図7**）。

膵β細胞膜にあるグルコーストランスポーター（GLUT2）によって、血糖依存的に細胞内に輸送されたブドウ糖（グルコース）は、解糖系でピルビン酸に。そして、ミトコンドリアでアデノシン三リン酸（ATP）が産生される。このATPの細胞内濃度が上昇すると、ATP感受性K^+チャネル（K_{ATP}チャネル）が閉鎖する。すると、膵細胞膜は脱分極を引き起こし、電位依存性Ca^{2+}チャネルを開いて細胞内にCa^{2+}を流入させる。これが引き金となって、インスリンが膵細胞外へ放出される。

これさえ理解しておけば、SU薬の作用機序は簡単だ。SU薬は、膵β細胞上のSU受容体（SUR1）に結合し、K_{ATP}チャネルを血糖非依存的に閉鎖する[4]。以下同文だ。

3）第1世代SU薬はもはやお目にかからないので、本書では第2・3世代SU薬について取り上げる。

4）実はグリニド薬の作用点もSU薬と同じK_{ATP}チャネル遮断薬だ（詳細は369ページ）。

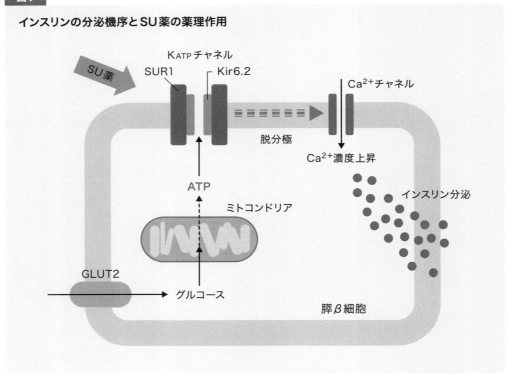

図7

インスリンの分泌機序とSU薬の薬理作用

ポイントは、SU薬の場合は"血糖非依存的に"K_{ATP}チャネルを閉鎖するという点。つまり、血糖値にかかわらず、インスリンを分泌させるのだ[5]。さらに、そのインスリン分泌パターンは生理的なそれとは全くかけ離れたものであり、従って低血糖リスクにつながることになる。

　健康な人であれば、食事を摂取すると瞬時に大量のインスリンが分泌される。このインスリンの初期分泌が顕著に低下した2型糖尿病患者では、上昇した食後血糖を下げようとインスリンが"後追い"で分泌されることになり、その効果発現も当然遅れる。結果、空腹感の増強や体重増加といった悪循環に陥ることになる。

　そして、SU薬の服用を始めても、この後追いのインスリン分泌パターンは変わらない。これがSU薬による低血糖や空腹感の増強、体重増加といった問題点に関与するわけだ。

　実際、日本において、薬剤性の重症低血糖で救急搬送された2型糖尿病患者135人の原因薬剤を調べた結果、インスリン製剤よりもSU薬の方が多かったとの報告がある（図8）。

　重症低血糖のリスク因子には、高齢者や腎機能低下などがある。そして、高用量のSU薬はもちろん、少量だったとしても、低血糖リスクを排除してはならない。

「インスリンより多いんですね。意外です」

　解せない様子のあゆみさん。「あと、SU薬＋DPP-4阻害薬が3.0％って少な過ぎるというか、SU薬＋インスリンも……」

　「インスリンを打っている人はさ、血糖自己測定（SMBG）をやってるからじゃない？」と、ケンシロウは経験的に状況を把握しているようだ。

　インスリンを導入したら、血糖値を測るだろうから、無自覚性低血糖も発見できるし、単位数なども調整されるだろう。だが、例えば独居の高齢者や認知症患者など、インスリン導入がままならない場合はどうか。本来、慎重投与や禁忌に当たる腎機能低下の状況でも、SU薬を使わざるを得ない。そんな状況は少なくないだろう。また、救急搬送までは至らなくとも、無自覚性低血糖のために転倒・骨折、入浴事故につながることも十分に考えられる。

　図8の報告には、「グリベンクラミド投与例では血液検査を1年以上されていない症例やHbA1cが6.0％以下で内服量が

[5]「重要なことは、SU薬およびグリニド薬がブドウ糖濃度の上昇、GLUT2での取り込みフェーズの先に作用することであり、それはすなわち血糖のいかんによらずインスリンを分泌させる、ということである」。
（最新醫學別冊『診断と治療のABC117 糖尿病』[最新医学社、2016] p.109）

図8

重症低血糖の原因薬剤

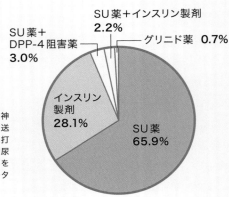

2008年11月〜11年10月に重症低血糖で神戸市立医療センター中央市民病院に救急搬送された185人のうち、低栄養やインスリンの打ち間違え、自殺未遂などを除外した2型糖尿病患者135人を対象に、服用中の薬剤などを調べた。(糖尿病2012;55:857-65.のデータを基に作成)

数年変更されず漫然と高用量継続使用されていた症例があった」とある。だが、SU薬単剤でHbA1cを7％未満に持っていくのは、不可能ではないが無謀なことなのだ。HbA1cは、いわば血糖の平均値。そして、SU薬は血糖の変動の幅（血糖の質）を改善しない。ということは、SU薬単剤でHbA1cコントロールが良好な患者というのは、1日のうちに高血糖と低血糖が存在する可能性がある、というわけだ。

「あっ、だからSU薬単剤が、圧倒的に重症低血糖が多いんですね」と、あゆみさんが納得する。

それだけではない。SU薬による低血糖は、インスリン製剤による低血糖に比べて遷延化するという問題がある。その原因はSU薬の活性代謝物だ（図9）。グリベンクラミド（商品名オイグルコン、ダオニール他）、グリメピリド（アマリール他）とも、代謝物が活性を持つことが示されている。

血糖降下薬により低血糖を起こした患者がブドウ糖で一時的に回復したとしても、薬剤の代謝が進めば再び低血糖を起こしてしまう恐れがある。そして結局は、早朝に救急搬送されてしまう。遷延性低血糖のケースでは、長時間（数日間）のブドウ糖持続投与が必要になることが多いとされる。

「その点、グリミクロンは代謝物に活性がないから、低血糖の遷延化のリスクは低いといえるね」とケンシロウ。

「なるほど〜。SU薬は強さ以外にも違いがあるんですね。でも、そうなると…」。あゆみさんはスマホ画面をこちらに向けて続ける。「どうして、こういう結果になるんでしょう？」

図9
SU薬の代謝経路と代謝物の活性

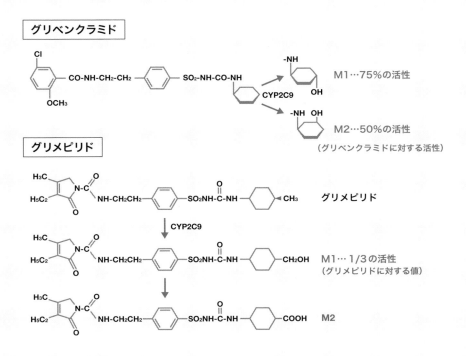

（オイグルコン、アマリールのインタビューフォームを基に作成）

　あゆみさんが開いていたのは、日経メディカル Online の「NMO処方サーベイ」の結果。SU薬の中で最も処方頻度の高いものを尋ねたところ、有効回答3356人のうち、79.8％がグリメピリド、10.7％がグリベンクラミド、7.0％がグリクラジド（グリミクロン他）を選んだという（調査期間は2016年8月3日〜10日）。厚生労働省の第1回NDBオープンデータ（外来・院外）においても、糖尿病用薬の処方数量上位20位にランクインしていたSU薬は全てグリメピリドだった。

　肝からの糖放出抑制作用やインスリン抵抗性改善作用を有するグリメピリドは、インスリン分泌が弱いにもかかわらず他のSU薬と同等の血糖降下を示し、従来のSU薬に比べ、低血糖や体重増加が少ないとされる[6]。アマリールが発売3年でSU薬のトップシェアに躍り出たのは、そんな理由によるのだろう。

6）ただしSTOPP（Screening Tool of Older Person's Prescriptions）クライテリア2015では、2型糖尿病に対する長時間作用型のSU薬（グリベンクラミド、クロルプロパミド、**グリメピリド**）は遷延性の低血糖リスクがあるとして推奨されていない。
（Age Ageing.2015;44: 213-8.Supplementary Data）

4 SU薬の違いは「心」にもある

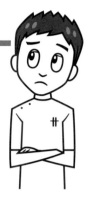

「まあ、1番はグリメピリドでいいとしても、オレ的には2番がグリベンクラミドってのは納得がいかないッスね。まあ、ウチでは地道な活動が功を奏して、今やグリベンクラミドは在庫していないですけど」とケンシロウはふくれる。

「そういえば、グリベンクラミドって、
　糖尿病の専門のドクターはほとんど使いませんよね。
　やっぱり低血糖が多いからですか？」

あゆみさんの意見は正しい。だがそれ以外にも理由はある。
　まず、糖尿病治療薬による重症低血糖は、インスリンよりもSU薬で多いことは先に見た通りだ。そして、グリベンクラミドでの報告数が多い。過量投与や、腎機能低下例へのグリベンクラミドの使用は何としても避けたいところだ。さらに、低血糖は反跳性高血糖を引き起こし、血糖の振れ幅を大きくする。それは動脈硬化を促進するリスクにもなる。
　だが、専門医がグリベンクラミドを避ける理由はそれだけではない。グリベンクラミド投与群は、グリクラジドやグリメピリドと比較して心血管死が多いことが報告されている[1]。グリベンクラミドは、心筋の虚血プレコンディショニングを抑制するK_{ATP}チャネル遮断薬なのだ。
　「プレナントカって、何ですか？　聞いたこともないです」。そう言いながら、あゆみさんはスマホで、グリベンクラミドの添付文書を呼び出している。「それらしいことの記載はないですね〜。ケンシロウさんは知っているんですよね。ズルいですよ、私にも教えてください」。ケンシロウは、それまで僕とあゆみさんのやり取りをうなずきながら聞いていたが、自分に水を向けられると、ちょっとトイレに、と席を立ってしまった。あらか

1) Diabetes Metab Res Rev.2006;22:477-82.

図10

心筋の虚血プレコンディショニングのイメージ

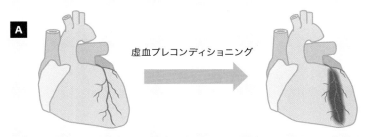

先行する短時間の虚血により、心筋の虚血耐性が増強し、その後の長時間虚血/再灌流による障害が軽減される。この生体防御反応を虚血プレコンディショニングと呼ぶ。

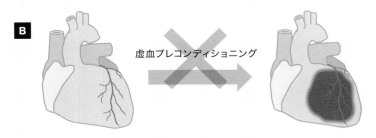

虚血プレコンディショニングが抑制されると、2度目の虚血曝露時に心筋梗塞域の縮小が起こらない。

(J Am Coll Cardiol.1998;31:950-6.を基に作成)

た詳細をはっきり説明する自信がないのだろう。

仕方がない。まずこれにはSU薬の作用機序、ターゲットのK_{ATP}チャネルが関係するのだが、そこはもう大丈夫だろう。

次に、心筋の虚血プレコンディショニングについて。これは生体の自己防御反応で、短時間の虚血により心筋の虚血耐性を増強し、その後の長時間虚血/再灌流による障害を軽減する現象だ（図10）。この心筋保護機構が働いていると、梗塞を起こした際に梗塞域が小さくなる。

「臨床では梗塞前狭心症がプレコンディショニングの状態にあると考えられる。狭心症が起きてから12〜48時間経過して起きた心筋梗塞では、狭心症のない症例に比べ、梗塞サイズが著しく縮小する」[2]。急性心筋梗塞などに対して冠動脈形成術（PCI）を行う際、薬剤を用いて虚血プレコンディショニングを施し、心筋を保護することもある。

一方、グリベンクラミドは心虚血時にプレコンディショニ

2) Mebio2001;18:6-13.

図11
SU薬の構造式の比較

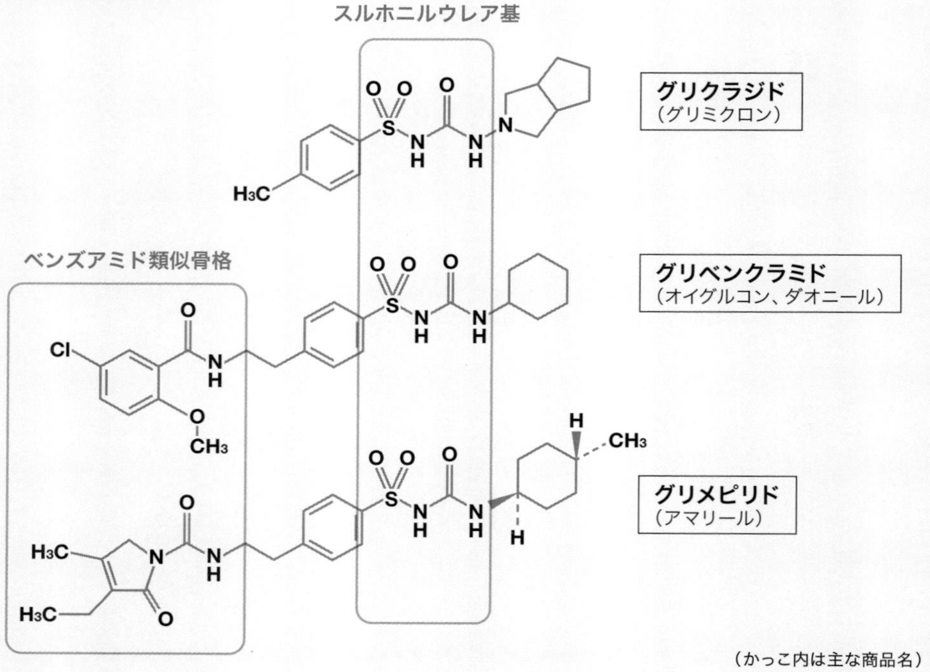

（かっこ内は主な商品名）

- グリクラジド（グリミクロン）
- グリベンクラミド（オイグルコン、ダオニール）
- グリメピリド（アマリール）

スルホニルウレア基／ベンズアミド類似骨格

ングを抑制し、梗塞域を拡大する可能性が示唆されている[3]。つまり心臓へのダメージが大きく、心血管死の増加につながってしまうと考えられる。

「グリベンクラミドが生体の心筋保護機構を邪魔してしまうんですね。で、それはどうしてですか？ K_{ATP} チャネルが関係しているといっても、SU薬は全部、K_{ATP} チャネル遮断薬なんですよね？」とあゆみさんは僕を急かす。

惜しいところまで来た。問題なのは、K_{ATP} チャネル遮断薬であることではなく、その作用点なのだ。

ちょっと視点を変えてみよう。比べることで、見えてくるものもある。まずは主なSU薬の構造式を眺めてみる（図11）。

この構造式を念頭に起きつつ、受容体を見ていく。356ページ図7に示したように、SU薬が結合する受容体をSURと呼ぶ。SURにはSUR1、SUR2A、SUR2Bの3つのサブタイプがあり、それぞれKir6.2、Kir6.2、Kir6.1との組み合わせで K_{ATP} チャネルを構成する。そして、SUR1はβ細胞に、SUR2Aは心筋細胞に、SUR2Bは血管平滑筋細胞に分布する[4]。

3) Eur Heart J.1999; 20:439-46.

4) Diabetes Res Clin Pract.2004;66S:S75-8.

表6

SU受容体の違い

SU受容体のサブタイプ	分布	受容体に結合する構造
SUR1	膵β細胞	スルホニルウレア基、ベンズアミド基
SUR2A	心筋細胞	ベンズアミド基
SUR2B	血管平滑筋細胞	ベンズアミド基

（引用文献4、5を基に筆者まとめ、表7とも）

さらに、SU薬によって、これらの受容体への親和性は異なる。SUR1にはスルホニルウレア（SU）基とベンズアミド基が結合し、SUR2AとSUR2Bにはベンズアミド基が結合するからだ[4〜6]。まとめると、**表6**のようになる。

この親和性の違いが、虚血プレコンディショニングを起こしやすいか否かのカギを握るわけだ。ベンズアミド基を持たないグリクラジドは、SUR1への特異性が高く、SUR2AとSUR2Bにはほとんど結合しないために、心筋への影響は少ないと考えられる[4]。

すると当然、「グリメピリドは心筋の虚血プレコンディショニングを抑制するのではないか」という疑問が出てくる。グリメピリドはグリベンクラミドと同様、SU基とベンズアミド基の両方を有し、SUR2Aへの親和性が高いと考えられるからだ。

だが臨床上、グリメピリドは"シロ"であることが示唆されている。冠動脈インターベンション（PCI）後の心筋虚血（心電図のST部分シフトまたは胸痛）は、グリメピリド投与群で有意に軽減したことが報告されているのだ[7]。

このメカニズムとして、次のような仮説がある[5]。

> グリメピリドはSUR2Aに結合するにもかかわらずプレコンディショニングに対する影響は見られないが、同じ心筋でもミトコンドリアではなくサルコレンマSUR2Aとの結合のためといわれている。

つまり、3種類のSU薬のうち、グリベンクラミドだけが心筋のミトコンドリアSUR2Aと結合することで、K_{ATP}チャネルを遮断し、虚血プレコンディショニングという心筋保護機構を消

5）糖尿病の最新治療 2010;1:182-7.
6）Diabetes Frontier 2002;13:545-51.
7）J Clin Endocrinol Metab.2003;88:531-7.

表7

各SU薬が遮断するK$_{ATP}$チャネル（仮説）

SU薬	遮断するK$_{ATP}$チャネルの分布
グリクラジド	膵β細胞（細胞膜）
グリメピリド	膵β細胞（細胞膜）、心筋細胞（細胞膜）
グリベンクラミド	膵β細胞（細胞膜）、心筋細胞（細胞膜、ミトコンドリア膜）

失させてしまうと考えられる（**表7**）。

「う〜ん。一口にチャネル遮断といっても、奥が深いんですね」。あゆみさんは腕組みして何度もうなずく。

「ユウさ〜ん……」。ケンシロウが泣きそうな顔をして休憩室に戻ってきた。「隣町の内科のクリニックからの処方箋がファクスで届いてます。月曜に取りに来るって書いてるんでそれはいいんスけど、このパミルコンって、グリベンクラミドのジェネリックですよね……」

ケンシロウは意気消沈する。在庫が増えることにではない。医療が前進しない、そのことに虚無感を感じてしまうのだ。

2月 ── 百花繚乱の血糖降下薬を究める

シグマートがただの硝酸薬じゃない理由

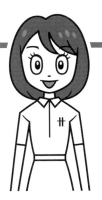

　ケンシロウがファクス処方箋への対応をしている間、あゆみさんは今までの内容をノートにまとめていた。僕はコーヒーのお代わりを注ぎ、あゆみさんのノートを見ながら、関連する別の話題を思い出していた。シグマート（一般名ニコランジル）のことだ。

「シグマートですか？　そういえば私、心配なことがあるんですよ。硝酸薬の連用による耐性ってよく耳にするじゃないですか。シグマートは大丈夫なのかなって」

　手を休めることなく、あゆみさんは質問を続ける。「私の中では、シグマートは昼の飲み忘れの代表、っていうイメージなんですけど、耐性の問題とか考えると、飲み忘れがあるくらいがちょうどいいのかもしれないと思ってます」

　ニコランジルを"硝酸薬"とひとくくりで片付けてしまうのは、ニコランジルに失礼だと思う。僕はタブレット端末を手にすると、日本循環器学会の『心筋梗塞二次予防に関するガイドライン』（2011年改訂版）を呼び出した。ここでもちゃんと、ニコランジルは硝酸薬とは別項目で扱われている。

「ほんとですね。ちょっと見ていいですか？」あゆみさんはタブレットを受け取ると、ニコランジルの項目を読み上げた。

「なになに、『ニコランジルは我が国で開発された、ATP感受性カリウム（K_{ATP}）チャネル開口薬である』。ん？　K_{ATP}チャネルって、ついさっき耳にしたような」

　その通り。ただし、あちらはK_{ATP}チャネル遮断薬だが。
あゆみさんはさらに続ける。

ニコランジルの主な作用機序として、心筋細胞内のミトコンドリアK_{ATP}チャネルの活性化が重要な役割を果たしていると考えられている。ミトコンドリアK_{ATP}チャネルは心筋の虚血耐性を亢進する虚血プレコンディショニングの最終作用部位の1つであると考えられており、同チャネルに直接作用するニコランジルは心筋保護効果を発揮あるいは高める。

「出ましたぁ！ 虚血プレコンディショニング！」あゆみさんは興奮しつつも、ガイドラインを読み進める。

また、硝酸薬と同様に比較的太い冠動脈の拡張作用を有することに加え、血管平滑筋細胞の細胞膜K_{ATP}チャネルを開口することで冠抵抗血管（＜100μm）を拡張させ、冠血流量の増加、冠微小循環の改善作用を持つことが知られている。

そう、ニコランジルは硝酸（NO）薬＜N＞であると同時にK_{ATP}チャネル開口薬＜K＞でもある。この2つの薬理作用を兼ね備えたニコランジルは、"NKハイブリッド薬"と呼ばれることもある。そのことは構造式からも一目瞭然だ（**図12**）。

ニコランジルは心筋のミトコンドリアに作用し、K_{ATP}チャネルを開口し、心筋保護作用を発揮する。と同時に、血管においてはNとKの作用を発揮する。ニコランジルの構造にはベンズアミド類似構造があり、心筋のSUR2Aや血管平滑筋のSUR2Bと親和性があることが見て取れる（表6参照）。

あゆみさんはなおも朗読を続ける。

図12
ニコランジルの構造式

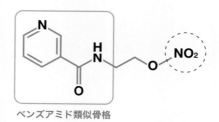

ベンズアミド類似骨格

ニコランジルは硝酸薬と比較し血圧低下や反射性頻脈が起こりにくく、硝酸薬に見られる薬剤耐性が生じにくい点も特徴である。

　最初の疑問の答えも提出された。ニコランジルは連用しても耐性を生じにくい。いや、それどころか、心筋梗塞の再発や突然死を防ぐためにも、β遮断薬のようにしっかりと続けていく必要があるのだ。
　「いやいや、それよりも虚血プレコンですよ。シグマートで出てくるとは思いませんでした。グリベンクラミドの時に勉強した内容でいいんですよね？」とあゆみさん。
　グリベンクラミドはK_{ATP}チャネル遮断薬で、虚血プレコンディショニングという心筋保護機構を消失させる。対して、ニコランジルはK_{ATP}チャネル開口薬で、薬剤によるプレコンディショニング様作用を発揮し、心筋壊死の軽減や梗塞サイズの縮小といった効果が期待されている。
　僕はあゆみさんからタブレットを受け取り、ガイドラインの先を口にする。

　心筋梗塞を起こした患者は、糖尿病、高齢者であることも多いが、そのような患者では虚血プレコンディショニング効果が減弱することが知られており、この点からも陳旧性心筋梗塞患者に有効な可能性があるものと考えられる。

　そう、糖尿病患者ではそもそもの虚血プレコンディショニング機構が弱っている。こういう意味でも、グリベンクラミドは心筋梗塞の既往のある患者に対して、禁忌扱いにすべきだと思う（もちろん、高齢者や腎機能低下者には重症低血糖のリスクの面でもお勧めできない）。
　これまでの話から、ニコランジルの多岐にわたる薬理作用をまとめてみよう（**図13**）。百聞は一見にしかずだ。

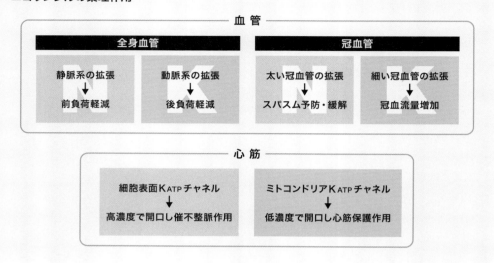

図13 ニコランジルの薬理作用

「なんか、色々つながりました。シグマートが一気に理解できた気がします」。あゆみさんはご機嫌に、ノートを書き進めていく。

ところで、このニコランジルという薬は、薬物動態学的にも謎が多い。ニコランジルのパラメータを見ると、Tmax 0.55 ± 0.12 時間、$t_{1/2}$ 0.75時間。一見、効果が持続しなさそうなこの薬は、運動耐用能時間を6時間も改善させる。つまり効果と血中濃度とが相関していないわけだ。

現に日本で承認されている用法・用量は5mgを1日3回だが、海外では20mgを1日2回と、大きく異なっている。ちなみに、この効果と血中濃度が相関していない点を理由に、米国食品医薬品局（FDA）は認可しておらず、米国では販売に至っていない。

もしかしたら、この薬はドーズが効果を左右するのかもしれない。もしそうだとすれば、昼の飲み忘れをそのままにしておくというのは、もったいないような気がする。実際、ニコランジル20mg（5mg×4錠）を分2で、という処方も見掛ける。

あくまでもこれは僕の服薬指導だが、昼のニコランジルを飲み忘れた場合には、「頭痛などを感じることがなければ、夜と時間が近くなっても空腹時でもいいから、飲み忘れに気づいた時にすぐに飲んでいい」と伝えている。

6

"グリニド薬は弱いSU薬" じゃない！

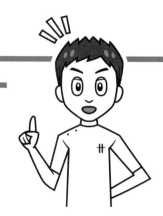

ケンシロウが調剤室から戻ってきた。次はグリニド薬を見ていこう。グリニド薬の作用点はSU薬と同じ、つまりK$_{ATP}$遮断薬だ。では、グリニド薬とSU薬の違いは何だろう？

「SU薬は血糖コントロールの狙いが空腹時高血糖のときで、グリニド薬は食後高血糖のときですよね」と、あゆみさんはいきなり核心を突く。これさえ分かっていれば、業務的には何も支障はないだろう。

「グリニドは弱いSU薬みたいなものだから、
　作用点は同じで…だから併用はダメ。併用すると、
　どうなるんだろう？　それと、グリニドは
　半減期が短いから1日3回の服用が必要で、
　食後高血糖がターゲットなので
　食前の服用が必要…くらいかな」

おっと。「グリニド薬は弱いSU薬」というところから、色々と問題がありそうだ。

「グリニド薬はSU薬より吸収が速くて、食後だとCmaxの低下とTmaxの遅延が生じるから食直前なんだよ」。ケンシロウがすかさず補足する。「併用しても、きっとグリニド薬の効果がないだろうね。SU薬が受容体を先に占拠しちゃうからね」

その通りだろう。しかし、問題はまだ幾つか残っている。
まずは半減期。グリニド薬とSU薬の違いは半減期なのか？ということはSU薬の半減期は長いのか？　実は、さにあらずだ（表8）。

「あれ、オイグルコンとアマリールの半減期って短いっ！」

あゆみさんには訳が分からないようだ。よく知っていると思っている薬なのに、半減期すら把握していない。こういうこ

表8

各SU薬、グリニド薬の半減期と作用時間

分類	一般名	半減期（hr）	作用時間（hr）
SU薬	グリベンクラミド	2.7	12〜24
SU薬	グリクラジド	12.3	12〜24
SU薬	グリメピリド	1.5	12〜24
グリニド薬	ナテグリニド	1.1〜1.3	3
グリニド薬	ミチグリニド	1.2	3
グリニド薬	レパグリニド	0.8	4

（日本糖尿病学会編著『糖尿病治療ガイド 2016-2017』［文光堂、2016］を参考に筆者まとめ）

とは僕も身に覚えがある。

「これは半減期ではもう説明が付かないですね」とあゆみさんがお手挙げのポーズをする。

そう、SU薬やグリニド薬の作用時間を半減期だけで説明することはできない。これを説明するためには、膵β細胞に発現するSUR1（表6参照）への親和性（結合力）も考慮に入れなければならない。SUR1/Kir6.2に対する各薬剤のIC_{50}は、グリベンクラミド（商品名オイグルコン、ダオニール他）2〜7nM、グリメピリド（アマリール他）〜3nM、グリクラジド（グリミクロン他）〜60nM、ナテグリニド（スターシス、ファスティック他）〜100nMと報告されている[1]。

グリベンクラミドとグリメピリドはSUR1への結合力が強いために、半減期が短くても、インスリン分泌を強力かつ持続的に促進する。グリクラジドは、結合力は弱いものの、長い半減期によって作用時間を持続させている。一方、グリニド薬の場合、SUR1への結合力が低く、半減期も短いために、その作用時間は短いわけだ。

このSU薬やグリニド薬のSUR1への結合力の違いは、構造式から来ていると考えられる（図11参照、図14）。

SUR1には「トルブタミド結合部位」と「ベンズアミド結合部位」という異なる結合部位が存在し、前者にはスルホニルウレア基、後者にはベンズアミド基および類似骨格が結合する。SU薬の場合、グリベンクラミドとグリメピリドはトルブタミド結合部位とベンズアミド結合部位の2カ所で結合するのに対し、グリクラジドはトルブタミド結合部位のみで結合する。

1) Diabetes Res Clin Pract.2004;66S:S75-8.

図14

グリニド薬の構造式の比較

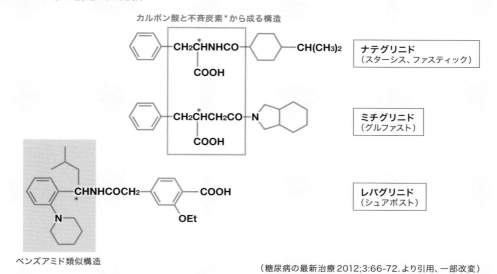

（糖尿病の最新治療 2012;3:66-72.より引用、一部改変）

グリニド薬の場合、カルボキシル基と不斉炭素から成る構造がスルホニルウレア基の三次元構造と類似していることから、ナテグリニドとミチグリニドはトルブタミド結合部位に結合する。レパグリニドはベンズアミド類似骨格を持つためベンズアミド結合部位に結合する[1,2]。

つまり、グリベンクラミドやグリメピリドは2カ所でがっちりと結合するのに対して、それ以外は1カ所で結合していることになる（図15）。これが結合力の違いに表れていると考えられる。

最後に、グリニド薬は決して"弱いSU薬"ではないといえる、大事な違いをもう1つ。グリニド薬は、インスリンの分泌パターン異常を改善する"インスリン分泌パターン改善薬"なのだ（SU薬ではインスリン分泌パターンは変わらない）。

グリニド薬は、日本人に多いインスリン分泌の遅れ[3]、本来あるはずの血糖上昇に合わせた速やかなインスリン分泌を回復する。結果、余分なインスリン分泌を刺激せずに、分泌パターンのみを改善する。ということは、インスリン分泌パターンの異常に起因する低血糖や空腹感の増強、体重の増加を来しにくくなる（もちろん低血糖や体重増加のリスクがないわけではない）。

2）糖尿病の最新治療 2012;3:66-72.

3）欧米人では15〜30分が食後インスリンのピークであるのに対して、日本人の多くは60分がピークであるとされる。（糖尿病の最新治療 2012;3:104-13.）

実際、肥満軽症2型糖尿病患者（平均BMI 28.6）を対象に75g経口ブドウ糖負荷検査（OGTT）を2回行い、その2回目にナテグリニドを単回投与して、インスリン分泌パターンと血糖応答に対する影響を検討した研究では、ナテグリニドはインスリンの分泌総量は増加させずに遅延型の分泌パターンを改善したことが報告されている[4]。

　グリニド薬は、米国糖尿病学会（ADA）と欧州糖尿病学会（EASD）が合同で発表した2型糖尿病の治療に関するコンセンサスステートメントにも登場することなく、欧米での評価は非常に低い。さらに、アドヒアランスの問題もある。しかし、日本人では食後のインスリン分泌が後ろにずれているパターンが多いことを考えると、もっとうまく使っていってもいい薬なのかもしれない。

4) Endocrine Journal. 2000;47:639-41.

図15
K$_{ATP}$チャネル（SUR1/Kir6.2）への各薬剤の推定結合部位

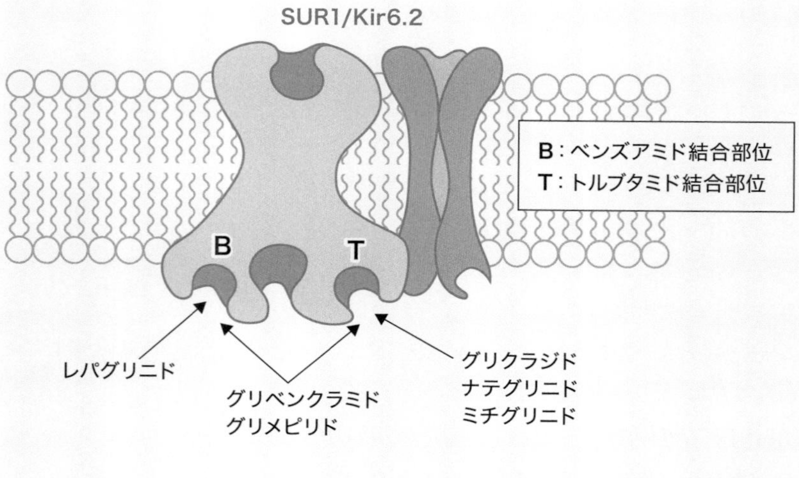

B：ベンズアミド結合部位
T：トルブタミド結合部位

レパグリニド
グリベンクラミド
グリメピリド
グリクラジド
ナテグリニド
ミチグリニド

（Diabetes Res Clin Pract.2004;66S:S75-8.より引用、一部改変）

7 三者三様のグリニド薬のADME

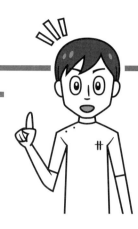

　さて、ここからはグリニド薬の中での違いについて見ていこう。グリベンクラミドのスルホニルウレア基とシクロヘキシル基をカルボキシル基（必須官能基）に変換したものがメグリチニド。メグリチニド類縁体（アナログ）がグリニド薬だ（図14参照）。グリニド薬の共通点は2つ、水溶性であることと、不斉炭素原子を持つことだ。

　「グリニド薬って、グリベンクラミドから来ているんスね！ちょっと意外です」。ケンシロウは腕組みをしたまま続ける。「カルボキシル基が付いて、なんか1回代謝されたような感じになっているから水溶性なのかもしれませんね」

　グリニド薬の中での違いは、まさにそこにある。グリニド薬は確かにいずれも水溶性なのだが、そのまま排泄されるわけではない。ここから代謝を受けて、さらに水溶性を高めて、排泄される[1]ことになるのだが、その過程が三者三様なのだ。

　「それが現実的な違いになっていくんですね」。あゆみさんは突然何かを思い出してぱちんと手をたたいた。「そういえば、シュアポストは前にやりましたね。プラビックスの抱合体がCYP2C8の強力な阻害薬で、感じやすい基質のシュアポストのAUCが上がるんでしたよね」

　そう、シュアポスト（一般名レパグリニド）は"感じやすい"CYP2C8の基質だ[2]。そして一部はCYP3A4でも代謝される。では、レパグリニドを強力なCYP2C8阻害薬と併用した上に、さらにCYP3A4阻害薬を上乗せしたら、どうなるだろうか。

　「1：1の相互作用じゃなくて、1：2の相互作用ッスね」。ケンシロウは顎を引いて考え込んだ。「これは当然、逃げ道をなくしたシュアポストのAUCがさらに上がる」

　正解。シュアポストのインタビューフォームには、「強力な

1) 薬剤の代謝・排泄過程は164ページ図1参照

2) 7月③シュアポストとプラビックス、併用注意のなぜ（125ページ）参照

CYP2C8阻害薬であるゲムフィブロジル（国内未発売）とレパグリニドを併用すると、レパグリニドのAUC$_{0-\infty}$は8.1倍に、さらに強力なCYP3A4阻害薬であるイトラコナゾールをオンすると、レパグリニドのAUC$_{0-\infty}$は19倍に上昇する」というデータが記載されている。そう、逃げ道は確保しておくべきなのだ。現実的な組み合わせとしては、レパグリニドとクロピドグレル硫酸塩（商品名プラビックス他）の併用時にクラリスロマイシンが追加、といったところだろうか。

「なるほど〜、退路を断つな、ということですね。シュアポスト、背水の陣！で覚えておきますよ」。ケンシロウはうまいことを言ったような顔をしているが、僕にはよく分からなかった。

さて、本題に戻ろう。まずはナテグリニド（スターシス、ファスティック他）から。

グリニド薬の中で、ナテグリニドは唯一、「透析を必要とするような重篤な腎機能障害のある患者［低血糖を起こす恐れがある］」という禁忌が設けられている。これは、低血糖性昏睡を含めた重篤な低血糖が市販後に報告されたため。低血糖の発現は腎機能障害のある患者で多く、特に透析患者等の重篤な腎機能障害のある患者において、低血糖性昏睡に至り回復せず死亡した症例が3例報告されている。

恐らく尿中未変化体排泄率が約5％しかないために、当初は想定されていなかったのだろう。しかし主な代謝物である

図16

ナテグリニドの代謝経路

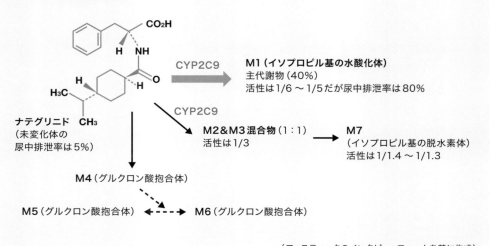

（ファスティックのインタビューフォームを基に作成）

M1は、活性こそ未変化体の1/6〜1/5にすぎないものの、尿中排泄率は80％にもなる（**図16**）。これが遷延性低血糖の原因と考えられている。

「ファスティックは主にCYP2C9で代謝され、その代謝物は活性を持つ」。ケンシロウが代謝経路図を見ながら確認する。「そして、一部はグルクロン酸抱合。この抱合体には活性はない、でいいッスね」

ケンシロウの言う通り、特に記載のない限り、抱合体には活性がないと考えていい。そして、ナテグリニドの抱合体は胆汁から排泄されている。

次は、ミチグリニド（グルファスト他）の代謝を見てみよう。こちらは大部分がグルクロン酸抱合によって、尿中へと消失する（**図17**）。グルクロン酸抱合を受けた薬物は、尿細管での再吸収を受けにくくなるのだ。肝消失型薬剤であるミチグリニドは、ナテグリニドとは異なり、腎機能低下患者には安全に使用できるはずなのだが、ちょっと面白い挙動を示すことになる。

腎機能正常患者（CCr 91mL/分以上）、腎機能低下患者（CCr 31〜50mL/分）、慢性腎不全患者（CCr 30mL/分以

図17

ミチグリニドの代謝経路

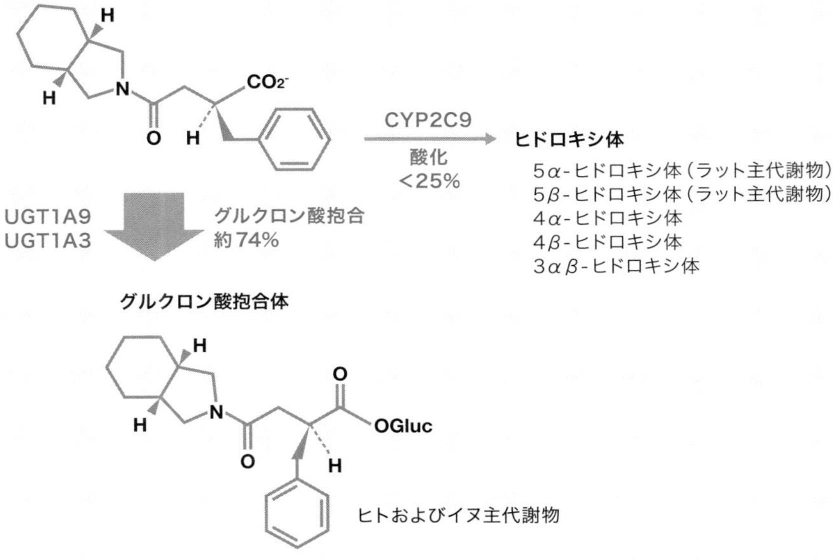

CYP2C9 酸化 <25%
→ ヒドロキシ体
　5α-ヒドロキシ体（ラット主代謝物）
　5β-ヒドロキシ体（ラット主代謝物）
　4α-ヒドロキシ体
　4β-ヒドロキシ体
　3αβ-ヒドロキシ体

UGT1A9
UGT1A3
グルクロン酸抱合
約74%
↓
グルクロン酸抱合体

ヒトおよびイヌ主代謝物

（グルファストのインタビューフォームを基に作成）

下で透析を実施中）にミチグリニド10mgを朝食直前に単回投与した試験では、CCrの低下に伴い$t_{1/2}$（hr）は1.48、3.22、11.7と延長したが、その他のパラメータ（Cmax、Tmax、AUC_{0-inf}）とCCrの間に有意な相関は認められなかった[3]。

3）グルファストのインタビューフォーム（2016年6月［改訂第11版］）p.40、p.55

「うぉっ！ なんスか、この半減期の延び方は！」ケンシロウは前のめりでインタビューフォームをのぞき込む。「これじゃあ、とてもグリニド薬とは言えないッスね」

ミチグリニドは透析患者において、AUCをさほど変えることなく、半減期のみが大きく延長し、まるでグリクラジドのように振る舞う。この理由ははっきりとは分からない。だが、参考になる事例がある。

代謝物の蓄積により親化合物の消失速度を低下させることが、クロフィブラート、ロラゼパム、アセトアミノフェンなどで報告されている。例えばクロフィブラートは、肝および小腸で脱エチル化されて活性代謝物のクロフィブリン酸を生じる。クロフィブリン酸は抱合反応により不安定なクロフィブリン酸抱合体となる。抱合体は、通常は98％が尿中に排泄されるが、腎不全患者では蓄積し、脱抱合されて再びクロフィブリン酸に戻るため、活性体の血中濃度上昇を招く──というわけだ[4]。

4）平田純生他編著『透析患者への投薬ガイドブック 改訂第2版』（じほう、2009年）p. 68、Br J Anaesth. 1993;71:282-90.

つまり、透析が必要な状態において、ミチグリニドのグルクロン酸抱合体の蓄積が、ミチグリニドそのものの消失速度低下を招いているという可能性が考えられる。

そして、忘れてはいけない特徴がもう1つ。CYPの代謝を受けずにほとんどが抱合反応ということは？

「ああ、エバミールの時[5]に勉強しましたね。加齢の影響を受けにくい、ッスね」

5）4月②エバミールが高齢者に使いやすいのはなぜ？（18ページ）参照

その通り。実際、高齢者（65歳以上）および非高齢者（20～35歳）にグルファスト10mgを朝食直前（5分以内）に単回経口投与した試験では、高齢者ではCmaxが非高齢者に比べてやや低かったが、Tmaxや$t_{1/2}$、AUC_{0-5hr}といったその他のパラメータに差は認められていない[6]。

「ほんとだ。高齢者と非高齢者でAUCにほとんど差がないですね」。あゆみさんはメモを取りながら続ける。「ということは、高齢者に使いやすい、と」

6）グルファストのインタビューフォーム（2016年6月［改訂第11版］）p.39

なお、ナテグリニドは「臨床前期第Ⅱ相試験の層別解析により、65歳以上の高齢者では、本剤60mgを投与した場合、

非高齢者と比較してAUCの増加が認められ、慎重な投与が望ましい」、レパグリニドは「健康成人と健康高齢者で本剤の薬物動態を比較したところ、両者の間に差は認められなかった。2型糖尿病高齢患者では個人間のばらつきが大きかったが、健康成人と比べて AUCは1日目で1.7倍、9日目で2.4倍、Cmaxは投与1日目、9日目ともに1.2倍であった」と、それぞれインタビューフォームに記載されている。

さあ、最後に再びレパグリニドだ。レパグリニドは先ほど見たように、CYP2C8で主に代謝され、一部がCYP3A4で代謝される。問題はその後だ。それらの大部分は胆汁から排泄されることになる。ということは、肝消失型薬剤だから、腎機能低下患者において影響はないはず、かと思いきや……。

「二度あることは三度ある?」と、あゆみさんが合いの手を入れる。

表9を見てほしい。主にOATP1B1で肝に取り込まれる非腎排泄型薬剤について、腎障害時の体内動態をまとめたものだ。

「あっ、クレストール!」あゆみさんは何かを思い出すように目をくるくると動かしながら続けた[7]。「ということは、シュアポストもOATP1B1の基質薬で、腎機能低下に伴う尿毒素の蓄積によって、AUCが上がっちゃうんですね」

そうなのだ。健常人と比較して、CCr＜30の症例においては、レパグリニドのAUCは最大3倍ほど上昇してしまう。ということは、こういう症例にシュアポストを用いるときは、用量を減らす必要があるわけだ。

ここでOATP1B1、OATP1B3の基質薬の例[8]を見てみる。

[7] 6月①ネオーラルと併用できるスタチンはどれ?（80ページ）参照

[8] 『医薬品開発と適正な情報提供のための薬物相互作用ガイドライン（最終案）』p.42から現在日本で使用されている薬剤を抜粋

OATP1B1、OATP1B3

アトルバスタチン、ボセンタン、エゼチミブ、フェキソフェナジン、フルバスタチン、グリベンクラミド、ナテグリニド、オルメサルタン、ピタバスタチン、プラバスタチン、レパグリニド、ロスバスタチン、シンバスタチン（アシド体）、SN-38、テルミサルタン、トラセミド、バルサルタン

「シュアポスト見っけ。ナテグリニドに、グリベンクラミドも

表9

OATP1B1により肝に取り込まれる薬剤の体内動態と腎機能の影響

薬物	尿中排泄率（％）	薬物代謝酵素	薬物動態に対する重篤な腎機能障害の影響
SN-38[1]（イリノテカンの活性代謝物）	0.1〜0.2	UGT1A1	$AUC_{0〜24h}\uparrow$1.6倍、消失速度定数$\downarrow$1/10（CCr＜20mL/分）（対照CCr＞60mL/分）
ロスバスタチン[2]	6	CYP2C9	血漿中濃度$\uparrow$3倍（CCr＜30mL/分）（対照CCr＞80mL/分）
レパグリニド[3]	＜8	CYP2C8（一部CYP3A4）	AUC$\uparrow$〜3倍（CCr＜30mL/分）（対照CCr＞80mL/分）

1) Drug Metab Dispos.2011;39:161-4.
2) Clin Pharmacol Ther.2008;85:305-11.
3) Clin Pharmacol Ther.2008;84:488-96.、Clin Pharmacol Ther.2000;67:7-15.

（ファルマシア 2014;50:300-4.より引用、一部改変）

ある。そういえば、グリニド薬はもともとグリベンクラミドからでしたね」

そう、これらの3剤はOATP1B1の基質薬なのだ。グリベンクラミドのこの話題は、過去のソクラテス会で扱っている[9]。なお、ナテグリニドが透析患者に禁忌になった理由として代謝物であるM1の蓄積を挙げたが、実はロスバスタチンやレパグリニドと同様、尿毒素の蓄積に起因すると考えられる、OATP1B1を介した肝細胞への取り込み阻害も起きている可能性がある。

最後に、透析を要するような重度腎機能低下患者へのグリニド薬の使い方をまとめておこう。

9）6月②オイグルコンとリファンピシンの併用で低血糖が起きたのはなぜ？（85ページ）参照

透析を要する重度腎機能低下患者へのグリニド薬投与の注意点

1. ナテグリニドは禁忌。
2. ミチグリニドはグリクラジドのように1日1〜2回で使用する（もしくは減量する）。
3. レパグリニドは少量から使用する。

8 DPP-4阻害薬の作用機序を理解する

さて次は、もう1つのインスリン分泌促進系薬であるDPP-4阻害薬へと話題を移そう。

「私、DPP-4阻害薬って、作用機序のところから
イマイチ分かってないんです」

あゆみさんが突如打ち明ける。だが、その気持ちは分からないでもない。DPP-4阻害薬の作用機序を1枚の図で説明するのは、実は容易ではないからだ。

まずはインクレチンの作用を理解しよう（**図18**）。

食事の摂取により小腸下部のL細胞から分泌される消化管

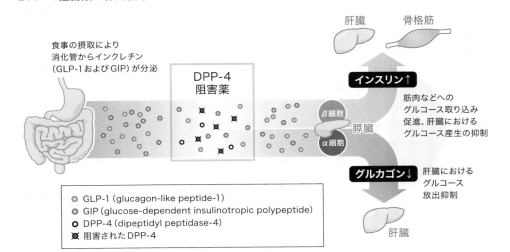

図18

DPP-4阻害薬の作用機序

- GLP-1 (glucagon-like peptide-1)
- GIP (glucose-dependent insulinotropic polypeptide)
- DPP-4 (dipeptidyl peptidase-4)
- 阻害されたDPP-4

（ジャヌビアのインタビューフォームより引用）

ホルモン（インクレチン）のGLP-1は、血糖依存的に膵β細胞からのインスリン分泌を促進するとともに、膵α細胞からの過剰のグルカゴン分泌を抑制する。この両者の働きにより血糖値をコントロールしており、この両作用の血糖低下への寄与率は同等と報告されている。

ところが、このGLP-1は酵素DPP-4によって速やかに分解されてしまう。そこで開発されたのが、DPP-4阻害薬。DPP-4阻害薬は内因性のGLP-1濃度を高め、血糖依存的に血糖降下作用を発揮する。つまり、DPP-4阻害薬はインスリン分泌促進作用とインスリン抵抗性改善作用を併せ持つ薬剤であり、さらにその効果は血糖依存的なため、単独使用では低血糖のリスクも少ないというわけだ。

「その"血糖依存的"っていうところがよく分からないんです。食事の摂取時にしかGLP-1が出ないからかな～と思ってたんですけど、そうしたら注射のGLP-1アナログ製剤で低血糖が起きない理由が分からないし……」

DPP-4阻害薬とGLP-1受容体作動薬、これらのインクレチン関連薬の特徴は、①単独使用では低血糖を起こしにくい、②グルカゴンの分泌抑制を介してインスリン感受性を高める、③体重増加がない、④膵β細胞の保護効果――といったところだろう。

これらインクレチン関連薬が血糖依存的に血糖降下作用を発揮する機序は、インスリンの分泌機構と併せて考えると理解できる（**図19**）。

インスリンの分泌機構並びにSU薬の作用機序は356ページ図7で見た通り。この経路のことを「惹起経路」という。対して、インクレチン関連薬によるインスリン分泌促進作用のことを「増幅経路」と呼ぶ。GIP並びにGLP-1が膵β細胞上に発現するGIP受容体、GLP-1受容体に結合すると、アデニル酸シクラーゼが活性化され、細胞内のサイクリックAMP（cAMP）が上昇する。これが、Epac2（exchange protein directly activated by cAMP）やPKA（protein kinase A）を活性化し、惹起経路によるインスリン分泌の開口放出を増幅させる[1]。

つまり、増幅経路はグルコース代謝による惹起経路の上に成り立っている。これがインクレチン関連薬単剤では血糖依存的に効果を発揮し、低血糖を来しにくい理由であると考え

1) J Diabetes Investig. 2010;1:8-23.

図19
インクレチン関連薬によるインスリン分泌促進作用

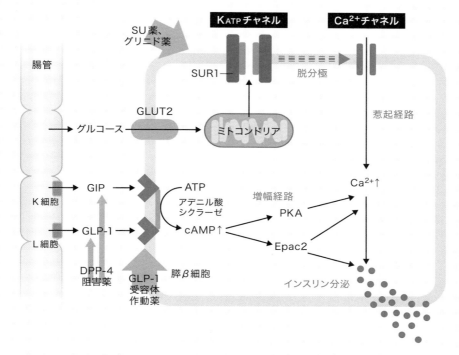

（日本臨牀 2011;69:808-12.、最新醫學別冊『診断と治療のABC117 糖尿病』[最新医学社、2016] p.134）

られる。

　ここでGIPについて補足しよう。GIPは食事摂取により小腸上部のK細胞から分泌されるインクレチンで、血糖依存的に膵β細胞からのインスリン分泌を促進する[2]とともに、膵α細胞では、グルカゴンの分泌を促進する。

　ところが、この作用は空腹時や低血糖時には起こるが、高血糖状態では起こらないことが報告されている[3]。これは、DPP-4阻害薬が血糖変動を改善する薬であるとともに、低血糖時にはGIPの作用が増強し、血糖上昇に関与する可能性があることを示唆している。DPP-4阻害薬の単独使用で低血糖が起きにくいもう1つの理由はここにあるのかもしれない。

　前述したように、インクレチン関連薬は"グルカゴン分泌抑制薬"とも称される。しかし、DPP-4阻害薬の場合は、さらに一歩進んで、"グルカゴン分泌調整薬"と呼ばれる可能性を秘めている。

2) GLP-1とは異なりGIPは健常者ではインスリンの分泌を促進するものの、2型糖尿病患者ではその作用が消失していることがある。モデル動物を使った実験から、これは膵β細胞上のGIP受容体の発現低下に起因すると推察されている。ただし、インスリンやSGLT2阻害薬などを用いて血糖をコントロールすることで、その作用が回復することも報告されている（最新醫學別冊p.135）。

3) Clin Endocrinol Metab. 2014;99:E418-26.

とはいえ、DPP-4阻害薬をSU薬と併用する際には、重症低血糖への注意が必要だ。2009年12月にDPP-4阻害薬が登場した直後、SU薬への上乗せによって重症低血糖が散見され、専門医らによるRecommendationが発表されるに至ったことは記憶に新しい。

これは、SU薬による惹起経路を介した強力なインスリン分泌作用を、DPP-4阻害薬が増幅経路を介して増強させたことが原因と考えられている。特に高齢者や腎機能低下患者（SCr 1.0mg/dL以上）、両者が併存する場合はそのリスクが高く、SU薬の減量が必須とされている[4]。

グリメピリド　2mgを超えて使用している場合
　→2mg以下
グリベンクラミド　1.25mgを超えて使用している場合
　→1.25mg以下
グリクラジド　40mgを超えて使用している場合
　→40mg以下

「今、考えると、DPP-4阻害薬が登場した時に、オイグルコンがあまり使われてなくて良かったッスね。アマリールでも結構な低血糖が出ましたから」

ケンシロウが指摘する通り、SU薬とDPP-4阻害薬との組み合わせによる作用増強の程度は、SU薬によって異なる可能性がある。SU薬にシタグリプチンリン酸塩水和物（商品名グラクティブ、ジャヌビア）を併用して起きた重症低血糖の件数は、1万件当たり、グリベンクラミド7.86件、グリメピリド3.35件、グリクラジド1.66件と推算されている[5]。やはりグリベンクラミドのリスクが一番高いといえそうだ。

なお、グリメピリドとグリクラジドの差に関しては、アマリールのシェアが圧倒的に大きいので、分母の違いとみることもできるが、Epac2の活性化の違いが関与している可能性も指摘されている[6]。さらに最近の研究では、Epac2自体がミトコンドリアでのATP産生やSUR1に作用することが報告されている[7]。今後、SU薬とインクレチン関連薬のつながりは明らかになっていくだろう。

4）もともとSU薬が減量基準以下で治療されていて、血糖コントロールが不十分な場合はそのまま投与の上、併用し、血糖の改善が見られれば、必要に応じてSU薬を減量する。
（インクレチン[GLP-1受容体作動薬とDPP-4阻害薬]の適正使用に関する委員会Recommendation）

5）J Diabetes Investg. 2014;5:475-7.

6）インクレチン関連薬のインスリン分泌促進作用に関与するEpac2を、SU薬が直接活性化させることが報告されている。この作用はSU薬とEpac2との間の水素結合数が多いほど、Epac2を活性化しやすいとされる。グリベンクラミドやグリメピリドはEpac2を活性化するのに対して、グリクラジドやグリニド薬はEpac2を活性化しない。
（最新醫學 2015;892:17-23.、日本内科学会雑誌 2011;100:1418-24.）

7）Science.2009;325:607-10.、Diabetes.2011;60:218-26.

9種類のDPP-4阻害薬を徹底比較！

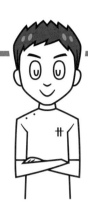

　話が横道にそれてしまった。DPP-4阻害薬に戻ろう。DPP-4阻害薬は現在、9成分10品目が上市されている。そんなに要るのかという疑問はさておき、各製剤の用法・用量とパラメータを眺めてみよう（**表10**）。

　これらは患者の服薬状況（投与回数）や腎機能・肝機能に応じて使い分けられる。例えば腎機能に関しては、リナグリプチン（商品名トラゼンタ）やテネリグリプチン臭化水素酸塩水和物（テネリア）は用量調節は不要。ただし、他剤でも腎機能に応じて適切に用量を調節すれば安全に使えるし、患者の経済的負担を減らすことにもつながる。

　また、DPP-4阻害薬はまだ歴史が浅く、未知への副作用に注意を払っておく必要がある。2016年に多くのDPP-4阻害薬の添付文書が改訂され、「類天疱瘡：水疱、びらん等が表れた場合には、皮膚科医と相談し、投与を中止するなど適切な処置を行うこと」と追記されたことは記憶に新しい。

　DPP-4阻害薬の安全性を考える上でしばしば注目されるのが、DPP-4への選択性だ。選択性の違いが臨床でどのような違いをもたらすのかはまだ不明だが、現時点では各DPP-4阻害薬によって選択性が異なるということは知っておこう[1]。

　「私が気になるのはトラゼンタの半減期ですね」。あゆみさんがパラメータを指さしながら続ける。「105時間ですよ。ウィークリー製剤より長いじゃないですか」

　リナグリプチンの半減期はなぜこんなに長いのかというと、それは組織移行性の大きさ、つまり巨大な分布容積のせいなのだ（$t_{1/2} = 0.693 \cdot Vd/CL$）。

　半減期が長いから、効果が発現するまでに時間を要するのかというと、そうではない。トラゼンタのインタビューフォーム

1) Diabetes Obes Metab. 2016;18:333-47.

表10

日本で使用されているDPP-4阻害薬の一覧

一般名 (商品名)		シタグリプチン (グラクティブ、 ジャヌビア)	ビルダグリプチン (エクア)	アログリプチン (ネシーナ)	リナグリプチン (トラゼンタ)
通常の用法		1日1回	1日2回	1日1回	1日1回
1日の通常用量		50mg	50mg×2回	25mg	5mg
薬物代謝経路		主に腎排泄	血中内で加水分解	主に腎排泄	未変化体で胆汁中に排泄
腎機能障害患者への投与	中等度	慎重投与(用量調節)	慎重投与(用量調節)	慎重投与(用量調節)	-
	重度以上	慎重投与(用量調節)	慎重投与(用量調節)	慎重投与(用量調節)	-
肝機能障害患者への投与	軽度	-	慎重投与(用量調節)	-	-
	中等度	-	慎重投与(用量調節)	-	-
	重度	-	禁忌	-	-
尿中未変化体排泄率(％)		79～88	22.7	72	0.6
蛋白結合率(％)		38	9.3	28.2～38.4	84～98.8
分布容積		198L	70.5L	431L	1万1300L
半減期(時間)		11.4	1.77	17.1	105

によると、「薬物動態的な特徴を表すと考えられるAUCの累積係数から算出した半減期は12.2時間であった」とある。これは1日1回タイプの他のDPP-4阻害薬と変わらない。そう、105時間というのは終末相の半減期というわけだ。

もっとも、この長い終末相の半減期も効果に寄与していると考えられる。実際、リナグリプチンは、隔日投与はもちろん、2日程度の飲み忘れならば、効果発現の目安であるDPP-4阻害率80％以上をキープできるというデータもある[2]。

ちなみに、リナグリプチンに関してもう1つ興味深い話題がある。日本脳卒中学会の『脳卒中治療ガイドライン2015』(p.27-28)に次のような記載がある。

> メトホルミン治療中の2型糖尿病患者において、スルホニル尿素薬であるグリメピリドもしくはDPP-4阻害薬であるリナグリプチンを追加することによるHbA1c改善効果を検討した研究[3]において、脳卒中を含む心血管イベン

2) Int J Clin Pharmacol Ther.2012;50:323-30.

3) Lancet.2012;380:475-83.

テネリグリプチン（テネリア）	アナグリプチン（スイニー）	サキサグリプチン（オングリザ）	トレラグリプチン（ザファテック）	オマリグリプチン（マリゼブ）
1日1回	1日2回	1日1回	週1回	週1回
20mg	100mg×2回	5mg	100mg	25mg
2/3肝代謝 1/3腎排泄	主に腎排泄	主に腎排泄	主に腎排泄	主に腎排泄
−	−	慎重投与（用量調節）	慎重投与（用量調節）	−
−	慎重投与（1日1回投与）	慎重投与（用量調節）	禁忌	慎重投与（12.5mg/週に減量）
−	−	−	−	−
−	−	−	−	−
慎重投与	−	−	−	−
21.0〜22.1	49.9	15.8（代謝物22.4）	76.0	74
77.6〜82.2	37.1〜48.2	0	21〜24	24〜75
−	2.59〜4.20L/kg	85.2L	689〜1334L	591L
24.2	6.20	6.5	54.3	α33〜50　β140

（各薬剤のインタビューフォームを基に筆者まとめ）

ト発生率についても検討されている（レベル2）。リナグリプチンを追加した群ではグリメピリドを追加した群に比し、HbA1c値低下効果は非劣性であり、低血糖発作、心血管イベントは有意に低いことが示されている。特に非致死性脳卒中発症の相対危険度は27％と有意に低かった。"

　この脳卒中発症予防効果はDPP-4阻害薬に共通するクラスエフェクトなのか、それともリナグリプチンに固有のドラッグエフェクトなのかは分からない。しかし、DPP-4阻害薬の構造には基本骨格と呼べるものがなく、ジペプチド型か非ペプチド型に分けられるくらい。リナグリプチンの高い組織移行性や、キサンチン骨格による抗酸化作用が関与しているドラッグエフェクトの可能性は十分に考えられる。
　あゆみさんは各DPP-4阻害薬の添付文書を広げ、化学構造式を見比べながらつぶやいた。

「ジペプチドってどこですか？ よ〜く見ると、
エクアとオングリザは何となく似ているし、
分類できそうな気もしますね」

　DPP-4阻害薬を分類する方法は幾つかある。
　そもそもDPP-4は、末端からジペプチド（アミノ酸2つ分）を切る酵素のこと。基質（＝N末端から2番目のアミノ酸がプロリンもしくはアラニンの構造を有するペプチド）の1つであるGLP-1を不活化させる働きがある。ということは、DPP-4阻害薬の構造にも基質と似ている部分がある、つまりジペプチドを持っていることが予想される。一方で、ジペプチドを有しない構造のものもある。まず、この観点でDPP-4阻害薬（連日投与製剤）を分類することができる（**図20**）。
　図20を見ると、例えばジペプチド型のシタグリプチンで効

図20

DPP-4阻害薬（連日投与製剤）の構造式とジペプチドの有無による分類

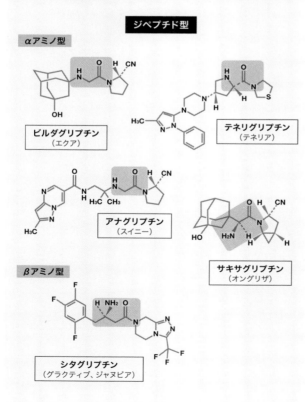

（参考：Diabetes.1998;47:764-9.）

果が弱ければ、非ペプチド型のアログリプチン安息香酸塩（ネシーナ）やリナグリプチンはどうでしょうと提案することができそうだ（ただし後述するように、構造式の違いによる効果の差異については明らかになっていない）。

「でもこの分類じゃ、グラクティブが効果不十分でエクアに変えた場合の説明が付かないですよ。グラクティブとエクアは構造式も全然違いますし」

あゆみさんの指摘はごもっとも。実は、この分類はもう古い。もっと説得力のある分類も可能なのだ。それが、DPPとの複合体のX線結晶構造解析に基づく、結合様式（結合ポケット）の違いによる分類だ（図21）。

S_1とS_2のポケットに結合するクラス1には、シアノピロリジン系のビルダグリプチン（エクア）とサキサグリプチン水和物（オングリザ）。そしてS_1、S_2、S_1'（、S_2'）に結合するクラス2には、非ペプチド型であるアログリプチンとリナグリプチン。最後に、S_1、S_2、S_2拡張に結合するクラス3にはシタグリプチンとテネリグリプチンが分類されている。

この文献では、アナグリプチン（スイニー）には触れられて

図21

結合ポケットの違いによるDPP-4阻害薬クラス分類

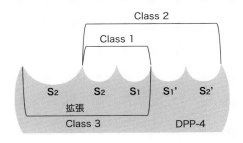

クラス	薬剤	結合ポケット			
クラス1	ビルダグリプチン	S_1	S_2		
	サキサグリプチン	S_1	S_2		
クラス2	アログリプチン	S_1	S_2	S_1'	
	リナグリプチン	S_1	S_2	S_1'	S_2'
クラス3	シタグリプチン	S_1	S_2		S_2拡張
	テネリグリプチン				

（Biochem Biophys Res Commun. 2013;434:191-6.より引用、一部改変）

いないが、アナグリプチンもシアノピロリジン系であることから、クラス1に分類されると考えると、非常に分かりやすくなる。つまり、クラス1はシアノピロリジン系、クラス2は非ペプチド型、そしてクラス3はシアノピロリジン系以外のジペプチド型と分類することができる。

　だがここで、大急ぎで訂正を加えなければならない。実は2015年に、ようやくアナグリプチンの結合様式が報告された[4]。なんと、シアノ基の共有結合ではなく、シアノピロリジン骨格が結合ポケットS_1のDPP-4活性中心Ser630と双極子相互作用により結合しており、リンカー部分とピラゾロピリミジン骨格がそれぞれS_2、S_2拡張ポケットに結合。シタグリプチンやテネリグリプチンと同じクラス3だったのだ（**図22**）。

　「じゃあ、ウィークリー製剤はどうなんでしょう」。あゆみさんの握り拳の上で、プロペラのようにボールペンがくるくる回転する。「ザファテックはネシーナにフッ素を結合させただけだから、たぶん同じクラス2でしょうけど、マリゼブはどうなのかな」

[4] J Enzyme Inhib Med Chem. 2015;30:981-8.

図22

結合様式の違いによるDPP-4阻害薬（連日投与製剤）の分類

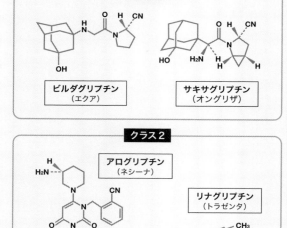

トレラグリプチンコハク酸塩（ザファテック）は、あゆみさんの言う通り、アログリプチンの水素1つをフッ素に置換した化合物だ（**図23**）。フッ素は、①電気陰性度が最強、②大きさは水素原子に次いで非常に小さい、③フッ素原子と炭素原子の結合は分解されにくい——という特徴があり、導入することで作用強度と安定性という2つの個性を得られる[5]。それにより、トレラグリプチンは週1回投与が可能となっている。

そして、水素原子に次いで非常に小さいフッ素は、薬剤の大きさや形にほとんど影響しない。以上から、トレラグリプチンはアログリプチンと同じクラス2と考えて間違いないだろう。

続いてオマリグリプチン（マリゼブ）。これは新規化合物で、マリゼブとDPPとの複合体のX線結晶構造解析は行われていない。しかし、フルオロオマリグリプチン（オマリグリプチンにさらにもう1つフッ素が結合した化合物）のX線結晶構造解析の結果なら存在する[6]。それによると、フルオロオマリグリプチンはシタグリプチンと同様の結合様式を示す。つまり、クラス3だ。

「ということは、マリゼブもクラス3ですね」。あゆみさんは回転させていたボールペンをピタッと止めて、図に修正を加えていく。「もうフッ素は理解しましたから」

このクラス分類はあくまでも単に結合様式が異なるということを示しているにすぎない。つまり、どのクラスに属しているから、どの結合様式だから強いといったことがいえる代物ではないということだ。

[5] 浅井考介、柴田奈央著『くすりのかたち——もし薬剤師が薬の化学構造式をもう一度勉強したら』（南山堂、2013）p.121

[6] J Med Chem.2014;57: 3205-12.

図23

DPP-4阻害薬（週1回投与製剤）の構造式

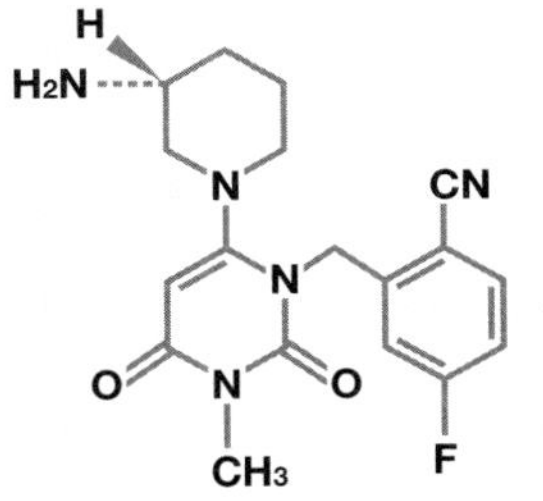

トレラグリプチン（ザファテック）

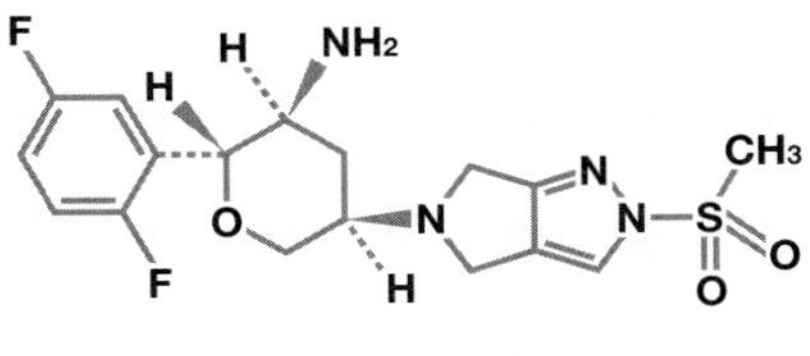

オマリグリプチン（マリゼブ）

だが、個人差の違いはここにあるのかもしれない。クラス3の結合様式では効果不十分でもクラス1や2でうまくいくかもしれないし、もちろん、その逆もしかりだ。

あくまでも僕の意見だが、DPP-4阻害薬の効果が不十分と感じた時、同じ薬のままで用量を増やすよりも、違うクラスのものへの変更を試してみてはどうだろうか。その方が経済的でもある。そして、病院などでDPP-4阻害薬などの採用品目を絞らなければならない場合、体内動態などのPK（薬物動態学）的な側面に加え、この結合様式のようなPD（薬力学）的な側面を加味するのも面白い。

ともあれ、こうして、ひのくにノ薬局特製・DPP-4阻害薬の結合様式分類が完成した（**図24**）。

図24

結合様式の違いによるDPP-4阻害薬の分類

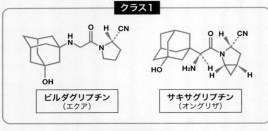
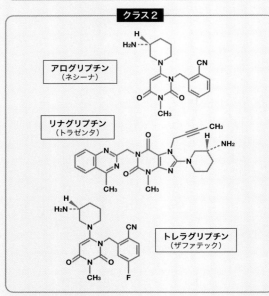

10 SGLT2阻害薬による皮膚の痒み、「アレルギー性」とは限らない

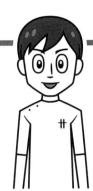

　気づけば、外はとっぷり日が暮れている。雨はやんだようだが、今夜は冷え込みそうだ。最後はSGLT2阻害薬について。休憩を挟もうかと聞いたが、勉強モードの2人は無言で首を横に振り、今日のノートを読み返している。すごい集中力だ。僕はもうひと踏ん張りするために、本日3杯目のコーヒーを入れに立ち上がった。

　コタツに戻ってくると、ケンシロウが待っていましたといわんばかりに口火を切った。

　「Eさんにデベルザが出たんです」。ケンシロウは薬歴を広げて話を進める。「覚えてます？ 以前、スーグラがすごく効いていたけど、痒みの訴えがあって中止していた。BMI 30オーバーの……」

　もちろん覚えている。

　Eさんは54歳のふくよかなご婦人で、薬局に来るたび、「書店の店主と花屋の奥さんが手をつないで歩いているのを見た」だの、「商店街よりも駅前のスーパーの方がネギが安くて損した」だの、(聞いてもいないことを)ユーモアたっぷりに話してくれる。糖尿病の方は残念ながらコントロール不良で、メトグルコ(一般名メトホルミン塩酸塩)、DPP-4阻害薬、αGIに加えてSGLT2阻害薬のスーグラ(イプラグリフロジンL-プロリン)を始めて、半年くらいでHbA1cが3％くらい下がったものの、なおも8％台をキープしている。おしゃべりのネタは毎回コロコロ変わるのに、「インスリンするくらいなら死んだ方がまし」という点だけは頑なに譲らない。

　「そう、そのEさんです。スーグラを中止したら、また徐々に体重とHbA1cが上がってきて、今、9.6％です。それで今日、インスリンを使わないのなら、やっぱりSGLT2阻害薬を飲んで

おこうってことになったみたいで、今度はデベルザが処方されたんです」

そこでケンシロウは一呼吸を置き、疑問を口にした。

**「痒みって、アレルギー性の副作用じゃないですか。
　SGLT2阻害薬はどれも構造が似ているし、
　やっぱり疑義照会すべきか迷ったんです」**

ケンシロウは神妙な面持ちで続ける。「でもインスリン拒否だし、メトグルコの用量もMAXだし、糖毒性の解除のこととか考えると他に打つ手はないような気もするし。Eさんの痒みは大したことなかったけど、繰り返せばひどくなるかもしれないし。そう心配していたんですけど、結局大丈夫だったんスよ」

僕はEさんの薬歴を受け取り、一通り目を通す。今日の分の薬歴はまだ未記入のようだし、デベルザ（トホグリフロジン水和物）が処方されたのは2週間前の話のようだ。まあ、何事もなかったのなら良かった。

図25

SGLT2阻害薬の構造式

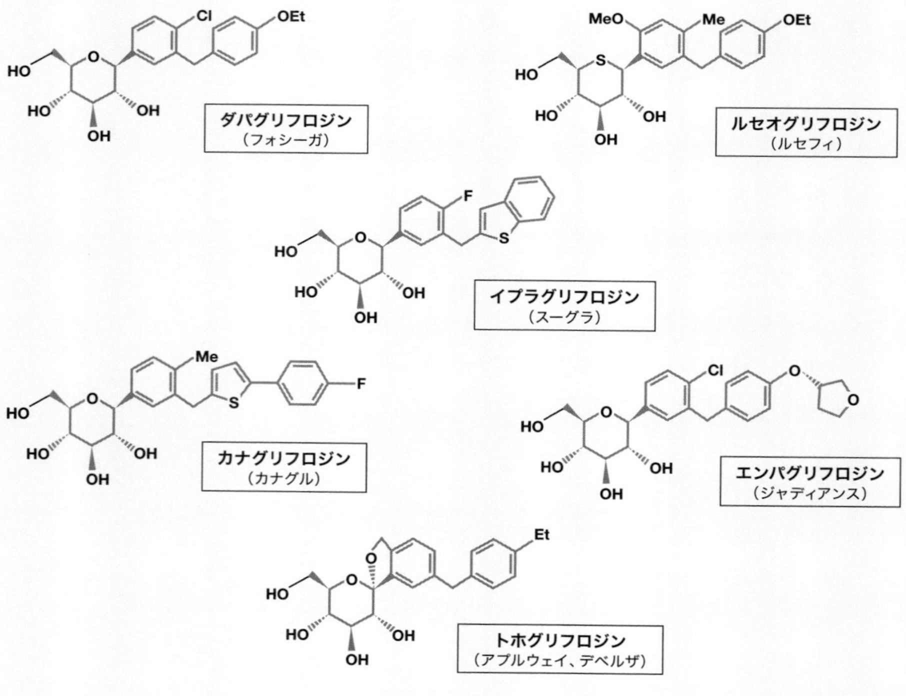

ダパグリフロジン（フォシーガ）

ルセオグリフロジン（ルセフィ）

イプラグリフロジン（スーグラ）

カナグリフロジン（カナグル）

エンパグリフロジン（ジャディアンス）

トホグリフロジン（アプルウェイ、デベルザ）

確かにSGLT2阻害薬の構造はよく似ている（**図25**）。どれか1つで重篤薬疹を経験したら、もう近づかない方がいい。それは重篤薬疹の機序がアレルギー性で、繰り返すのは危ないからだ。

糖尿病専門医らが策定した、「SGLT2阻害薬の適正使用に関するRecommendation」にも次のようにある。

> **皮膚症状**
>
> 皮膚症状は掻痒症、薬疹、発疹、皮疹、紅斑などが副作用として多数例報告されているが、非重篤のものが大半を占める。全ての種類のSGLT2阻害薬で皮膚症状の報告がある。皮膚症状が全身に及んでいるなど症状の重症度やステロイド治療がなされたことなどから重篤と判定されたものも報告されている。皮膚症状はSGLT2阻害薬投与後1日目からおよそ2週間以内に発症している。SGLT2阻害薬投与に際しては、投与日を含め投与後早期より十分な注意が必要である。
>
> あるSGLT2阻害薬で皮疹が出現しいったん改善した後、別の種類のSGLT2阻害薬に切り替えたところ、直ちに皮疹が再燃した例も数例あり、SGLT2阻害薬の間で交差反応性があることが示唆されている。従って、あるSGLT2阻害薬で薬疹を生じた症例では、別のSGLT2阻害薬に変更しても薬疹が生じる可能性があるため、SGLT2阻害薬以外の薬剤への変更を考慮するべきである。いずれにせよ皮疹を認めた場合には、速やかに皮膚科医にコンサルトすることが重要である。特に粘膜（眼結膜、口唇、外陰部）に皮疹（発赤、びらん）を認めた場合には、スティーブンス・ジョンソン症候群などの重症薬疹の可能性があり、可及的速やかに皮膚科医にコンサルトするべきである。

特にスティーブンス・ジョンソン症候群（SJS、皮膚粘膜眼症候群）を疑うような症状、すなわち皮膚症状に粘膜症状やかぜ様症状を伴うような場合には注意を要する。眼や口唇、陰部のただれなどは特徴的なサインだ。これらが見られたら、すぐに大きな病院の皮膚科を受診するように勧告しなければならない。

だが、今回のEさんの痒みの発現機序は、必ずしもアレルギー性であるとは限らない。
　「痒みの副作用がアレルギーじゃない？　そうなんですか？　まさか薬理作用とは関係ないでしょうし……」と、ケンシロウは考え込む。
　僕はその薬理作用こそ、SGLT2阻害薬の痒みや皮疹といった副作用に深く関与していると考えている（痒みや皮疹を含め、以下では"薬疹"として論じる）。
　まず、一般的に薬疹とはアレルギー性の副作用で、皮膚の柔らかい所を中心に左右対称に発現することが多いといわれている。発現時期に関しては、初めて服用した場合は1～2週間後、既に感作されている場合なら1～2日と、早期に表れやすい。
　では、問題のEさんの場合はどうだろう。あくまで本人の訴えベースではあるが、発現時期は半年後、つまり服用期間が長く、薬疹の典型例からは外れている。さらに、Eさんは特徴的な訴えをしている。
　Eさんの薬歴を遡ると、ちょうど1年前の2月のS情報に、『スーグラを飲むと、ムズムズして痒いのよね』とある。皮膚がムズムズするような感覚、実はこれ、乾燥のサインと見ることができるのだ。
　「乾燥か！」ケンシロウが鼻の穴を膨らませる。「そうか、それでSGLT2阻害薬の薬理作用が関係するんですね」
　どうやら、ケンシロウも頭の中でつながったようだ。そう、SGLT2阻害薬の利尿作用によって引き起こされた乾皮症と考えれば、全てがつながる。実際、ステロイド外用薬などを用いなくとも、保湿剤だけですぐに改善する症例も多数報告されている。
　そもそも糖尿病の患者さんは、皮膚乾燥症状が出やすい。高血糖状態にあると、角質水分量や皮脂量が減少している場合が多い。さらに、糖尿病性神経障害から発汗異常を来しているケースもある。加えて、冬は1年の中で最も空気が乾燥する季節。Eさんの場合、そんな時期的なものも相まって乾燥が進んだのかもしれない。
　「なるほど。確かにアレルギーにしては時間がたち過ぎてますし、乾燥しやすい季節になってからの訴えですもんね。スーグラの副作用で発疹がたくさん報告されたから、完全に思い

込んでました」。ケンシロウはポンと手をたたいて続ける。「これからSGLT2阻害薬を投薬する際には、風呂上がりに保湿剤で乾燥を防いでもらうとか、乾燥対策も盛り込みますよ」

　ここで大慌てで補足する。今回のケースでは、痒みが発現するまでに半年を要しているが、実は脱水が原因とみられる痒みも、その好発時期は投与後1日から2週間以内の報告が多い。なぜなら、その期間は脱水が起こりやすい時期でもあるからだ。

　現時点で、SGLT2阻害薬による皮膚症状の原因や発現機序は明らかになっていない。アレルギー、脱水、多汗、光線過敏など、様々な可能性が指摘されている。中でも僕が一番興味があるのがSGLT2阻害薬の皮膚への滞留。SGLT2阻害薬の皮膚での挙動は薬によって大きく異なる可能性が示唆されている（京都薬科大学薬物動態学分野教授の栄田敏之教授が研究中）。

　そして、予見は難しい。だが、まずは粘膜の異常や発熱など重篤薬疹が疑われる症状を来していないかどうかを確認し、次に脱水症状と皮膚症状が並行して起きている可能性を念頭に置き、乾燥対策は講じているかなどを確認することは意味があるはずだ。

　副作用機序別分類という手法が、僕たちの業務に"深み"をもたらしたことは間違いない。しかし、字面での理解にとどめてはいけない。まずは薬のキャラクターをつかむ。それから機序別分類を行う。この順序が大事なのだ。

参考:
SGLT2阻害薬の適正使用に関する Recommendation
(抜粋)

■Recommendation

1. インスリンやSU薬等インスリン分泌促進薬と併用する場合には、低血糖に十分留意して、それらの用量を減じる。患者にも低血糖に関する教育を十分行うこと。
2. 75歳以上の高齢者あるいは65歳から74歳で老年症候群(サルコペニア、認知機能低下、ADL低下など)のある場合には慎重に投与する。
3. 脱水防止について患者への説明も含めて十分に対策を講じること。利尿薬の併用の場合には特に脱水に注意する。
4. 発熱・下痢・嘔吐などがあるときないしは食思不振で食事が十分取れないような場合(シックデイ)には必ず休薬する。
5. 全身倦怠・悪心嘔吐・体重減少などを伴う場合には、血糖値が正常に近くてもケトアシドーシスの可能性があるので、血中ケトン体を確認すること。
6. 本剤投与後、薬疹を疑わせる紅斑などの皮膚症状が認められた場合には速やかに投与を中止し、皮膚科にコンサルテーションすること。また、必ず副作用報告を行うこと。
7. 尿路感染・性器感染については、適宜問診・検査を行って、発見に努めること。問診では質問紙の活用も推奨される。発見時には、泌尿器科、婦人科にコンサルテーションすること。

■副作用の事例と対策
重症低血糖
- DPP-4阻害薬の重症低血糖の場合にSU薬との併用が多かったことに比し、本剤ではインスリンとの併用例が多いという特徴がある。SGLT2阻害薬による糖毒性改善などによりインスリンの効きが急に良くなり低血糖が起こっている可能性がある。インスリン製剤と併用する場合には、低血糖に万全の注意を払ってインスリンをあらかじめ相当量減量して行うべきである。
- SU薬にSGLT2阻害薬を併用する場合には、DPP-4阻害薬の場合に準じて、SU薬の減量を検討することが必要である。

ケトアシドーシス

- 引き続きケトアシドーシスの発生が報告されている。インスリンの中止、極端な糖質制限、清涼飲料水多飲などが原因となっている。血糖値が正常に近くてもケトアシドーシスの可能性がある。特に、全身倦怠・悪心嘔吐・体重減少などを伴う場合には血中ケトン体を確認する。

脱水・脳梗塞等

循環動態の変化に基づく副作用として、引き続き重症の脱水と脳梗塞の発生が報告されている。脳梗塞発症者の年齢は50代から80代である。脳梗塞はSGLT2阻害薬投与後数週間以内に起こることが大部分で、調査された例ではヘマトクリットの著明な上昇を認める場合があり、SGLT2阻害薬による脱水との関連が疑われる。

- 脱水に対する注意は、SGLT2阻害薬投与開始時のみならず、発熱・下痢・嘔吐などがある時ないしは食思不振で食事が十分取れないような場合（シックデイ）には万全の注意が必要であり、SGLT2阻害薬は必ず休薬する。この点を患者にもあらかじめよく教育する。
- また、脱水がビグアナイド薬による乳酸アシドーシスの重大な危険因子であることに鑑み、ビグアナイド薬使用患者にSGLT2阻害薬を併用する場合には、脱水と乳酸アシドーシスに対する十分な注意を払う必要がある。

尿路・性器感染症

これまで、多数例の尿路感染症、性器感染症が報告されている。尿路感染症は腎盂腎炎、膀胱炎など、性器感染症は外陰部膣カンジダ症などである。全体として、女性に多いが男性でも報告されている。投与開始から2、3日および1週間以内に起こる例もあれば2カ月程度たって起こる例もある。

皮膚症状　　→393ページ参照

SGLT2阻害薬の
わずかな違いに目を向けてみる

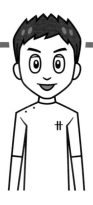

「ユウさん、実はEさんの件は続きがあるんです」。ケンシロウは話しながら今日の薬歴をサラサラと書いていく。「デベルザを飲んでも痒みは出なかったらしいんです。ただ、本人は別のことで大層お喜びで……」

"別のこと"とは一体何だろう？ 僕とあゆみさんはケンシロウの書いているSOAPをのぞき込む。

S）今度のは夜中にトイレに行きたくならないからいいわね。前の（スーグラ）は何回も行きたくなるから飲みたくなかったの。痒みもあったし。
O）デベルザによる痒みや膀胱炎症状（－）、
　　＋α500mLの水分OK。
　　今のところ体重に変化なし、低血糖を疑う症状（－）
A）どうやらデベルザは夜間頻尿がないところが気に入ったようだ。インフルエンザが増えているのでシックデイ対策を再度徹底しておこう。
P）インフルエンザや胃腸炎などで食事が摂れないようなときはデベルザを中止……

「実は、スーグラをやめた本当の理由は夜間頻尿だったんですよ。痒みがちょうど出てきて、ドクターにはそれをエクスキューズに使ったみたいで。Eさんは喜んでいるんですけど、SGLT2阻害薬の間でそんな差があるんですか」。ケンシロウは一気にまくしたてる。僕はと言えば、ケンシロウが"エクスキューズ"なんて、いかにも覚えたてのような言葉を口にしたことに注意が向いてしまっていた。

さて、SGLT2阻害薬という薬効群は、クラスエフェクトでい

表11

SGLT2阻害薬の選択性と用量、半減期

SGLT2選択性（倍）	一般名	用量（効果不十分時）	半減期（用量）
290	カナグリフロジン	100mg	10.2時間（100mg）
610	ダパグリフロジン	5mg（10mg）	12.1時間（10mg）
860	イプラグリフロジン	50mg（100mg）	14.97時間（50mg）
1100	エンパグリフロジン	10mg（25mg）	9.88時間（10mg）
1600	ルセオグリフロジン	2.5mg（5mg）	11.2時間（2.5mg）
2900	トホグリフロジン	20mg	5.4時間（20mg）

（SGLT2選択性はJ Pharmacol Exp Ther.2012;341:692-701.を、用量と半減期は各薬剤の添付文書を基に筆者まとめ）

いのだろうか。まずは結論から言うと、僕は薬剤間で大した差はないと考えており、クラスエフェクトでいいと見ている。構造式（図25参照）はどれも似たり寄ったりで、この方面からの分類は難しい。

そこで王道を行く。すなわち、薬理作用と薬物動態の面から、差異の把握を試みる。といっても、薬理作用は同じだし、いずれも尿中未変化体排泄率23％以下の肝消失型薬剤。大きな差異というものはないわけだ。あらかじめ断っておくが、今から触れることは本当に小さな違いにすぎない。

もともとSGLT2阻害薬は、植物由来の配当体であるフロリジンの誘導体のうち、体内で分解されにくく、SGLT2を選択的に阻害する物質として見出されたもの。構造面では、O-グルコシド結合をC-グルコシド結合に変えることで、小腸βグルコシダーゼによる分解を受けないようにしている。

ただし、SGLT2の選択性には薬剤間で差が見られる。それを軸に、気になるパラメータを並べてみよう（**表11**）。

表11は、SGLT2選択性が低い順に並べている。SGLT1は腎臓だけではなく、心筋や骨格筋、そして小腸に発現している。SGLT2選択性が低いと、脱水のほかに心臓障害や下痢などの副作用が起こりやすくなるのではないかと懸念されたのだが、実際には、選択性の高低と副作用の発現には関連性は見られない。

SGLT2選択性が低いことの利点もある。前述のように、SGLT1は小腸で多く発現しているため、SGLT1の阻害は腸管

からの糖の吸収を遅らせる。そう、αグルコシダーゼ阻害薬（αGI）のように。事実、SGLT2選択性が最も低いカナグリフロジン（商品名カナグル）では、食後2時間までの糖吸収量が有意に減少することが報告されている[1]。

1) Diabetes Care. 2013;36:2154-61.
なお、カナグル以外のSGLT2阻害薬の薬効分類名は「選択的SGLT2阻害剤」となっているのに対して、カナグルは「SGLT2阻害剤」となっている。

また、SGLT1とSGLT2の両者を阻害することで、糖排泄効果が高まり、より強い血糖降下作用が得られる可能性も示唆されている。海外では、1型糖尿病に対するSGLT1/2阻害薬Sotagliflozin（LX4211）の開発も進んでいる（ただし理論的には、SGLT1/2阻害薬はより脱水に注意を払うべき、と僕は考えている）。

さて、日本で2番目に登場したトホグリフロジン（商品名アプルウェイ、デベルザ）。ここで注目すべきはSGLT2選択性ではなく、その半減期の短さだ。これがEさんで夜間頻尿が起こらなかった理由なのだろう。

「そっか。単純に半減期の違いか。そう考えれば自然ですね」。ケンシロウは腕組みしたまま何度もうなずく。

事実、トホグリフロジンの投与患者では、夜間の尿糖排泄の減少が認められており、それは尿量の減少を意味する（**図26**）。

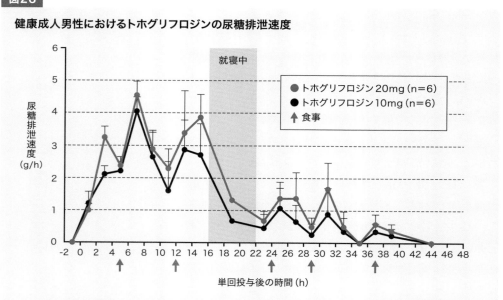

図26

健康成人男性におけるトホグリフロジンの尿糖排泄速度

投与2時間以内に尿糖排泄効果が発現。深夜に当たる投与18時間以降、尿糖排泄速度はピーク時の1/4まで減少した。
（アプルウェイ、デベルザのインタビューフォームより引用）

そして最後に、用量に関して。これは単なる偶然だと思われるが、選択性の一番低いカナグリフロジン水和物（カナグル）と一番高いトホグリフロジンは、いずれも用量の設定が単一なのだ。

以上3点が、SGLT2阻害薬での本当にわずかな違い（と注目すべき共通項）。あくまで個人的な着眼点だが、僕はそう捉えている。

「何となくイメージできましたよ。でも、それにしてもSGLT2阻害薬って種類が多いですよね。今の話でも、カナグリフロジンとトホグリフロジンしか出てこなかったじゃないですか」

ケンシロウが疑問に思うのは至極当然のことだ。だが実は、SGLT2選択性の高低自体、報告によってバラバラなのだ（**表12**）。恐らく、実験に使っている細胞が違うのだろう。

論文Cでは、SGLT2選択性が最も高いのはエンパグリフロジン（ジャディアンス）となっている。また、トホグリフロジンのSGLT2選択性は、論文Aでは2900倍だったのに対し、論文Cでは1875倍となっている。

さらに、各薬剤が"自己申告"している数字を拾ってみると、これまた大きく結果が異なってくる（**表13**）。SGLT2選択性が最も高いのは、エンパグリフロジンで約5000倍！ ここまで来ると、このSGLT2選択性の数字に意味があるのか疑問に思えてくる。

もっとも、僕らが現場でなすべきことは、SGLT2の選択性に振り回されることではない。SGLT2阻害薬の不適切な投与を

表12

論文報告に基づくSGLT2選択性の比較

一般名	トホグリフロジン	ルセオグリフロジン	エンパグリフロジン	イプラグリフロジン	ダパグリフロジン	カナグリフロジン
論文A	2900	1600	1100	860	610	290
論文B	2912	1770	2680	254	1242	155
論文C	1875	—	2677	566	1167	263

単位：倍

論文A：J Pharmacol Exp Ther. 2012;341:692-701.
論文B：Diabetes.2013;62:3324-8.
論文C：Diabetes Obes Metab.2012;14:83-90.

表13

添付文書の記載に基づくSGLT2選択性の比較

一般名	イプラグリフロジン	トホグリフロジン	ダパグリフロジン	ルセオグリフロジン	カナグリフロジン	エンパグリフロジン
選択性	254倍	2100倍	1473倍	1283倍	158倍	4829倍
SGLT2	IC_{50} 7.38nM	K_i 2.9nM	K_i 0.55nM	IC_{50} 2.26nM	IC_{50} 4.2nM	IC_{50} 1.3nM
SGLT1	IC_{50} 1880nM	K_i 6000nM	K_i 810nM	IC_{50} 2900nM	IC_{50} 663nM	IC_{50} 6278nM

（単位をnMにそろえた）

防ぎ、脱水に始まる重篤な副作用や事故を予防することに、力を注ぐべきだ。

だが、このSGLT2阻害薬はきっとシェアを拡大していくだろう。今や、この薬は糖尿病専門医だけではなく、循環器の医師も注目しているからだ。

「エンパレグですね」。あゆみさんもこの試験については押さえているようだ。

米国食品医薬品局（FDA）は新規糖尿病薬の承認時に、心血管イベントを増加させないかどうかを検証する試験を課している。EMPA-REG OUTCOME試験はその一環として、ジャディアンス（エンパグリフロジン）にて実施されたものなのだが、試験期間わずか3年ほどで心血管死、全死亡、心不全による入院のいずれにも有意に生命予後の改善をもたらすという衝撃といってもいい結果。全死亡のNNT（number of needed to treat、治療必要数）はなんと39だ[2]。この結果を受けて、FDAは2016年12月2日、2型糖尿病で心血管疾患（CVD）を有する患者の心血管死予防を目的としたジャディアンスの使用を追加承認している。

通常、血糖コントロールで心血管イベントを抑制するためには10年単位の長期間を要するのが定説であり、3年そこそこという短期間でのこの効果は、血糖低下作用だけではなく、SGLT2阻害薬の多彩な薬理作用によるものと考えられている（**図27**）。なお、EMPA-REG OUTCOME試験の結果は、エンパグリフロジンのドラッグエフェクトなのか、それともSGLT2阻害薬のクラスエフェクトなのかに関しては、どうやら後者らしい、という報告がなされている[3]。

さらに、全く別の考え方も提唱されている。それは、ケト

2）中央値3.1年の観察期間中、主要アウトカムはプラセボ群で282例（12.1％）、エンパグリフロジン群で490例（10.5％）に生じ、両群に有意差（ハザード比[HR] 0.86、P＝0.04）が認められた（非劣性解析はP＜0.001）。個別のアウトカムを見ると、心血管死（HR 0.62、P＜0.001）、全死亡（同0.68、P＜0.001）、心不全による入院（同0.65、P＝0.002）のいずれも有意差が認められた
（N Engl J Med.2015; 373:2117-28.）

3）Acta Diabetol. 2016 Aug 4.
[Epub ahead of print]
PMID:27488726

図27

SGLT2阻害薬による心血管予防の機序（仮説）

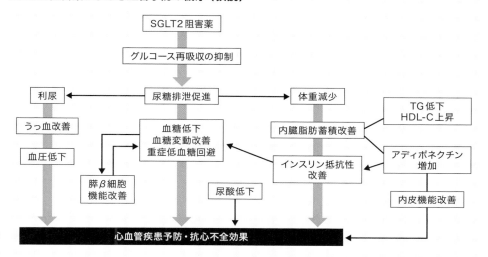

（Progress in Medicine 2016.36:217-21.より引用）

ン体が心血管イベントを抑制しているのではないかというもの[4]。ケトン体の上昇は通常、ケトアシドーシスという副作用を連想するが、心筋細胞にとっては重要なエネルギー源でもある。つまり、ケトン体が多過ぎては危ないが、マイルドなケトーシスの状態にありさえすれば、それが心血管イベントの抑制につながるかもしれない。そんな意見もある。

また、安全面に関して、EMPA-REG OUTCOME試験では、性器感染症が有意に増加しており、有意差はないものの脳卒中は増加傾向が見られている。

試験背景等の詳細は割愛するが、恐らくSGLT2阻害薬は今後、心不全の適応を取得し、その守備範囲を拡大していくことになるだろう。しかし、僕らがやるべきことは同じだ。

薬剤師が常に副作用に目を光らせてこそ、SGLT2阻害薬のポテンシャルを引き出せるわけだ。ポテンシャルの高さは、有効性と安全性の総和で決まる。どの薬にもいえることだが、ポテンシャル以上のものを求めてはならない。それは患者を危険にさらすことになるし、薬そのものにとっても不幸なことなのだ。

4) Diabetes Care. 2016;
39:1108-14、1115-22.

Column

熊本地震と薬剤師

2016年4月、震度7の大地震が熊本を二度襲った。多くの方が亡くなり、避難所生活を余儀なくされ、被害の少なかった地域でもライフラインの復旧にかなりの日数を要する事態となった。

地震直後から自治体が中心になって水の配給を行う。2時間並んで1世帯に4L。コンビニエンスストアは開店しているものの商品はなく、自動販売機では炭酸飲料以外は品切れに。そういった状況下において、SGLT2阻害薬を服用している患者に課されている1日+αとして500mL以上の水分摂取というのは現実的に困難。脱水・脳梗塞という言葉が脳裏をよぎる。

SGLT2阻害薬をお渡ししている全ての患者さんに、電話で状況確認と服薬指導を行う。しかし、電話が通じたのは半数にすぎず、つながった電話の多くは携帯電話だった。災害なのだから当然といえば当然で、常時から対策を講じておくべきだったのだろう。大事なアナウンスは事あるごとに繰り返し行う、お薬手帳を活用する、電話番号はできるだけ固定電話だけではなく携帯電話も聞いておく——などなど。

避難所では感染性胃腸炎や食中毒、B型インフルエンザが発生した。そう、シックデイだ。糖尿病患者に対して、災害医療チーム、被災者専用電話相談窓口の設置、チラシ配布による注意喚起、と様々な対策が講じられていた。シックデイの対応に関しては、日ごろからの患者教育の必要性を痛感した。

そして、熊本地震による二次被害の最大の特徴、それはエコノミークラス症候群だった。

"気象庁は、記者会見で、16日午前1時25分ごろに起きた

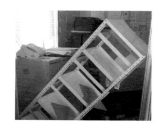

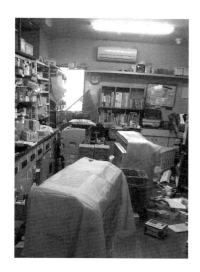

　マグニチュード7.3の地震が「本震」で、それより前の一昨日の夜に発生した熊本地震が「前震」に当たるという見解を示しました"

　二度あることは三度ある。余震の続く中、皆がそう思うのは仕方のないことだった。閉店状態のスーパーの駐車場や学校の運動場、公共施設は車中泊の車で溢れかえった。車中で長時間同じ姿勢、さらに女性は、トイレに行くのをためらい水分を控えるといった状態から、エコノミークラス症候群のリスクが高まっていった。

　薬剤師としては、そこに薬の副作用の視点を加味しなければならない。すなわち、ピルなどの女性ホルモン製剤や、骨粗鬆症治療薬の選択的エストロゲン受容体モジュレーター（SERM）、そして利尿薬やSGLT2阻害薬。こういった薬を服用している患者に対して、車中泊をやめるように呼び掛け、やめられないようならば、処方医と相談して服薬を一時中止するといった対応を行った。

　震災時での薬に関する対応を3つ紹介したが、SGLT2阻害薬はいずれにも該当する。生活習慣病の薬で人が死ぬかもしれない。アレルギーや中毒性の副作用ではなく、薬理作用の延長線上で。そういう時代に突入しているのを感じた。

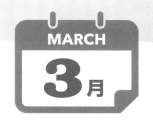

化学構造式だって意味がある

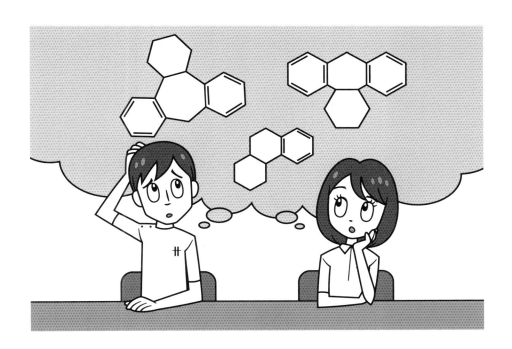

1 似て非なるミルタザピンとミアンセリン

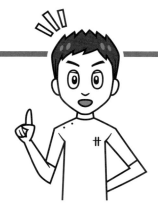

　3月某日。雨、13℃。雨が降っていることに加えて、この寒さのせいだろう、今日は患者が少ない。つい先日までは暖かかったのだが。三寒四温は冬に使うべき言葉なんだよ。そう繰り返していた患者さんの顔が浮かぶ。でも実感としては、やっぱりこの時期に使ってこそのような気もする。

　ソクラテス会も本日が最終回。なんとか1年間続けることができた。ということで今日は、奮発して（？）、宅配ピザを注文することにした。こういう勉強会はダラダラと続けるのは良くない。終わりは決めておくべき、というのが僕の経験則だ。その終わりに何を持ってくるか。逡巡の結果、化学構造式を選択した。

　構造式を学んで何になるのか？ そう聞かれれば、僕は投げやりでも自虐でもなく、「何にもならないかもしれない」と答えるだろう。いや、ちょっとは役に立つのだけれども、それほど優先順位の高い分野ではないし、何なら勉強しなくてもやっていける。だが、僕から逆に問い掛けるとしたら、「役に立つと分かっているものばかり取り組んでいて面白いか？」だ。

　役に立たないと思われていたことが役に立つ、なんていうことは世の中にはザラにある。もちろん、そうなればうれしいのだが、そうはならないかもしれない。ただ、この分野の面白さって、医療者の中では薬剤師にしか通じない。これは確かなことだ。

　とはいえ、皆が皆、構造式のことを勉強しなければならない、とはこれっぽちも思ってはいない。結局どっちなんだ、って叱られそうだけど、どっちでもいい、と本心から思っている。だって薬剤師は一生勉強し続けなければならない職種なんだし、ちょっと知的好奇心をくすぐって、真面目に遊べる分野を

持っていた方がいいと思うんだ。

時々ケンシロウが、「ユウさんにはかなわないや」なんて言うけれど、それは基礎学力の差でも、ましてや経験の差でもない。かなわないとしたらその理由は、それは僕が真面目に遊んでいるからだ。真面目と遊びは共存する。矛盾しないし、決して対極に位置するものではない。

> すべての遊びは、まず第一に、何にもまして一つの自由な行動である。命令されてする遊び、そんなものはもう遊びではない。
> ──ヨハン・ホイジンガ著、高橋英夫訳『ホモ・ルーデンス』（中公文庫、1973）p.29

勉強はしなければならないというニュアンスを伴うが、遊びは自発的なものである。それは我を忘れさせるものであり、人間は我を忘れたときほど、力を、発想を生み出すものではないだろうか。

　　　　　＊　　＊　　＊

さて、ソクラテス会の最終回のテーマは構造式。ケンシロウとあゆみさんにそう告げると、おお〜ッと感嘆の声が漏れ、なかなかの好感触だ。年中一緒に仕事をしていればそんなものなのかもしれない。僕の心配は杞憂に終わりそうだ。

「最後のテーマが構造式とは予想もしてなかったですよ」。あゆみさんはピザを取り分けながら、伸びるチーズと格闘している。僕はホットコーヒーを各々のマグカップに注ぎ、ケンシロウはかばんの中を何やらごそごそとあさっていた。

「ちょうどいいッス、ひとつレクチャーをお願いします。実は最近、これまでのソクラテス会の復習を始めたんスよ。そしたら気づいちゃって」。ケンシロウはそう言って、ミルタザピン（商品名リフレックス、レメロン）とミアンセリン塩酸塩（テトラミド）の比較表（**図1**、**表1**）と、ミルタザピンの薬理作用プロファイル（**表2**）を取り出した。

「ミルタザピンとミアンセリンの構造がそっくりで、調べたんです。ミルタザピンの構造はミアンセリンの6位のCがNになっただけ。
薬理作用も、ノルアドレナリン再取り込み阻害能と

図1

ミルタザピンとミアンセリンの構造式の比較

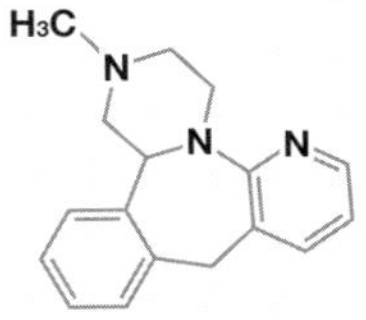

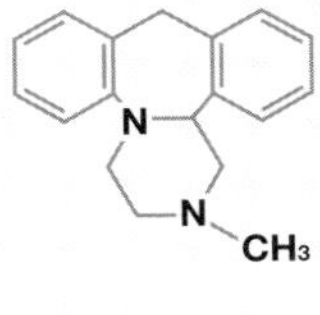

表1

ミルタザピンとミアンセリンの薬理作用プロファイルの比較

抗うつ薬分類	NaSSA	四環系抗うつ薬
一般名（商品名）	ミルタザピン（リフレックス、レメロン）	ミアンセリン（テトラミド）
モノアミン再取り込み阻害能[※1]		
セロトニン再取り込み	>31000	>10000
ノルアドレナリン再取り込み	1600	44
受容体結合能[※1]		
アドレナリンα_1受容体	500	72
アドレナリンα_2受容体	50	110
セロトニン 5-HT_{1A}受容体	5000	>500
セロトニン 5-HT_{2A}受容体	6.3	1.5
セロトニン 5-HT_{2C}受容体	13	1.4
セロトニン 5-HT_3受容体	7.9	7.1
ヒスタミンH_1受容体	0.5	1.8
ムスカリン受容体	630	500
ドパミンD_1受容体	1600	-
ドパミンD_2受容体	2500	40000
その他の作用[※2]		
神経細胞発火		
ノルアドレナリン神経	増加	影響なし
セロトニン神経	増加	抑制
脳内遊離量		
ノルアドレナリン	増加	増加
セロトニン	増加	影響なし

NaSSA：ノルアドレナリン作動性・特異的セロトニン作動性抗うつ薬
[※1] in vitro作用の比較（K_i値またはIC_{50}値［nM］。いずれも値が小さいほど阻害作用が強いことを示す）
[※2] 神経機能に及ぼす影響（in vivoにおける作用）

（新薬と臨牀 2009;58:1152-60.より引用、図2とも）

1）4月⑥睡眠薬の代わりになる催眠・鎮静系抗うつ薬（37ページ）参照

アドレナリンα_1受容体結合能が違うくらいなのに、ミルタザピンの方はセロトニンがしっかり増えていて……」

　ピザを口に運びながら、ケンシロウが作った資料に目を通す。なるほど、よくまとまってはいるが、それぞれの知識がつながらないのだろう。ただ、表1だけでも、この両剤の睡眠作用がよく分かる。いずれも、セロトニン 5-HT_{2A}受容体阻害作用により睡眠の質を、ヒスタミンH_1受容体遮断作用により睡眠の量を改善することが期待できる[1]。

表2

ミルタザピンの薬理作用と臨床作用

薬理作用	臨床作用
α_2受容体遮断作用	抗うつ効果（ノルアドレナリン、セロトニン放出促進）
H_1受容体遮断作用	睡眠・食欲の改善、体重増加
5-HT_3受容体遮断作用	眠気・悪心抑制
5-HT_{2C}受容体遮断作用	不安の抑制
5-HT_{2A}受容体遮断作用	性機能障害の抑制、睡眠改善

ミルタザピンは、5種類の受容体に対してアンタゴニストとして作用する。
抗うつ効果発現の中心となる薬理作用は、α_2アドレナリン自己受容体遮断作用。

（リフレックスの製品情報概要を基に作成）

「睡眠作用に関しては、よく分かりました」。ケンシロウはチーズの絡まった指をなめながら語を継ぐ。「構造もその点のレセプタープロファイルもよく似ているので。でも、肝心の主作用の抗うつ作用の方がですね……」

確かに構造は酷似している。しかし、構造のわずかな違い、6位のC（炭素原子）とN（窒素原子）の違いが、薬理作用の大きな違いをもたらしているのだ。

図2は、ミルタザピンとミアンセリンの受容体への6位近傍の結合様式を示した模式図だ。下段のα_2受容体の方は、6位付近に近接する原子がなく、空隙が生じている。そのため、α_2受容体への結合に関しては、6位がCであろうとNであろうと影響はない。実際、どちらも結合能は強い（表1参照）。

対して、上段のα_1受容体についてはどうか。こちらは、受容体のVal側鎖末端のメチル基が6位に近接している。するとどうなるか。文献[2]には次のように書かれている。

> ミアンセリンの場合は、6位がCHであるため親和性を増す方向に疎水性相互作用が生じるが、ミルタザピンの場合は6位がNであり、静電的性質が負極性となり親水的な性質を有するため、疎水性相互作用は生じず、むしろ反発する方向に作用する。その結果、ミルタザピンはα_1受容体への親和性が低下していると考えられる。

この構造の違いが、アドレナリンα_1受容体結合能の差につ

2）新薬と臨牀
2009;58:1152-60.より引用、一部改変

図2

ミルタザピンとミアンセリンの6位近傍の結合様式の模式図

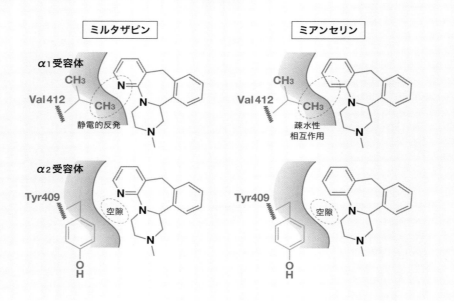

ながっているわけだ。つまりミルタザピンはα_2受容体のみ結合能が高いのに対し、ミアンセリンはα_1、α_2ともに結合能が高い。

今度はこの結合能の違いが、薬理作用の違いにどう影響しているかを見てみよう（**図3**）。

①ミルタザピンは、α_2自己受容体を遮断することでノルアドレナリンを放出する。②ノルアドレナリンの刺激は5-HT細胞体に伝わり、前シナプスからの5-HT（セロトニン）の遊離を促進する。③その結果、脳内の遊離セロトニン量は増加する。④さらに、ミルタザピンは後シナプスの5-HT$_2$、5-HT$_3$受容体を遮断するため、増加したセロトニンは5-HT$_1$受容体への刺激を特異的に増強することになり、それが抗うつ効果をもたらすのだ。

なお、SSRI（選択的セロトニン再取り込み阻害薬）やSNRI（セロトニン・ノルアドレナリン再取り込み阻害薬）が"阻害薬"であるのに対し、NaSSA（ノルアドレナリン作動性・特異的セロトニン作動性抗うつ薬）は"作動薬"であるため、その効果発現も比較的早い。

一方、ミアンセリンの場合はどうか。同薬はミルタザピンと

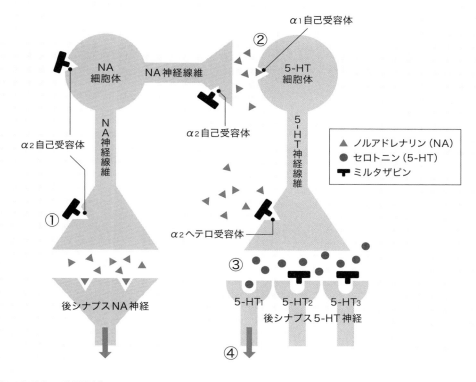

図3

ミルタザピン（NaSSA）の作用機序の模式図

《ミルタザピンの作用機序》
① α₂自己受容体遮断によるNA遊離促進
② NA遊離促進による5-HT神経前シナプスα₁受容体を介した5-HT神経活動の促進
③ 5-HT神経前シナプスのα₂ヘテロ受容体を遮断し、セロトニンの遊離促進
④ 後シナプス5-HT₂、5-HT₃受容体を遮断し、5-HT₁受容体への刺激を選択的に増強

（リフレックスのインタビューフォームより引用、一部改変）

　同様、α₂自己受容体を遮断することでノルアドレナリンを放出する。だが、同時に、5-HT細胞体のα₁自己受容体にも結合、遮断するのだ。ノルアドレナリンの刺激が5-HT細胞体に伝わらないので、脳内の遊離セロトニン量は変化しない。ミアンセリンの抗うつ効果が弱いのは、同薬の効果はノルアドレナリン系神経によるものだけだから、といえる。

　「いや～、面白い。構造はほとんど一緒なのに、作用機序的にこんなに違ってくるんですね。あざっす」

　面白い、か。それはうれしい。NとC、たった1つの原子の違いが薬理作用を、薬効分類を大きく変えることがある。構造式の勉強会の出だしとしてはナイスだったぞ、ケンシロウ。

2 抗ヒスタミン薬の鎮静性を決定付ける部分構造

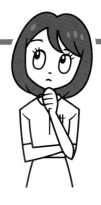

「くしゅん！あ〜すみません、今日は雨だから大丈夫と思ってたんですけど、ダメみたいです。お薬、お薬」。あゆみさんは席を離れロッカーを開ける。彼女は花粉症で、色々な抗アレルギー薬を試してきた。「タリオンないし、アレジオンとポララミンか〜。眠くなると困るからアレジオンかな。でも立ち上がり遅いですよね？」と言いながら、アレジオン（一般名エピナスチン塩酸塩）を服用して、すぐにピザに手を伸ばす。

エピナスチンのT_{max}は2時間くらい、タリオン（ベポタスチンベシル酸塩）の1.2時間に比べてちょっと遅い。それより、グッドタイミングだ。エピナスチンの構造式を見てごらん。

「構造式ですか…」。あゆみさんは空いている左手で器用にスマホを扱い、エピナスチンの構造式を表示した（**図4**）。

「あれっ、どこかで見たような。って、この四環系はさっき見ましたよね？」

「ほんとだ。よく似てる」。ケンシロウはタブレット端末を横にしたり逆さまにしたりしている。「決定的に違うのはメチル基（-CH₃）とアミノ基（-NH₂）ですかね」

その通り。ミルタザピンやミアンセリンの活躍する場所は脳。すなわち血液脳関門（BBB）を通過しなければならない。つまり脂溶性が高い方がいい。だからメチル基だ。対して……

「エピナスチンは抗アレルギー薬だから、眠気の副作用を少なくしたい」。あゆみさんの目が大きくなる。「つまり、BBBを通過しないように、親水性のアミノ基を採用した」

正解だ。他にも似たような例はいくらでもある。例えば、ピペラジン系薬のアタラックス（ヒドロキシジン塩酸塩）とジルテック（セチリジン塩酸塩）の場合はどうだろう[1]（**図5**）。

図4
エピナスチンの構造式

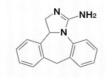

1) ヒドロキシジンの主代謝物として、活性代謝物のセチリジンが報告されているが、代謝過程等の詳細については明らかになっていない。

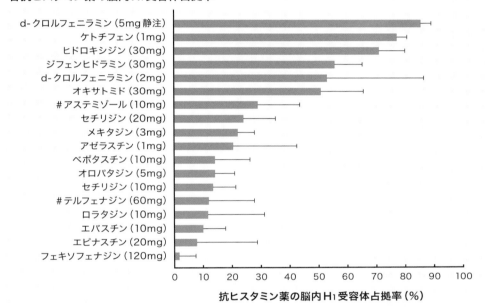

図5 ヒドロキシジンとセチリジンの構造式

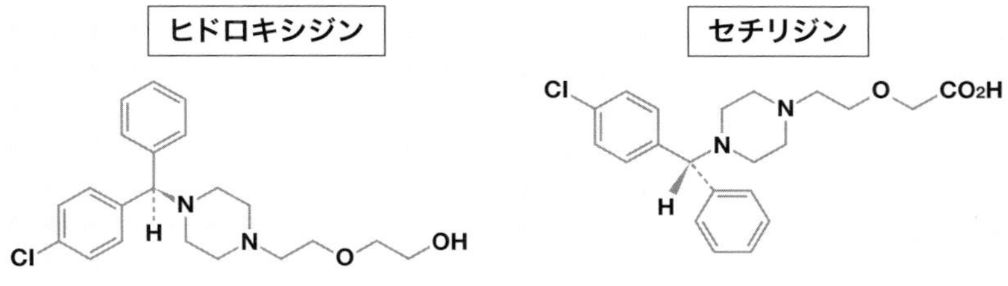

図6 各抗ヒスタミン薬の脳内 H_1 受容体占拠率

[11]C-ドキセピン PET を用いて各抗ヒスタミン薬の鎮静特性（脳内 H_1 受容体占拠率）を調べた。　#販売中止
H_1 受容体占拠率が 20％以上になるとインペアードパフォーマンス（集中・判断力、作業効率の低下）が起こりやすくなる。よって 20％以下のものを「非鎮静性」と表現する。

（Hum Psychopharmacol.2011;26:133-9. より引用）

「おぉ〜、こっちも似てるぞ。こっちはカルボキシル基を付けて BBB の通過性を低下させたわけだな」

そう。カルボン酸の大きな特徴の 1 つが、BBB を通過しにくくすることだ[2]。カルボキシル基が導入された第 2 世代の抗ヒスタミン薬は、P-gp の基質となって脳内からくみ出されることで、低い脳内移行性を実現していると考えられる（図6）。

「ジルテックをキラルスイッチしたザイザルの構造式は見る

2）カルボン酸のもう 1 つの特徴は 332 ページ「バイオアイソスターって何ですか？」参照

までもないですね。くしゅん。すみません」。あゆみさんが鼻をかみながら続ける。「じゃあ、眠くなる抗アレルギー薬で確かめてみましょう」

「鎮静性の代表格といえばザジテンかな」。ケンシロウがケトチフェンの構造式を確認する（**図7**）。タブレット端末をあゆみさんの方に向け、ため息を漏らしながら続ける。「確かにコイツはBBB通過しちゃうな」

その後もしばらくあゆみさんとケンシロウはワイワイとやっていた。そもそも第1世代の抗ヒスタミン薬プロメタジンが、抗うつ薬や抗精神病薬の原型となっているのだから、三環系の構造（抗ヒスタミン作用を発揮する部分）に注目して、似ている構造を探す遊びを続けていけば、当然それは薬効分類を超えて、どんどん見つかるだろう。

ほんの一例を示すと、PL配合顆粒に入っているプロメタジン（ヒベルナ、ピレチア）、定型抗精神病薬のクロルプロマジン（コントミン他）、そして非定型抗精神病薬のクエチアピンフマル酸塩（セロクエル他）がそうだ。どれも抗ヒスタミン作用を示す類似構造を持ち、そしてこれらはBBBを通過する。道理で眠くなるはずだ。

図7
ケトチフェンの構造式

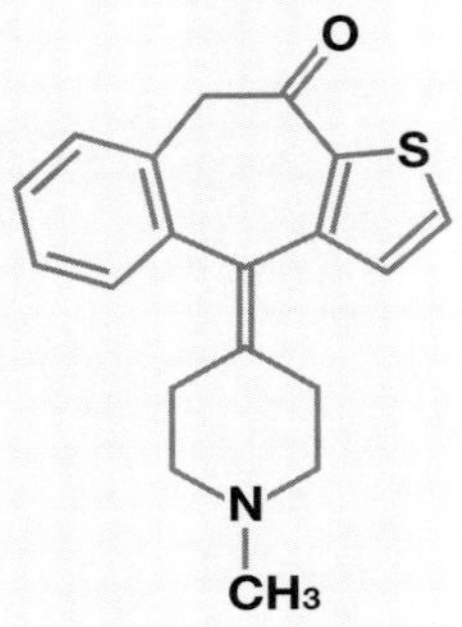

図8
プロメタジン、クロルプロマジン、クエチアピンの構造式

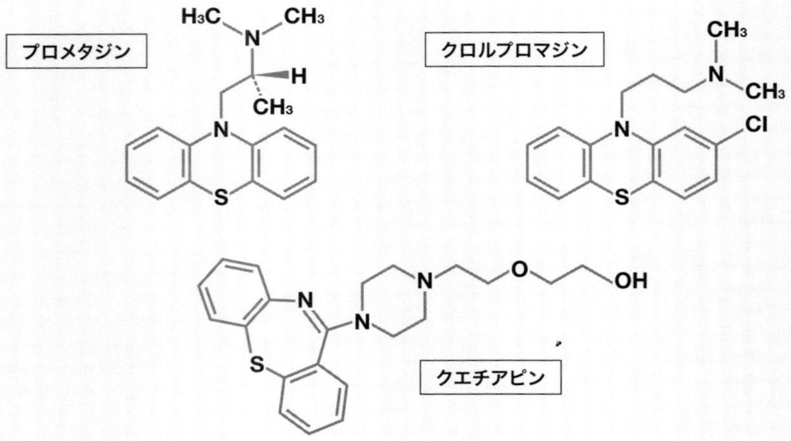

Socrates's MEMO

見逃されがちな「構造由来の禁忌」

　構造式は、添付文書の禁忌にも出てくる。例えばザイザル（レボセチリジン塩酸塩）の禁忌には、「本剤の成分またはピペラジン誘導体（セチリジン、ヒドロキシジンを含む）に対し過敏症の既往歴のある患者」とある。モーラステープ（ケトプロフェン）の禁忌の場合は、「チアプロフェン酸、スプロフェン、フェノフィブラート並びにオキシベンゾンおよびオクトクリレンを含有する製品（サンスクリーン、香水等）に対して過敏症の既往歴のある患者［これらの成分に対して過敏症の既往歴のある患者では、本剤に対しても過敏症を示す恐れがある］」。これらの構造式を図S1に示す。

　こういった構造式を覚える必要はない。だが、自分で調べて、確かに似ているな～、という経験を一度でもしておけば、現場での対応が変わってくるはずだ。

図S1　ケトプロフェンと禁忌物質の構造式

ケトプロフェン（モーラス他）

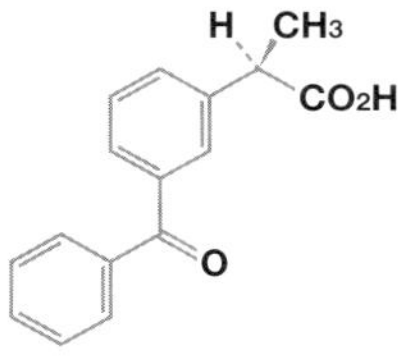

チアプロフェン酸（スルガム他）

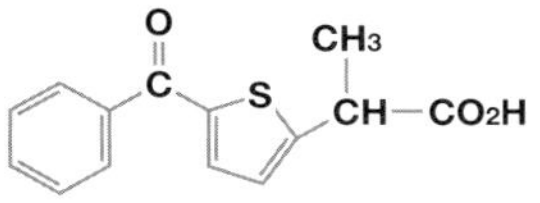

スプロフェン（スルプロチン、スレンダム、トパルジック）

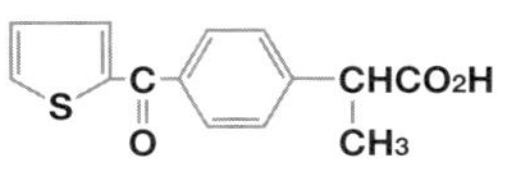

フェノフィブラート（トライコア、リピディル他）

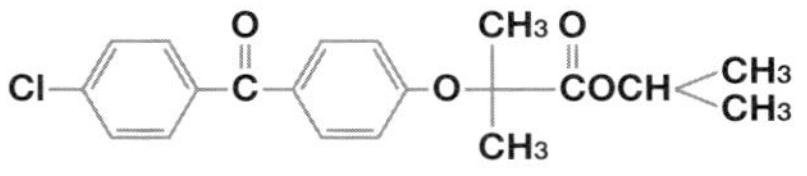

オキシベンゾン※
（別名：ジヒドロキシベンゾフェノン［DHB］）

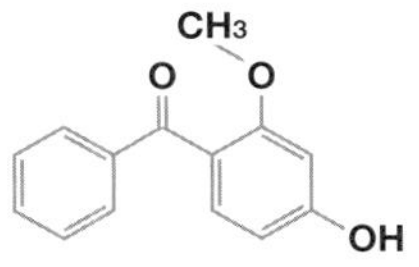

オクトクリレン※

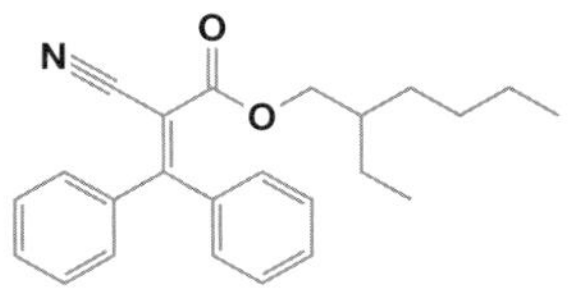

※ 紫外線防止剤等として化粧品に広く含有されている。ケトプロフェンとの共感作（両者でアレルギー反応が発症して副作用が増強される）による光線過敏症についての報告がある。

③ リレンザで発疹歴のある患者にイナビルは投与できる？

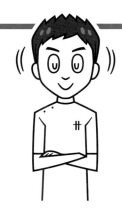

　さて、次の話題に移ろう。実は今日用意してきた話題の1つが、午前中にあゆみさんから相談を受けたケースなのだ。
「リレンザで発疹歴のあった、あの症例ですか？」あゆみさんはピザを置き、ティッシュで手を拭きながら続ける。「ちょっと待ってください。薬歴取ってきます」
「今年は吸入薬ばっかりで、手間取りますね。昨日なんか、イナビルを吹かれてしまって顔面直撃ッスよ」
　インフルエンザには、タミフル（一般名オセルタミビルリン酸塩）と並んで、リレンザ（ザナミビル水和物）とイナビル（ラニナミビルオクタン酸エステル水和物）といった吸入薬の処方が多い。吸入薬は手技が命。故に、投薬に時間がかかるのは仕方がない。

「お薬手帳に『リレンザで発疹』と記載のある
　Kさんにリレンザが処方されたんです。
　ドクターには手帳を見せてないんですよ。
　それで、ドクターにどれを提案したらいいのか迷って、
　ユウさんにバトンタッチしたんです」

　戻ってきたあゆみさんが薬歴をめくりながら続ける。「タミフルは過去に何回か服用歴があって、特に問題はないみたいなんですけど、Kさんは10代なのでタミフルは原則使わないことになっているじゃないですか。だからイナビルかな〜と思っていたんですけど……。ん？　結局、疑義照会して麻黄湯に変更されたんですね」
　ザナミビルは副作用歴があるので使えない。そこで、あゆみさんはオセルタミビルかラニナミビルのどちらにすべきか迷って僕に相談したわけだ。あいにくバタバタしていたので、選手

交代で学びの機会を奪ってしまった。

患者Kさんは現在11歳。10代なので、オセルタミビルは原則使えない。また、牛乳アレルギーはなく、ザナミビルによる発疹は吸入薬の添加物によるものではないと考えられる[1]。それで、あゆみさんはラニナミビルを提案しようと考えていたわけだ。しかし、ここには大事な思考が欠落している。それは、ラニナミビルがKさんに安全に使えるか否かということだ。

「発疹が出るかどうかは、使ってみないと分からないし……。でも、疑義照会をするなら、代案くらいは用意しないといけないから、ユウさんに相談してと思って……」とあゆみさん。

その姿勢は素晴らしい。疑義照会をするなら、薬剤師の意見を伝えるのは当然だ。でも、消去法で絞り込んだだけのその答えは、本当に薬剤師の意見といえるのだろうか。結論を出すには、吟味が足りない。

そこで、抗インフルエンザ薬の構造式を見ていくことにする。まずはオセルタミビル（**図9**）。オセルタミビルにはエステル結合が存在している。エステル構造は脂溶性＝吸収を高めるために導入されている。つまりオセルタミビルはプロドラッグなのだ。

次にザナミビル（**図10**）。Kさんはこの構造に起因するとみられるアレルギー性の副作用歴がある。そして、あゆみさんが提案しようとしているラニナミビル（**図11**）。

一見、3つとも似ているようで、全然違うようにも思われる。でも、ラニナミビルにもエステル結合がある。どうやらラニナミビルもプロドラッグのようだ。ここは加水分解を受ける。そして、その長い側鎖（矢印）が外れて活性体になると――そう、なんと、ザナミビルにそっくりだ。わずかにメチル基1つの

[1] ザナミビルやラニナミビルの添加物には、夾雑物として乳蛋白を含む乳糖水和物を使用しており、乳製品に対して過敏症の既往歴のある患者に投与した際にアナフィラキシーが表れたとの報告がある。

図9

オセルタミビルの構造式

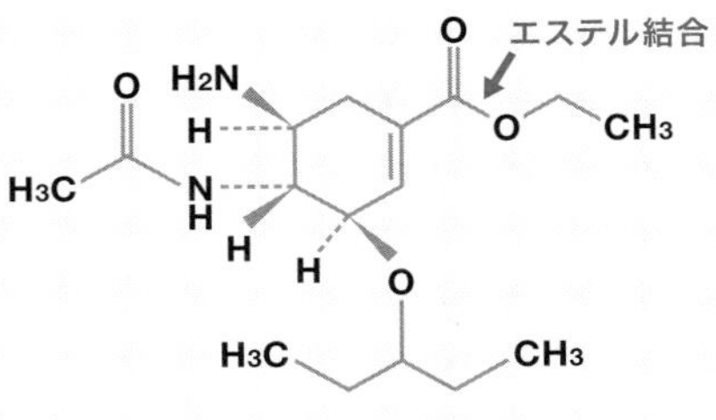

図10

ザナミビルの構造式

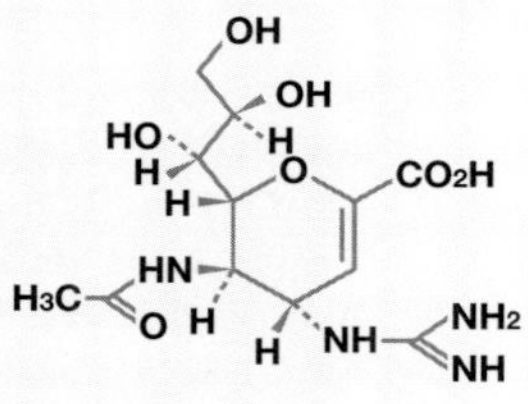

図11

ラニナミビルの構造式

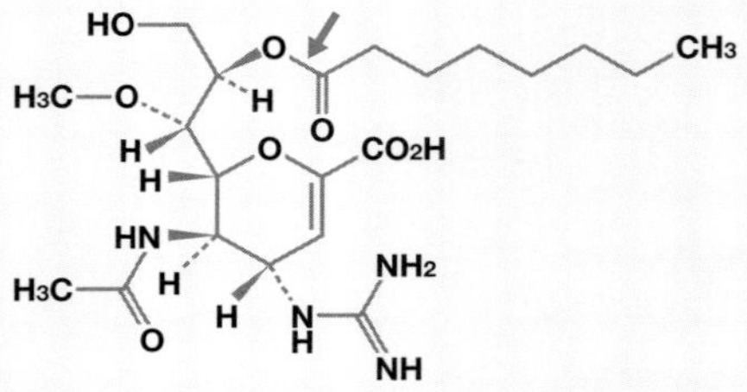

違いしかない。ザナミビルで発疹の出るKさんには、ラニナミビルという選択肢があり得ないのは、一目瞭然だ。実は、そもそもラニナミビルはザナミビルをリード化合物に作られた薬剤なのだ。

> われわれ薬剤師が、現場でふと考え、迷ってしまう問題に直面した時、もしかしたら化学構造式という情報源は"活用できる情報源"ではなく、"活用すべき情報源"なのかもしれません。とりわけ今回のように添付文書に記載されていない、いわば隠れた禁忌薬剤を回避するための唯一の情報源は、驚くことに化学構造式だけだったはずです[2]。

2) 浅井考介、柴田奈央著『くすりのかたち―もし薬剤師が薬の化学構造式をもう一度勉強したら』（南山堂、2013）p.25

あゆみさんは唖然とする。「不勉強ですみません」。いや、僕に謝る必要はない。汝自らを知れ。自分の無知を自覚し、その自覚に立って真の知識を得て、それに基づいて行動するのだ。と、最終回ということもあり、ちょっとカッコつけてみる。

件のKさんは、気管支喘息などの基礎疾患もなく、寒気を訴えていた。疑義照会ではまず、ザナミビルは副作用歴があるので使えないこと、そして、ラニナミビルは構造上、ザナミビルと酷似しているので避けた方がよいことを伝え、証を考慮した上で麻黄湯を提案したのだった。

4 アロプリノールから フェブリクへの "世代交代"の理由

次は尿酸生成抑制薬、キサンチン酸化還元酵素（XOR）阻害薬についてだ。XORはプリン代謝経路の最終2段階であるヒポキサンチンからキサンチン、キサンチンから尿酸への水酸化を触媒する（図12）。現在、当薬局では、2011年に発売されたフェブキソスタット（商品名フェブリク）がメーンで出ているが、あゆみさんが入局するほんの数年前までは、アロプリノール（ザイロリック他）1本の状態だった。

「でも、勉強会では結構アロプリノールって出てくるから、その理由って何となく分かりますよ」。あゆみさんはそう言って手帳を取り出しパラパラとめくる。「腎排泄型なのに減量の目安が添付文書にもインタビューフォームにも載ってないから、こうやって手帳にメモしているんです」

腎機能に応じたアロプリノールの使用量[1]

CCr＞50	100～300mg/日
30＜CCr≦50	100mg/日
CCr≦30	50mg/日
HD患者	HD後に100mg
CAPD患者	50mg/日

1) Current Therapy 2011;29:630-4.

素晴らしい。欲を言えば、あゆみさんのメモの内容は正しいが、言葉が足りない。「ただし、この用量では尿酸コントロールは難しい」と付け加えたいところ。だから、疑義照会で一度は減量できても、いずれ過量になってしまうことが少なくない。

腎機能低下患者において、アロプリノールを過量に使用すると、蓄積性のものと思われる副作用のリスクが増える恐れがある。スティーブンス・ジョンソン症候群（SJS）などの重篤な

皮膚障害や肝障害、血小板減少症などだ。これらはアロプリノールの活性代謝物の血中濃度上昇と関係するとされ、アロプリノールがプリン骨格を有しており、それが核酸代謝に影響を与えるためではないかと示唆されている[2]。

2) Ann Pharmacother. 1993;27:337-43.

それに対し、フェブキソスタットは、まずプリン骨格を脱却することを第1目標に掲げ創薬されている。プリン類似骨格でXORを"だます"のではなく、XORの酵素反応が行われる狭いポケット内の空間を埋めるように入り込む。つまり、アロプリノールは「反応機構に基づく阻害」であるのに対し、フェブキソスタットは「構造に基づく阻害」機構といえる。

その後、2013年9月には同じく非プリン骨格のトピロキソスタット（ウリアデック、トピロリック）も登場（**表3**）。これは両者の特徴を有しており、「ハイブリッド型」ともいわれている。フェブキソスタットやトピロキソスタットのXORに対する選択性は高い。一般に構造が大きければ大きいほどその選択性は高くなるからだ。

フェブキソスタットとトピロキソスタットはいずれも、非プリン骨格かつ肝消失型薬剤であり、アロプリノールの抱える様々な問題点をクリアしている。アロプリノール後発品の薬価が10円以下であることを考えると、新薬のフェブキソスタット錠40mgが108.7円、トピロキソスタット錠60mgを1日2回で105.6～114.8円（2018年7月30日現在）というのは確かに高いかもしれないが、その対価として、腎機能に応じた用量調節から解放され、核酸代謝に影響を及ぼした結果と推察される重篤な副作用の発現リスクを減らすことが期待できる。

図12

XORによる基質水酸化反応

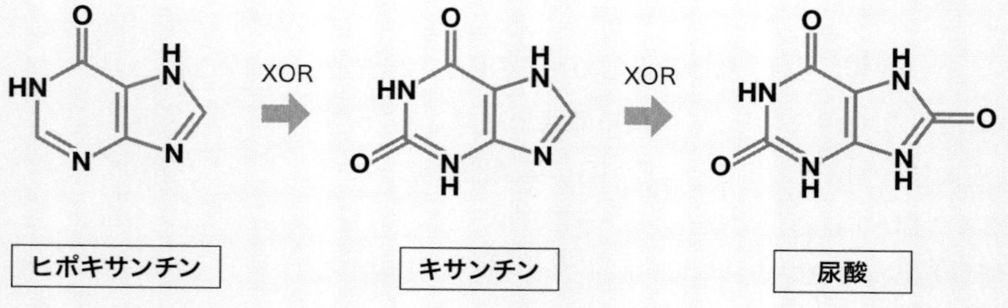

ヒポキサンチン →XOR→ キサンチン →XOR→ 尿酸

（BIO Clinica 2012;27:157-62.より引用）

表3

XOR阻害薬の比較

一般名 (主な商品名)	アロプリノール (ザイロリック)	フェブキソスタット (フェブリク)	トピロキソスタット (ウリアデック、トピロリック)
発売年月	1969年1月	2011年5月	2013年9月
効能・効果	痛風、高尿酸血症を伴う高血圧症	痛風、高尿酸血症	
排泄・消失経路	腎排泄型	肝消失型	
腎機能低下時の減量	必要	不要（通常用量で使用可能）	
化学構造式	（プリン骨格）	（非プリン骨格）	（非プリン骨格）
XOR阻害様式	非選択的	選択的	
	反応に基づく阻害	構造に基づく阻害	ハイブリッド型

（各薬剤のインタビューフォーム、BIO Clinica 2012;27:157-62 などを基に筆者まとめ）

　痛風発作予防は別として、そもそも尿酸値をコントロールすることで真のイベントをどれくらい抑制できるのかについては、まだ決着はついていない。であるならば、ここは少しでも安全な薬を選びたいという医師は多いのではないだろうか。

　「まあ、ウチの近隣の病院ではXOR阻害薬の世代交代が行われた。そういうことッスね」。ケンシロウは腕組みして、うなずきながら続ける。「ところで、ウチでは採用していませんが、ウリアデックはなんで1日2回なんスかね？　フェブリクと半減期はあまり変わらないみたいですけど」

　添付文書を見ると、フェブキソスタットの半減期は6.2～7.3時間（単回投与）、トピロキソスタットの半減期は4.5～7.4時間（単回投与）と、確かにあまり変わらない。トピロキソスタットが1日2回の理由、これは臨床試験の結果に基づいている。1日2回の方が、より強い尿酸値低下作用を示し、日内変動も少なかったのだ[3]。

　「いや、そうじゃなくて、薬物動態的になんでそうなるのかが知りたいんスよ。もっと言うなら、アロプリノールの方が本当は半減期長いじゃないですか」

　確かにアロプリノールの単回投与時、未変化体のアロプリ

3) ウリアデック、トピロリックの審査報告書および申請資料概要による。なお、尿酸値にはもともと日内変動があるものの、急激な尿酸値低下は痛風性関節炎を一過性に発現させるとの報告もある。

ノールの半減期は 1.6 時間だが、主代謝物であるオキシプリノールは 17.1 時間と長い。

フェブキソスタットが1日1回で、トピロキソスタットが1日2回である理由。本当のところは分からないが、解離半減期の違いが関与する可能性が指摘されている[4]。

> Masseyらの報告[5]によれば、アロプリノールの6位（プリンの2位に相当する部位）は XOR によって水酸化されオキシプリノール（4,6ダイヒドロキシピラゾロピリミジン）になる。オキシプリノールは活性中心のモリブデンが基質によって還元されたモリブデン（Mo^{4+}）と共有結合により結合し、酵素反応を阻害する。酵素との共有結合の形成がアロプリノールの阻害作用の実態である。オキシプリノールは Mo^{4+} のみと共有結合するが、Mo^{4+} は時間とともに再酸化され Mo^{6+} となるため（半減期は 37℃ 2〜3時間）、共有結合が消失する。（中略）この特性は臨床的にも反映される。尿酸値を正常値に維持するためにはアロプリノールを頻繁に服用し（1日3回）、オキシプリノールと還元型モリブデンの結合体を維持し続ける必要がある。
> （中略）
> （フェブキソスタットは）アロプリノールとは異なりモリブデンの価数による阻害の差は小さく、常に強く結合すると考えてよい。このことより酵素が生合成されてから分解されるまで（およそ36時間）安定に結合し、アロプリノールに比べ少ない投与回数と投与量で有効性が維持されると予想される。

アロプリノールはXOR活性中心に対し共有結合のみで阻害している。一方、フェブキソスタットは共有結合ではなく、水素結合や疎水結合、π-π相互作用などにより強力な阻害を示している。共有結合に加え、周囲のアミノ酸残基との相互作用（非共有結合）を多数有するハイブリッド型のトピロキソスタットはというと、「解離に伴い酵素活性が回復することから、酵素の残存活性を指標に解離半減期を求めると約20時間」[6]とあり、アロプリノールよりはるかに安定するもののフェブキソスタットよりも短い。この解離半減期の差が、実際の臨床における用法の差となって表れているのかもしれない。

4) 日医大医会誌 2007; 3:83-8.

5) J Biol Chem. 1970;245:2837-44.

6) BIO Clinica 2012; 27:157-162.

コリンエステラーゼ阻害薬同士の切り替えは有用？

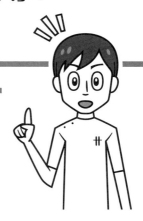

　気づけば、テーブルの上のピザの箱は空っぽ。次を最後の症例にしよう。

　アルツハイマー型認知症（AD）と診断され、薬物治療を開始した80歳のHさん。アリセプト錠3mg（一般名ドネペジル塩酸塩）は吐き気のために継続できず、リバスタッチパッチ4.5mg（リバスチグミン）へ変更。その後は、吐き気や痒みといった副作用もなく、継続できている。

　では、仮にドネペジルで薬疹が起きていたとしたら、どのような処方変更を提案するだろうか。

「アリセプトで薬疹が起きたとすれば、それは同じ
　系統はまずいからメマリーしかないのでは？」

　あゆみさんはさらに独り言のように続ける。「そもそもこの系統の薬って、本当に必要なのか疑問なんですよね」。確かに、重度の認知症では必要性を疑問視する声もある[1]。だが、今日はそのことは置いておこう。

1) N Engl J Med.2015; 372:2533-40.

「あゆみさん、甘いな。今日の流れからいって、まずは構造式を見てみないと」

　さすがケンシロウは察しが良い。あゆみさんの頭の中では、あくまでドネペジルとリバスチグミン、それからガランタミン臭化水素酸塩（商品名レミニール）の3つはコリンエステラーゼ阻害薬（ChEI）で、「ChEIからの切り替えといえばメマンチン塩酸塩（メマリー）」という図式が成り立っているようだ。だが、そもそも「同じ系統はまずいからメマリーしかない」という考え方が間違っている。

　図13は日本神経学会が監修した『認知症疾患治療ガイドライン2010 コンパクト版2012』にある、「病期別の治療薬

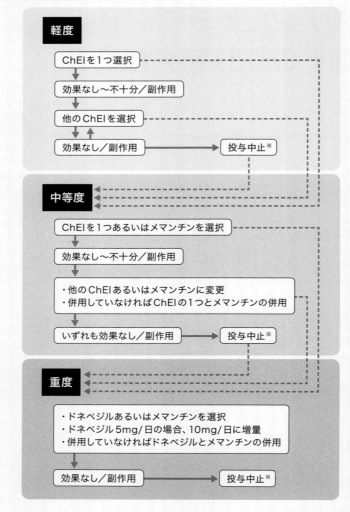

図13
病期別の治療薬剤の選択アルゴリズム

注：ChEI：コリンエステラーゼ阻害薬（ドネペジル、ガランタミン、リバスチグミン）。
　　破線は、その後進行していった場合を意味する。
※「効果なし」の場合の投薬中止は慎重に検討すること。

（『認知症疾患治療ガイドライン2010 コンパクト版2012』より引用）

剤の選択アルゴリズム」。これによると、軽度のAD患者に対しては、ChEIのうちいずれか1剤を選択するが、効果がないか不十分あるいは副作用で継続できない場合は、別のChEIへの変更が勧められている。

　薬疹などの過敏症は、基本的にその薬剤の構造に由来する。ADに用いられるChEIの3剤の構造式は全く異なり、共

図14
ChEIの構造式

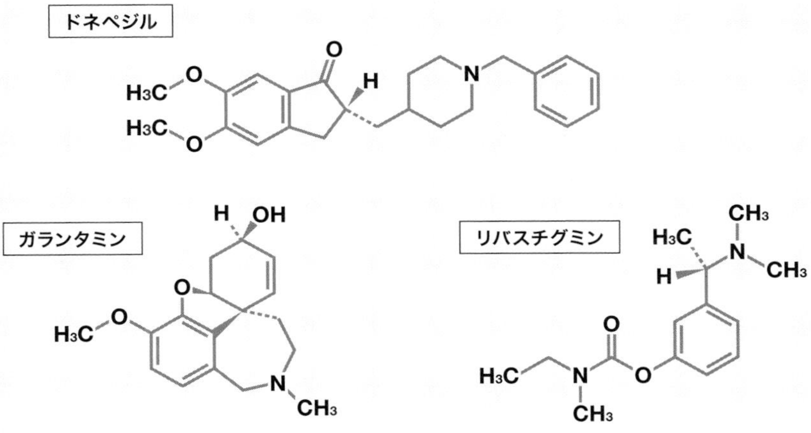

ドネペジル

ガランタミン

リバスチグミン

通の基本骨格を有していない（**図14**）。つまり、ドネペジルで薬疹が出たからといって、リバスチグミンやガランタミンが使えないわけではないのだ。

実際、過敏症のために「禁忌」となっている原因化合物もそれぞれ異なる（**表4**）。

「本当だ！　構造式が全然違うんですね。同じ系統だから、みんな似ているものとばかり思っていました。副作用だけでなく、効果不十分のときも切り替えるんですね。やっぱり、これも構造式が違うからですか？」

恐らく構造式由来だが、実はChEIの3剤は、薬理作用も少しずつ異なっている（**図15**）。

ドネペジルは、アセチルコリンエステラーゼ（AChE）を阻害することで、アセチルコリン（ACh）の濃度を高め、神経伝達を改善する。ガランタミンでは、これに加え、ニコチン性ACh受容体においてAChの作用をアロステリックに増強する。そして、リバスチグミンは、AChEの阻害作用に加え、ブチリルコリンエステラーゼ（BuChE）の阻害作用も併せ持っている。

ただし、薬理作用の機序が多いほど、効果が強いというわけではない。実際、これらのChEIの3剤の効果に差はないと指摘する報告もある[2]。だが、集団で差がないからといって、

2) Clin Interv Aging. 2008;3:211-25.

表4

ChEIの過敏症と、関連する構造を有する主な薬剤

一般名 （主な商品名）	過敏症による「禁忌」に関する添付文書の記載	関連する構造を持つ主な薬剤※
ドネペジル （アリセプト）	本剤の成分またはピペリジン誘導体に対し過敏症の既往歴のある患者 ピペリジン	・**精神神経用薬** カルピプラミン（販売中止）、ハロペリドール（セレネース）、ピモジド（オーラップ）、ブロムペリドール（インプロメン）、リスペリドン（リスパダール） ・**血管拡張薬** ジピリダモール（ペルサンチン）、ベニジピン（コニール） ・**不整脈用薬** ピルメノール（ピメノール）、フレカイニド（タンボコール） ・**循環器官用薬** アルガトロバン（ノバスタン）、イフェンプロジル（セロクラール） ・**消化性潰瘍薬** トロキシピド（アプレース）、ロキサチジン（アルタット） ・**合成麻薬** ドロペリドール・フェンタニル（タラモナール）、フェンタニル（フェンタニル） ・**局所麻酔薬** ブピバカイン（マーカイン）、メピバカイン（カルボカイン） ・**その他** イリノテカン（カンプト、トポテシン）、エバスチン（エバステル）、エペリゾン（ミオナール）、ケトチフェン（ザジテン）、シプロヘプタジン（ペリアクチン）、ドンペリドン（ナウゼリン）、ナジフロキサシン（アクアチム）、フラボキサート（ブラダロン）、ベンプロペリン（フラベリック）、メペンゾラート（トランコロン）、レボカバスチン（リボスチン）、ロペラミド（ロペミン）
ガランタミン （レミニール）	本剤の成分に対し過敏症の既往歴のある患者	―
リバスチグミン （イクセロン、リバスタッチ）	本剤の成分またはカルバメート系誘導体に対し過敏症の既往歴のある患者 >N-CO-O- カルバメート（カルバミン酸エステル）	・**カルバメート系薬** カルバミン酸クロルフェネシン（リンラキサー）、メトカルバモール（ロバキシン） ・**カルバメート構造を有する薬剤** ネオスチグミン（ワゴスチグミン）、ピリドスチグミン（メスチノン）、ジスチグミン（ウブレチド）

※ ドネペジルおよびリバスチグミンについて、それぞれアリセプトとイクセロンパッチに関する製薬会社の特設サイト（医療従事者向け）の記載を基に筆者まとめ

図15

ChEIの作用機序の模式図

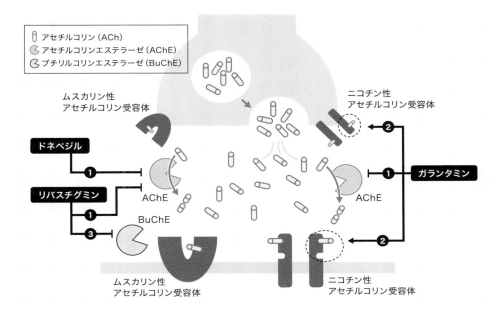

ChEIの作用部位
① ACh分解酵素であるAChEを競合阻害することによりAChの分解を減らし、神経伝達効率を上げる。
② ニコチン性ACh受容体の作用をアロステリックに増強し、シナプス前神経ではAChの遊離を促進、シナプス後神経ではAChに対する感受性を亢進させる。
③ 非特異的コリン分解酵素であるBuChEを阻害する。

（老年精神医学雑誌 2004;15:1077-90. より引用、一部改変）

目の前の患者にその結果が当てはまるとは限らない。ChEI間での切り替えは、AD治療を行うに当たっては意味のあることと位置付けられているのだ。

「そういえば、今までも共通の構造のない薬効群ってありましたよね」とあゆみさん。

共通の基本骨格を有しない薬効群としては、DPP-4阻害薬、先ほど見てきたXOR阻害薬などがある。これらの薬効群においても、やはり同効薬間のスイッチングは可能だろう。

「自分で調べてみると、面白い発見があるものですね。頑張ります！」

最後のソクラテス会を終えた僕らは机の上を片付け、帰り支度をする。雨はいつの間にかやみ、空に浮かぶ雲を柔らかな夕日が照らしていた。あゆみさんとケンシロウは「お疲れ様です！また来週〜」と元気に言うと、小走りに駐車場へと向

かっていった。

　4月に始まったソクラテス会、振り返ればあっという間だったが、とても濃い時間を過ごせた。感傷に浸ってしまうのは、年を取ったせいだろうか。でも、ソクラテス会は終わっても、薬剤師である限り、僕らの勉強は終わらない。僕は、彼らの後ろ姿を見送りながら、ゲーテの言葉を思い出していた。

> 　探求と過ちを通して人は学ぶのだからね。しかも、たんに事実を学ぶだけでなく、その領域全体に明るくなる。
> ──エッカーマン著、山下肇翻訳『ゲーテとの対話（下）』
> （岩波文庫、1969）、p.117

3月 ── 化学構造式だって意味がある

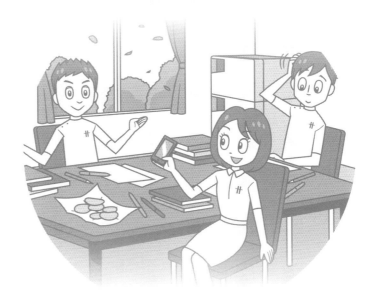

> おわりに

僕が書き、世に放つ理由

　僕が2008年10月にブログ「薬歴公開byひのくにノ薬局薬剤師。」を始めて丸8年。ソクラテス会のテーマの多くは、これまでブログに書きためてきたことを基にした。
　いつだったか、若手中心の勉強会の場で、僕がブログを書いていることについて、若い薬剤師からこう聞かれた。「なんでこんなことをやってるんですか?」と。彼には全く悪気はないように見えた。報酬を得られるわけでもないのに、こんな手間のかかることを、とただ不思議だったようだ。その時の僕はうまく返答ができなかった。よかったら見てよ、とだけ返答したように覚えている。
　今や薬剤師ブロガーは珍しくも何ともない時代になった。そう、そういう時代になったのだ。それを象徴するアイテムがスマホだ。スマホは僕らに、通話機能というよりも、ドキュメント性をもたらしたのだ。だから誰もが、ブログやFacebook、Twitterなどで書くようになったのだ。

> 　少しずつ、私たちは話すのをやめ、書き始めた。今や一日中書いている。私たちの電話で書いていないときは、電話で読んでいる。じっさい、携帯電話は、私たちが読んだり書いたりするのを容易にするために、より大きくなった。そして、私たちが読みも書きもしていない稀なときには、私たちは記録している(写真を撮ったり、ヴィデオを撮影したり、メモを取ったり等している)。※

　こうした理解にもとづいて、フェラーリスは、現代のスマートフォンが、もはや話すためのものではなくて、「書き、読み、記録するための機械」になっている、と述べています。この規定は、今日のスマートフォンのあり方から言え

※ M.Ferraris, *Introduction to New Realism*, Bloomsbury, 2015.より 岡田氏引用

ば、きわめて妥当だと言えますが、それをフェラーリスはさらに、「ドキュメント性」という概念で表現しています。「書くことのブームは、私が＜ドキュメント性＞と呼ぶものの重要性のもっとも意義深い証拠の一つである」。
―― 岡本裕一朗著『いま世界の哲学者が考えていること』（ダイヤモンド社、2016）p.83-84

スマホを手にした僕らが書くようになったのは、いわば時代の必然だ。そして、ドキュメント性の特徴は公共的なアクセスと保存、そしてコピー・拡散。これに今のインターネット環境が加われば、誰でもいつでも情報を入手・加工し、情報発信が可能であることは容易に理解できる。

そういう意味では僕らは恵まれた時代にいる。だが、何を始めるにも動機というものが必要だ。

人によってブログを書こうと思った動機は様々だろう。僕の場合、2人の後輩のために、本当に軽い気持ちで始めた。当時、僕は2店舗を兼任しており、後輩が各店にいた。仮想症例に実際のエッセンスを織り込んだ形で薬歴を公開するブログを開設し、その2人だけにブログを始めたことを伝えた。

同級生の1人にブログを始めたことを伝えたら、「お前は女子高生か！」と大爆笑されたので、後輩以外には誰にも教えなかった。アップして数日たってもアクセスが2件というような状態が続いた。1人は僕自身なのだから、どちらかが見ていないわけだ。ブログというものは書き手が期待するほど読まれていないということもよく分かった。

森博嗣氏はブログのことを「手紙を入れて海に流す瓶、あれである」と言っている[1]。つまり、誰も見ない可能性が高い、と言いたいわけだ。だからこそ、誰もが気楽に始められる。しかし、誰も見ないかもしれないが、偶然誰かの目に留まるかもしれない。そう思って綴った文章は、誰も決して見ることのない日記とは当然ながらその性質を異にしている。

内田樹氏はブログとTwitterを比較して、「Twitterは水平方向に『ずれて』ゆくのには向いているが、縦穴を掘ることには向いていない。そんな気がする。ブログは『縦穴を掘る』の

1) 森 博嗣著『MORI LOG ACADEMY〈11〉飛行少年の日々』（メディアファクトリー、2008）p.180

2）内田樹著『街場の読書論』
（太田出版、2012）p.388

に向いている」と表現している[2]。

　先輩薬剤師ブロガーの熊谷信氏（ららくま薬局［長野県諏訪市］管理薬剤師）はブログとSNSを比較して、「SNSが『人とつながるためのツール』であるのに対し、ブログは『自己と向き合うためのツール』である」と告白する。それは「海に向かって自分の思いの丈を叫ぶ」ようなものだ、と。

　そう、他人のために始めたブログを書くという行為は、いつしか自分と向き合うための孤独な時間となり、自分の思考をまとめるための貴重な時間となっていった。ブログがきっかけで日経ドラッグインフォメーション Online（DI Online）のコラムも始めるようになり、それらの情報発信の場は、僕が"表現する場"となった。そのことを通じて僕は高められ、僕の知らないところで、僕からの瓶を偶然受け取った誰かの役に立つかもしれない。そんなぐるぐると回り続ける素敵な関係を期待して、今も書き続けている。

　書くという行為でなくともいいのではないか。そんな指摘もあるだろう。だが、僕はあくまで、書くという行為にこだわりたい。1つには、聞く、話す、書くという行為の中で最も深い理解を要するからだ。そして、もう1つは、僕が本当に考えていることを知るためでもある。

> 私たちはテーマがあって書き始めるわけではない。むしろテーマを見つけるために書き始めるのだ。
> ── 平田オリザ著『演劇入門』（講談社現代新書、1998）p.108

　冒頭の若い薬剤師の質問に戻る。「なんでこんなことやってるんですか？」この質問がいつも頭の片隅にあったおかげで、僕は自分を見失わないでここまで来れたのかもしれない。僕がブログをやっているのは、後輩のためと言いつつも実は僕自身のため、僕自身を知るためであって、願わくばそれが、未来の薬剤師のためになればと、密かに思っているからなのだ。

索 引

- **一般索引** …………………………………… 436
- **薬剤名索引** ………………………………… 438

太字の薬剤名は商品名です。
薬剤名は物質名および薬効群名を含みます。
特に詳しく記載しているページを色文字で示しています。

一般索引

B
BCRP 97, 135, 193, 231

C
CHADS$_2$スコア 252
Child-Pugh分類 22, 292, 304
CYP1A2 .... 22, 121, 148
CYP2C8 .... 125, 144
CYP2C9 129
CYP2C19 .... 22, 261, 275
CYP2D6 .... 22, 63, 140, 215
CYP3A4 .... 20, 22, 46, 122, 135, 193, 231

M
MATE1 .... 93, 97

O
OATP1B1・1B3 .... 80, 85, 97, 136, 193, 377
OCT2 92

P
PPARγ 197, 321
プロトロンビン時間国際標準比（PT-INR）......... 129, 155, 235
P糖蛋白 88, 97, 101, 105, 122, 135, 172, 193, 231, 241

Q
QT延長 202, 219

R
Ritschel理論 15, 53, 57, 61

T
T/P比 62, 318
TdP（トルサード・ド・ポワンツ）................ 203, 210

い
遺伝子多型 63, 141, 271, 275
飲酒 213, 351
インフルエンザ 174, 398, 404, 418

か
過活動膀胱 53
カスケード 60, 247, 286, 327
加齢の影響 21, 48, 54, 184, 256, 290, 376

き
気管支喘息 64, 68, 420
喫煙 152

く
クラスエフェクト 240, 325, 385, 398, 402
クリアランス 92, 101, 151, 198, 231, 234, 257
グルカゴン 343, 381

け
血液脳関門 90, 101, 414
血漿蛋白結合置換 196

こ
抗うつ薬 28, 37, 106, 212, 410
光学異性体 23, 129
コレステロール 59, 77

し
ジギタリス中毒 108
シクロオキシゲナーゼ 286, 297
脂溶性 62, 65, 82, 103, 164, 193, 255, 318, 348, 414, 419
静脈血栓塞栓症 237
食事の影響 44, 181, 265, 381
腎機能 18, 91, 101, 127, 133, 151, 209, 218, 223, 240, 245, 257, 298, 350, 357, 374, 382, 384, 421
心不全 61, 106, 299
心房細動 168, 211, 237, 250, 253

す

スティーブンス・ジョンソン症候群 ………… 393, 421

せ

セント・ジョーンズ・ワート ……………… 106, 135, 136
せん妄 ……………………………………………… 41

そ

疎水性 ……………………………………… 76, 321, 411

た

脱水 ……………………………………… 350, 394, 397
胆汁酸 …………………………………………… 77, 92, 345

ち

腸肝循環 ………………………………… 74, 101, 243

て

低アルブミン血症 ………………………… 199, 302
低カリウム血症 …………………………… 110, 213
テオフィリン中毒 ………………………………… 152

な

ナルコレプシー …………………………………… 46

に

乳酸アシドーシス ……………………………… 346
尿酸 ……………………………… 306, 315, 403, 421
尿毒症 …………………………………………… 188

ね

ネフローゼ症候群 ………………………………… 80

は

バイオアベイラビリティ ……… 63, 92, 101, 231, 255

ふ

副作用 ……………… 16, 37, 40, 46, 53, 55, 71, 121, 128, 139, 152, 168, 177, 179, 202, 231, 246, 271, 291, 293, 306, 346, 392, 405, 414, 418, 421, 426
不整脈 …………… 71, 108, 129, 152, 183, 251, 368
フレイル …………………………………… 174, 184
分布容積 ……………… 92, 101, 198, 220, 233, 255

へ

併用禁忌 ………… 22, 80, 88, 96, 120, 123, 126, 135, 154, 212, 215, 241
片頭痛 …………………………………………… 41, 315

め

メンブランアプローチ ………………………… 62, 65

薬剤名索引

A

A型ボツリヌス毒素 ………………………… 316

H

HIVプロテアーゼ阻害薬 ………… 121, 136, 241

N

NSAIDs ……………………………… 198, 274

S

ST合剤 ……………………………………… 212

ア

アーチスト …………………………… 61, 129
アイミクス配合錠 ………………………… 311
アイロミール ………………………………… 64
アクアチム ………………………………… 428
アクトス …………………………… 197, 291, 321
アシクロビル ……………………………… 163
アジスロマイシン水和物 ………………… 255
アシノン ………………………………… 114
アジマリン ………………………………… 205
アジルサルタン ……………………… 311, 318, 329
アジルバ ………………………… 311, 318, 329
アステミゾール …………………………… 415
アスナプレビル ………………… 98, 124, 132
アスピリン ………………………………… 284
アセタゾラミド …………………………… 109, 163
アセトアミノフェン ……………………… 299
アセブトロール …………………………… 316
アゼラスチン塩酸塩 ……………………… 415
アゼルニジピン ……………… 62, 124, 134, 311
アゾール系薬 ……………………………… 121, 241
アタザナビル硫酸塩 ……………………… 212
アダラート …………………… 113, 165, 168, 316
アタラックス ……………………………… 115, 414
アタラックス-P …………………………… 31, 115
アテディオ配合錠 ………………………… 311

アテノロール …………………………… 61, 316
アデムパス …………………………… 99, 124, 135
アドエア ……………………………… 65, 68, 72
アドシルカ ……………………………… 135
アトルバスタチンカルシウム水和物 ……… 58, 81,
　　103, 135, 193, 377
アトロピン硫酸塩水和物 …………… 206, 115
アナグリプチン ………………………… 345, 385
アバプロ ………………………… 309, 310, 323
アピキサバン ………………… 230, 239, 244, 250
アプリンジン塩酸塩 ……………………… 205
アブルウェイ …………………………… 392, 399
アプレース ……………………………… 428
アマリール ………………… 358, 362, 370, 382
アマンタジン塩酸塩 ………… 115, 163, 212, 256
アミオダロン塩酸塩 ………… 97, 103, 129, 135,
　　203, 205, 207, 212, 241
アミトリプチリン塩酸塩 …… 41, 115, 118, 212,
　　257, 316
アミノフィリン水和物 …………………… 113
アムホテリシンB ……………… 109, 110, 156
アムリノン ………………………………… 109
アムロジピンベシル酸塩 ………… 15, 122, 311
アムロジン …………………………… 15, 122, 311
アモキシシリン水和物 …………………… 268
アモバン ……………… 18, 24, 25, 28, 29, 31, 33
アリスキレンフマル酸塩 ………………… 99, 124
アリセプト ……………………………… 425
アルガトロバン水和物 …………………… 428
アルダクトンA …………………………… 103
アルタット ……………………………… 428
アルプラゾラム ……………………………… 22
アルプレノロール塩酸塩 ………………… 316
アレグラ ……………………… 101, 190, 377, 415
アレジオン ……………………………… 414
アレビアチン …………………………… 135, 136
アログリプチン安息香酸塩 ……………… 384
アロプリノール …………………… 163, 183, 421
アンカロン …… 97, 103, 129, 135, 203, 206, 212

イ

イグザレルト ················ 99, 124, 135, 212, 230, 239, 241, 253
イクセロン ················ 425
イソプレナリン塩酸塩 ················ 73
イトラコナゾール ················ 97, 103, 114, 122, 136, 156, 212, 241
イトリゾール ················ 97, 103, 114, 122, 136, 156, 212, 241
イナビル ················ 174, 418
イフェクサー ················ 142
イフェンプロジル酒石酸塩 ················ 428
イブプロフェン ················ 298
イプラグリフロジン L-プロリン ················ 391, 399
イブルチニブ ················ 124
イミダフェナシン ················ 53
イミドール ················ 114
イミプラミン塩酸塩 ················ 113, 114, 212, 316
イムブルビカ ················ 124
イリノテカン塩酸塩水和物 ················ 428
イルトラ配合錠 ················ 311
イルベサルタン ················ 309, 310, 323
イルベタン ················ 309, 310, 323
インジナビル硫酸塩エタノール付加物 ················ 212
インスリン ················ 110, 231, 357
インターフェロン ················ 190
インダカテロールマレイン酸塩 ················ 73
インダパミド ················ 310, 313
インデラル ················ 113, 114, 203, 206, 316
インテレンス ················ 136
イントロン ················ 190
インビラーゼ ················ 212
インプロメン ················ 428

ウ

ヴィキラックス配合錠 ················ 121, 124, 132, 241
ウブレチド ················ 428
ウリアデック ················ 422
ウルソ ················ 75
ウルソデオキシコール酸 ················ 75

エ

エカード配合錠 ················ 311, 319
エクア ················ 384
エサンブトール ················ 163
エスゾピクロン ················ 18, 23, 24, 25, 29, 31
エスタゾラム ················ 14, 18, 25, 37
エゼチミブ ················ 74, 377
エソメプラゾールマグネシウム水和物 ················ 24, 260, 265, 273, 280
エタンブトール塩酸塩 ················ 163
エチゾラム ················ 18, 25, 31, 118
エチニルエストラジオール ················ 135
エックスフォージ配合錠 ················ 311
エドキサバントシル酸塩水和物 ················ 230, 239, 244, 250
エトラビリン ················ 136
エナラプリルマレイン酸塩 ················ 316
エバスチン ················ 415, 428
エバステル ················ 415, 428
エバミール ················ 18, 25
エピナスチン塩酸塩 ················ 414
エファビレンツ ················ 124, 135, 136
エフピー ················ 115
エプレレノン ················ 124
エペリゾン塩酸塩 ················ 428
エリキュース ················ 230, 239, 244, 250
エリグルスタット酒石酸塩 ················ 212
エリスロシン ················ 136, 190
エリスロマイシン ················ 113, 114, 136, 190, 241
エルゴタミン酒石酸塩 ················ 121, 124, 135
エルゴメトリンマレイン酸塩 ················ 124, 135
エルトロンボパグオラミン ················ 97
エルバスビル ················ 132
エレルサ ················ 132
エンタカポン ················ 115
エンドキサン ················ 190
エンパグリフロジン ················ 392, 399, 402
エンビオマイシン硫酸塩 ················ 109

オ

オイグルコン ・・・・・・・・・・・・・・・・・ 85, 196, 358, 360, 362, 367, 370, 382
オーソ ・・・ 135
オーラップ ・・・・・・・・・・・・・・・・・・・・・・ 121, 124, 135, 428
オキサトミド ・・・・・・・・・・・・・・・・・・・・・・・・・・・・・・・・・ 415
オキシブチニン塩酸塩 ・・・・・・・・・・・・・・・・・・・・・・ 115
オキシベンゾン ・・・・・・・・・・・・・・・・・・・・・・・・・・・・・・ 417
オクスプレノロール ・・・・・・・・・・・・・・・・・・・・・・・・ 316
オクトクリレン ・・・・・・・・・・・・・・・・・・・・・・・・・・・・・・ 417
オセルタミビルリン酸塩 ・・・・・・・ 163, 174, 183, 418
オフロキサシン ・・・・・・・・・・・・・・・・・・・・・・・・・・・・・・・ 24
オマリグリプチン ・・・・・・・・・・・・・・・・・・・・・・・・・・・ 385
オメプラール ・・・・・・・・・・・・・・・・・・・・・・・・・・・・ 24, 260
オメプラゾール ・・・・・・・・・・・・・・・・・・・・・・・・・・ 24, 260
オメプラゾン ・・・・・・・・・・・・・・・・・・・・・・・・・・・・ 24, 260
オランザピン ・・・・・・・・・・・・・・・・・・・・・・・・・・・・ 115, 316
オルメサルタンメドキソミル ・・・・・・・ 280, 306, 311, 316, 319, 325, 377
オルメテック ・・・・・・・・・・・・・・・・・・ 280, 306, 311, 316, 319, 325, 377
オロパタジン塩酸塩 ・・・・・・・・・・・・・・・・・・・・・・・・ 415
オングリザ ・・・・・・・・・・・・・・・・・・・・・・・・・・・・・・・・・・・・・ 385

カ

ガスター ・・・・・・・・・・・・・・・・・・・・・・・・・・・・・・・・・・・・・・・ 163
カナグリフロジン水和物 ・・・・・・・・・・・・・・・・ 392, 399
カナグル ・・・・・・・・・・・・・・・・・・・・・・・・・・・・・・・・・・ 392, 399
ガバペン ・・・・・・・・・・・・・・・・・・・・・・・・・・・・・・・・・・・ 163, 316
ガバペンチン ・・・・・・・・・・・・・・・・・・・・・・・・・・・・ 163, 316
ガランタミン臭化水素酸塩 ・・・・・・・・・・・・・・・・・・ 425
カルシウム含有製剤 ・・・・・・・・・・・・・・・・・・・・・・・・ 109
カルシトリオール ・・・・・・・・・・ 109, 106, 113, 124, 135, 136, 316
カルバマゼピン ・・・・・・・・・・・・・・・・・・・・・・ 124, 135, 136
カルバミン酸クロルフェネシン ・・・・・・・・・・・・・ 428
カルピプラミン ・・・・・・・・・・・・・・・・・・・・・・・・・・・・・・・ 428
カルブロック ・・・・・・・・・・・・・・・・・・・・・・・・・ 62, 124, 134
カルベジロール ・・・・・・・・・・・・・・・・・・・・・・・・・・・ 61, 129
カルボカイン ・・・・・・・・・・・・・・・・・・・・・・・・・・・・・・・・・・ 428
カロナール ・・・・・・・・・・・・・・・・・・・・・・・・・・・・・・・・・・・・ 299

カンデサルタンシレキセチル ・・・・・・ 311, 315, 316, 317
カンプト ・・・・・・・・・・・・・・・・・・・・・・・・・・・・・・・・・・・・・・・ 428

キ

キシロカイン ・・・・・・・・・・・・・・・・・・・・・・・・・・・・・・・・・ 114
キニジン硫酸塩水和物 ・・・・・・・・ 97, 103, 114, 124, 205, 215, 241
ギャバロン ・・・・・・・・・・・・・・・・・・・・・・・・・・・・・・・・・・・・ 115

ク

クアゼパム ・・・・・・・・・・・・・・・・・・・・・・・・・・・・・・・・・ 18, 25
クエチアピンフマル酸塩 ・・・・・・・・・・・・ 41, 115, 416
グラクティブ ・・・・・・・・・・・・・・・・・・・・・・・・・・・・ 127, 384
グラジナ ・・・・・・・・・・・・・・・・・・・・・・・・・・・・・・・・・・・・・・・ 132
グラゾプレビル水和物 ・・・・・・・・・・・・・・・・・・・・・・ 132
クラビット ・・・・・・・・・・・・・・・・・・・・・・ 24, 163, 185, 255
クラリシッド ・・・・・・・・・・・・・・・ 87, 103, 241, 268, 374
クラリス ・・・・・・・・・・・・・・・・・・・・・ 87, 103, 241, 268, 374
クラリスロマイシン ・・・・・・・・ 87, 103, 241, 268, 374
クラリチン ・・・・・・・・・・・・・・・・・・・・・・・・・・・・・・・・・・・・ 115
クリアミン配合錠 ・・・・・・・・・・・・・・・・・・ 121, 124, 135
グリクラジド ・・・・・・・・・・・・・・・・・・・・・・・ 358, 362, 382
グリチルリチン含有薬 ・・・・・・・・・・・・・・・・・・・・・・ 110
グリベンクラミド ・・・・・・・・・・ 85, 196, 358, 360, 362, 367, 370, 377, 382
グリミクロン ・・・・・・・・・・・・・・・・・・・・・・・ 358, 362, 382
グリメピリド ・・・・・・・・・・・・・・・・・・・ 358, 362, 370, 382
クルクミン ・・・・・・・・・・・・・・・・・・・・・・・・・・・・・・・・・・・・・ 97
グルファスト ・・・・・・・・・・・・・・・・・・・・・・・ 128, 370, 375
クレストール ・・・・・・・・・・・・・・・・・・ 58, 81, 98, 190, 377
クレメジン ・・・・・・・・・・・・・・・・・・・・・・・・・・・・・・・・・・・・ 296
クロザピン ・・・・・・・・・・・・・・・・・・・・・・・・・・・・・・・・・・・・ 115
クロザリル ・・・・・・・・・・・・・・・・・・・・・・・・・・・・・・・・・・・・ 115
クロナゼパム ・・・・・・・・・・・・・・・・・・・・・・・・・・・・・・・・・ 316
クロニジン塩酸塩 ・・・・・・・・・・・・・・・・・・・・・・・・・・・ 316
クロピドグレル硫酸塩 ・・・・・・・・・・・・・・・・・ 125, 144
クロフィブラート ・・・・・・・・・・・・・・・・・・・・・・・・・・・ 376
クロミプラミン塩酸塩 ・・・・・・・・・・・・・・・・・・・・・・ 316
クロルタリドン ・・・・・・・・・・・・・・・・・・・・・・・・・・・・・・ 313
(d-) クロルフェニラミン ・・・・・・・・・・・・・・・ 115, 415
クロルプロマジン ・・・・・・・・・・・・・・・・・・ 115, 212, 416

ケ

- ケトコナゾール ……………………… 136, 212
- ケトチフェンフマル酸塩 ……………… 415, 428
- ケトプロフェン ……………………………… 417
- ゲムフィブロジル …………………………… 125

コ

- **コディオ配合錠** ………………………………… 311
- **コニール** ……………………………………… 62, 428
- コハク酸ソリフェナシン ………………… 53, 139
- コビシスタット …………………………… 136, 241
- **コムタン** ………………………………………… 115
- **コランチル** ……………………………………… 115
- コルヒチン ……………………………………… 135
- **コンスタン** ………………………………………… 22
- **コントミン** ………………………………… 115, 416

サ

- **ザイザル** ………………………………………… 24
- **ザイロリック** ……………………… 163, 183, 421
- **サインバルタ** ……………………………… 187, 316
- サキサグリプチン水和物 …………………… 385
- サキナビルメシル酸塩 ………………… 212, 241
- **ザクラス配合錠** ………………………………… 311
- **ザジテン** ………………………………………… 428
- **サデルガ** ………………………………………… 212
- ザナミビル水和物 ……………………………… 418
- **ザファテック** …………………………………… 385
- サリチル酸 ……………………………………… 199
- **サルタノール** ……………………………… 64, 73
- サルブタモール硫酸塩 …………………… 64, 73
- サルメテロールキシナホ酸塩 …………… 64, 73
- **ザンタック** ………………………… 114, 115, 163
- **サンリズム** ………………… 163, 203, 223, 254

シ

- ジアゼパム ……………………………………… 113
- **ジェイゾロフト** …………………………… 142, 212
- **シグマート** ……………………………… 168, 365
- シクロスポリン ……… 80, 96, 103, 136, 194, 241
- ジクロフェナクナトリウム …………………… 298
- シクロホスファミド水和物 …………………… 190
- ジゴキシン ………… 101, 105, 108, 129, 163, 206, 256
- **ジゴシン** …… 101, 105, 108, 129, 163, 206, 256
- ジサイクロミン塩酸塩 ………………………… 115
- ジスチグミン臭化物 …………………………… 428
- **ジスロマック** …………………………………… 255
- **ジソピラミド** …………… 163, 204, 205, 219, 223
- シタグリプチンリン酸塩水和物 ……… 127, 384
- シナカルセト塩酸塩 …………………………… 215
- **ジヒデルゴット** ……………………… 124, 135, 316
- ジヒドロエルゴタミンメシル酸塩 …… 124, 135, 316
- ジピリダモール ………………………………… 428
- ジフェンヒドラミン ……………………… 115, 415
- **ジフルカン** …… 46, 122, 136, 154, 163, 212, 241
- **ジプレキサ** ……………………………………… 115
- シプロフロキサシン …………………………… 121
- **シプロフロキサン** ……………………………… 121
- シプロヘプタジン ………………………… 115, 428
- **シベノール** ………………… 163, 168, 204, 205, 210, 218, 256
- シベンゾリンコハク酸塩 ……… 163, 168, 204, 205, 210, 218, 256
- **シムビコート** ……………………………… 66, 68
- シメチジン ……………………… 93, 113, 115, 148, 212
- **ジャディアンス** …………………… 392, 399, 402
- **ジャヌビア** ……………………………… 127, 384
- **シュアポスト** …………… 125, 144, 370, 373, 377
- ジルチアゼム塩酸塩 …… 46, 136, 205, 241, 316
- **ジルテック** …………………………… 24, 115, 414
- シルデナフィルクエン酸塩 ……………… 124, 135
- シルニジピン ……………………………………… 311
- シンバスタチン ………… 58, 82, 124, 135, 194, 377
- **シンメトレル** ……………………… 115, 163, 212, 256

ス

- **スイニー** ……………………………………… 345, 385
- **スーグラ** ……………………………………… 391, 399
- スコポラミン製剤 ……………………………… 115
- **スターシス** ……………………………… 370, 374, 377
- **ステーブラ** ……………………………………… 53

ストックリン	124, 135, 136	ダクラタスビル塩酸塩	132
スピロノラクトン	103	**ダクルインザ**	132
スプロフェン	417	タクロリムス水和物	212, 241
スボレキサント	19, 25, 42, 124	**タケキャブ**	268
スルガム	417	**タケプロン**	260, 273
スルピリド	163, 316	タダラフィル	124, 135
スルファメトキサゾール	199	ダパグリフロジンプロピレングリコール水和物	392, 399
スルプロチン	417	ダビガトランエテキシラートメタンスルホン酸塩	99, 124, 168, 230, 244, 250
スレンダム	417	**タミフル**	163, 174, 183, 418
スンベプラ	98, 124, 132	タモキシフェンクエン酸塩	139, 212

セ

ゼチーア	74	**タラモナール**	428
セチリジン塩酸塩	24, 115, 414	**タリオン**	414
セララ	124	**タリビッド**	24
セルトラリン塩酸塩	142, 212	**ダルメート**	25
セレギリン塩酸塩	115	**タンボコール**	136, 205, 210, 215, 428
セレコキシブ	290, 292, 296		
セレコックス	290, 292, 296	### チ	
セレネース	41, 114, 115, 200, 212, 428	チアプロフェン酸	417
セレベント	64	チザニジン塩酸塩	115, 118, 316
セロクエル	41, 115, 416		
セロクラール	428	### テ	
セロケン	113, 316	**ディオバン**	311, 319, 335, 377

ソ

ソタロール塩酸塩	205	**テオドール**	113, 148
ソバルディ	98, 114, 132	テオフィリン	113, 148
ゾピクロン	18, 24, 25, 28, 29, 31, 33	**デカドロン**	136
ゾビラックス	163	デキサメタゾン	136
ソホスブビル	98, 114, 132	**テグレトール**	124, 135, 136
ソメリン	25	**デジレル**	39, 115, 316
ソラナックス	22	**テトラミド**	40, 316, 409
ゾルピデム酒石酸塩	19, 25, 29, 31, 37, 122, 291	**デトルシトール**	115
		テナキシル	313
		テネリア	385

タ

ダイアモックス	109, 163	テネリグリプチン臭化水素酸塩水和物	385
ダオニール	85, 196, 358, 360, 362, 367, 370, 377, 382	**テノーミン**	61
タガメット	93, 113, 115, 148, 212	**デパケン**	199, 316
		デパス	18, 25, 31, 118
		デフェクトン	428
		デプロメール	118, 212, 316
		デベルザ	392, 399

デュロキセチン塩酸塩	187, 316	ドンペリドン	428
テラビック	212		
テラプレビル	212	**ナ**	
テルネリン	115, 118, 316	**ナウゼリン**	428
テルビナフィン塩酸塩	215	ナジフロキサシン	428
テルフェナジン	415	ナテグリニド	370, 374, 377
テルミサルタン	103, 166, 301, 311, 319, 321, 332, 377	**ナトリックス**	310, 313
		ナドロール	205, 316

ト

ドグマチール	163
ドネペジル塩酸塩	425
トパルジック	417
トピラマート	316
トピロキソスタット	422
トピロリック	422
トフラニール	114
トホグリフロジン水和物	392, 399
ドラール	25
トライコア	417
トラクリア	98, 136, 377
トラセミド	377
トラゼンタ	167, 384
トラゾドン塩酸塩	39, 115, 316
トラマール	118
トラマドール塩酸塩	118
トラムセット配合錠	118
トランコロン	428
トリアゾラム	18, 20, 25, 31, 113, 122, 124, 135
トリクロルメチアジド	110, 311, 313
トリプタノール	41, 115, 118, 212, 257, 316
トリプタン系薬	121
トリプロリジン塩酸塩水和物	115
トルテロジン酒石酸塩	115
トルブタミド	199
ドルミカム	113, 135
トレドミン	163
トレラグリプチンコハク酸塩	385
トロキシピド	428
ドロペリドール	212

ニ

ニカルジピン塩酸塩	316
ニコランジル	168, 365
ニザチジン	114
ニソルジピン	124
ニトラゼパム	18, 25, 31
ニフェカラント塩酸塩	205
ニフェジピン	113, 165, 168, 316
ニューキノロン系薬	212
ニューロタン	307, 311, 315, 319, 329, 333

ネ

ネオーラル	80, 96, 103, 136, 194, 241
ネオスチグミン臭化物	428
ネオドパストン	115
ネキシウム	24, 260, 265, 273, 280
ネシーナ	384
ネビラピン	136
ネルフィナビルメシル酸塩	241
ネルボン	18, 25, 31

ノ

ノービア	212
ノバスタン	428
ノバミン	115
ノリトレン	115, 316
ノルトリプチリン塩酸塩	115, 316
ノルバスク	15, 122, 311
ノルバデックス	139, 212

ハ

ハーボニー配合錠	98, 114, 132

バイミカード	124	ピルメノール塩酸塩水和物	205, 428
パキシル	113, 115, 140, 215, 316	**ピレチア**	416
バクロフェン	115	ピンドロール	316
バニプレビル	97, 124		
バニヘップ	97, 124	**フ**	
バファリン配合錠	284	**ファスティック**	370, 374, 377
バラシクロビル塩酸塩	163, 183	ファモチジン	163, 212
パリエット	260, 265	**ファンギゾン**	156
バルサルタン	311, 319, 335, 377	**ブイフェンド**	136, 241
ハルシオン	18, 20, 25, 31, 113, 122, 124, 135	フィブラート系薬	83
バルデナフィル塩酸塩水和物	124, 135	フェキソフェナジン塩酸塩	101, 190, 377, 415
バルトレックス	163, 183	フェニトイン	106, 113, 135, 136, 198, 205
バルビタール	124	**フェノバール**	135, 136
バルプロ酸ナトリウム	199, 316	フェノバルビタール	124, 135, 136
パロキセチン塩酸塩水和物	113, 115, 140, 215, 316	フェノフィブラート	417
ハロペリドール	41, 114, 115, 200, 212, 428	フェブキソスタット	421
		フェブリク	421
ヒ		フェンタニル	428
ビ・シフロール	115, 163	**フォシーガ**	392, 399
ピーゼットシー	115	副腎皮質ホルモン	106, 109
ピオグリタゾン塩酸塩	197, 291, 321	ブピバカイン塩酸塩水和物	428
ビオフェルミン配合散	118	**プラザキサ**	99, 124, 168, 230, 244, 250
ビソプロロールフマル酸塩	61	**フラジール**	294
ピタバスタチンカルシウム	57, 81, 98, 128, 194, 377	**ブラダロン**	428
ビタミン B_2	316	プラバスタチンナトリウム	58, 82, 193, 377
ビタミン E	323	**プラビックス**	125, 144
ヒドロキシジン塩酸塩	115, 415	**フラベリック**	428
ヒドロキシジンパモ酸塩	31, 115	フラボキサート塩酸塩	428
ヒドロクロロチアジド	311, 313, 315, 319	プラミペキソール塩酸塩水和物	115, 163
ヒベルナ	416	**プリンペラン**	115, 190
ピメノール	428	フルコナゾール	46, 122, 136, 154, 163, 212, 241
ピモジド	121, 124, 135, 428	**フルティフォーム**	66, 68
ビラミューン	136	フルニトラゼパム	18, 25, 31
ピランテロールトリフェニル酢酸塩	65, 73	フルバスタチンナトリウム	58, 81, 194, 377
ピリドスチグミン臭化物	428	フルフェナジン塩酸塩	115
ピリメタミン	97	**ブルフェン**	298
ピルシカイニド塩酸塩水和物	163, 203, 223, 254	フルボキサミンマレイン酸塩	118, 212, 316
ビルダグリプチン	384	**フルメジン**	115
		フレカイニド酢酸塩	136, 205, 210, 215, 428
		プレガバリン	179

プレミネント配合錠 ……………………… 311, 315
プロカインアミド塩酸塩 ………………… 113, 205
プロクロルペラジンマレイン酸塩 ……………… 115
プロジフ ………………………………… 136, 241
フロセミド ………………………………… 109, 110
ブロチゾラム ………………………… 18, 25, 31, 37
ブロナンセリン …………………………… 124, 135
プロノン ……………………… 136, 205, 210, 215
プロパフェノン塩酸塩 ………… 136, 205, 210, 215
プロブコール ……………………………………… 212
プロプラノロール塩酸塩 ……… 113, 114, 203, 206, 316
プロプレス …………………… 311, 315, 316, 317
プロベネシド ……………………………… 97, 308
ブロムペリドール ………………………………… 428
プロメタジン塩酸塩 ……………………………… 416
フロリード ……………………… 136, 154, 241

ヘ

ベザトール …………………………… 163, 196
ベザフィブラート ………………………… 163, 196
ベシケア ………………………………… 53, 139
ベタニス ………………………………… 139, 215
ベニジピン塩酸塩 ………………………… 62, 428
ベネシッド ……………………………… 97, 308
ベネトリン ………………………………………… 64
ベネン …………………………………………… 115
ベプリコール …………………… 124, 203, 206, 210
ベプリジル塩酸塩水和物 ……… 124, 203, 206, 210
ベポタスチンベシル酸塩 ………………………… 414
ベラパミル塩酸塩 ……… 46, 97, 103, 136, 168, 205, 241, 316
ペリアクチン ……………………………… 115, 428
ペルサンチン ……………………………………… 428
ベルソムラ ……………………… 19, 25, 42, 124
ペルフェナジンフェンジゾ酸塩 ………………… 115
ヘルベッサー ………………… 46, 136, 205, 241, 316
ペロスピロン塩酸塩水和物 ……………………… 41
ベンザリン ……………………………………… 25
ベンズブロマロン ………………………………… 308
ベンプロペリンリン酸塩 ………………………… 428
ベンラファキシン塩酸塩 ………………………… 142

ホ

ホスアンプレナビルカルシウム水和物 ……… 212
ホスカルネットナトリウム水和物 …………… 212
ホストイン ……………………………… 135, 136
ホスフェニトインナトリウム水和物 ……… 135, 136
ホスフルコナゾール ……………………… 136, 241
ボセンタン水和物 ………………………… 98, 136, 377
ボノプラザンフマル酸塩 ………………………… 268
ボラキス ………………………………………… 115
ポララミン ……………………………………… 115
ボリコナゾール …………………………… 136, 241
ポリスチレンスルホン酸塩 …………………… 109
ボルタレン ……………………………………… 298
ホルモテロールフマル酸塩水和物 ………… 66, 73

マ

マーカイン ……………………………………… 428
マイスリー ……………… 19, 25, 29, 31, 37, 122, 291
マグネシウム製剤 ………………………………… 316
マクロライド系薬 ………………… 114, 121, 212
マリゼブ ………………………………………… 385

ミ

ミアンセリン塩酸塩 ……………………… 40, 316, 409
ミオナール ……………………………………… 428
ミカトリオ配合錠 ……………………………… 311
ミカムロ配合錠 ………………………………… 311
ミカルディス ……… 103, 166, 301, 311, 319, 321, 332, 377
ミコナゾール ……………………………… 136, 154, 241
ミコブティン …………………………… 124, 136
ミコンビ配合錠 ………………………………… 311
ミダゾラム ………………………………… 113, 135
ミダフレッサ …………………………… 113, 135
ミチグリニドカルシウム水和物 ……… 128, 370, 375
ミラベグロン ……………………………… 139, 215
ミルタザピン …………………………… 40, 115, 409
ミルナシプラン塩酸塩 …………………………… 163

メ

- メインテート ... 61
- メキシレチン塩酸塩 ... 205
- メクリジン ... 115
- メスチノン ... 428
- メチルエルゴメトリンマレイン酸塩 ... 124, 135
- メテルギン ... 124, 135
- メトカルバモール ... 115
- メトグルコ ... 91, 163, 178, 340, 346
- メトクロプラミド ... 115, 190
- メトトレキサート ... 163, 199
- メトプロロール酒石酸塩 ... 113, 316
- メトホルミン塩酸塩 ... 91, 163, 178, 340, 346
- メトロニダゾール ... 212, 294
- メバロチン ... 58, 82, 193, 377
- メピバカイン塩酸塩 ... 428
- メペンゾラート臭化物 ... 428
- メマリー ... 425
- メマンチン塩酸塩 ... 425
- メロキシカム ... 298

モ

- モービック ... 298
- モーラス ... 417
- モルヒネ ... 114, 190, 200

ユ

- ユーロジン ... 14, 18, 25, 37
- ユニシア配合錠 ... 311
- ユリノーム ... 308

ラ

- ラジレス ... 99, 124
- ラニチジン塩酸塩 ... 114, 115, 212
- ラニナミビルオクタン酸エステル水和物 ... 174, 418
- ラノラジン ... 97
- ラベタロール塩酸塩 ... 113
- ラベプラゾールナトリウム ... 260, 265
- ラミシール ... 215
- ラメルテオン ... 18, 25, 35, 44, 121
- ラモトリギン ... 316
- ランソプラゾール ... 260, 273

リ

- リウマトレックス ... 163, 199
- リオシグアト ... 99, 124, 135
- リクシアナ ... 230, 239, 244, 250
- リシノプリル水和物 ... 316
- リスパダール ... 41, 115, 212, 428
- リスペリドン ... 41, 115, 212, 428
- リスミー ... 25
- リスモダン ... 163, 204, 205, 219, 223
- リドカイン塩酸塩 ... 113, 114, 205
- リトナビル ... 121, 124, 137, 140, 212, 241
- リナグリプチン ... 167, 384
- リバーロキサバン ... 99, 124, 135, 212, 230, 239, 241, 253
- リバスタッチ ... 425
- リバスチグミン ... 425
- リバロ ... 57, 81, 98, 128, 194, 377
- リピディル ... 417
- リピトール ... 58, 81, 103, 135, 193, 377
- リファジン ... 85, 96, 105, 124, 135, 136, 140
- リファブチン ... 124, 136
- リファンピシン ... 85, 96, 105, 124, 135, 136, 140
- リフレックス ... 40, 115, 409
- リボスチン ... 428
- リボバス ... 58, 82, 124, 135, 194, 377
- リリカ ... 179
- リルマザホン塩酸塩水和物 ... 25
- リレンザ ... 418
- リンラキサー ... 428

ル

- ルーラン ... 41
- ルセオグリフロジン水和物 ... 392, 399
- ルセフィ ... 392, 399
- ルナベル ... 135
- ルネスタ ... 18, 23, 24, 25, 29, 31
- ルボックス ... 118, 212, 316
- ルリッド ... 190

レ

レイアタッツ	212
レクシヴァ	212
レグパラ	215
レザルタス配合錠	311
レスタミン	115
レスリン	39, 115, 316
レパグリニド	125, 144, 370, 373, 377
レバチオ	124, 135
レビトラ	124, 135
レベチラセタム	316
レボカバスチン	428
レボセチリジン塩酸塩	24
レボドパ・カルビドパ	115
レボフロキサシン水和物	24, 163, 185, 255
レボレード	97
レミニール	425
レメロン	40, 115, 409
レルベア	65, 68
レンドルミン	25, 37

ロ

ローコール	58, 81, 194, 377
ロートエキス	115
ロキサチジン酢酸エステル塩酸塩	428
ロキシスロマイシン	190
ロキソニン	292
ロキソプロフェンナトリウム水和物	292
ロサルタンカリウム	307, 311, 315, 319, 329, 333
ロスバスタチンカルシウム	58, 81, 98, 190, 377
ロゼレム	18, 25, 35, 44, 121
ロナセン	124, 135
ロバキシン	115, 428
ロプレソール	113, 316
ロペミン	115, 428
ロペラミド塩酸塩	115, 428
ロメリジン塩酸塩	316
ロラゼパム	18, 20, 25, 31
ロラタジン	115, 415
ロラメット	18, 25
ロルメタゼパム	18, 25

ワ

ワーファリン	113, 124, 129, 140, 154, 188, 230, 242, 244, 250
ワイパックス	18, 20, 25, 31
ワゴスチグミン	428
ワソラン	46, 97, 103, 136, 168, 205, 241, 316
ワルファリンカリウム	113, 124, 129, 140, 154, 188, 230, 242, 244, 250

著者略歴

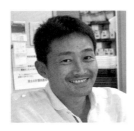

山本 雄一郎
（やまもと ゆういちろう）

1998年熊本大学薬学部卒。製薬会社でMRとして勤務した後、アップル薬局（熊本市中央区）に入社。2017年4月にアップル薬局が阪神調剤グループ（現I&H、兵庫県芦屋市）傘下に。17年8月よりアップル薬局代表取締役、20年2月よりI&H学術研修部長、20年6月よりI&H調剤薬局事業支援本部副本部長を兼務。17年4月より熊本大学薬学部臨床教授。14年1月から日経ドラッグインフォメーションOnlineコラム「薬局にソクラテスがやってきた」を好評連載中。著書に『誰も教えてくれなかった実践薬歴』（じほう、2018）。

薬局で使える実践薬学

2017年3月6日　　初版第1刷発行
2021年9月10日　　初版第9刷発行

著者	山本 雄一郎
編集	日経ドラッグインフォメーション
発行者	佐原 加奈子
発行	日経BP社
発売	日経BPマーケティング
	〒105-8308　東京都港区虎ノ門4-3-12

デザイン・制作	LaNTA
イラスト	イマイヤスフミ
印刷・製本	図書印刷株式会社

© Yuichiro Yamamoto 2017　Printed in Japan
ISBN 978-4-8222-3961-9

● 本書の無断複写・複製（コピー等）は著作権法上の例外を除き、禁じられています。購入者以外の第三者による電子データ化および電子書籍化は、私的使用を含め一切認められておりません。

本書籍に関するお問い合わせ、ご連絡は下記にて承ります。
https://nkbp.jp/booksQA